脳がみるみる若返る

脳トレ

漢字・熟語スペシャル

諏訪東京理科大学教授
篠原菊紀
監修

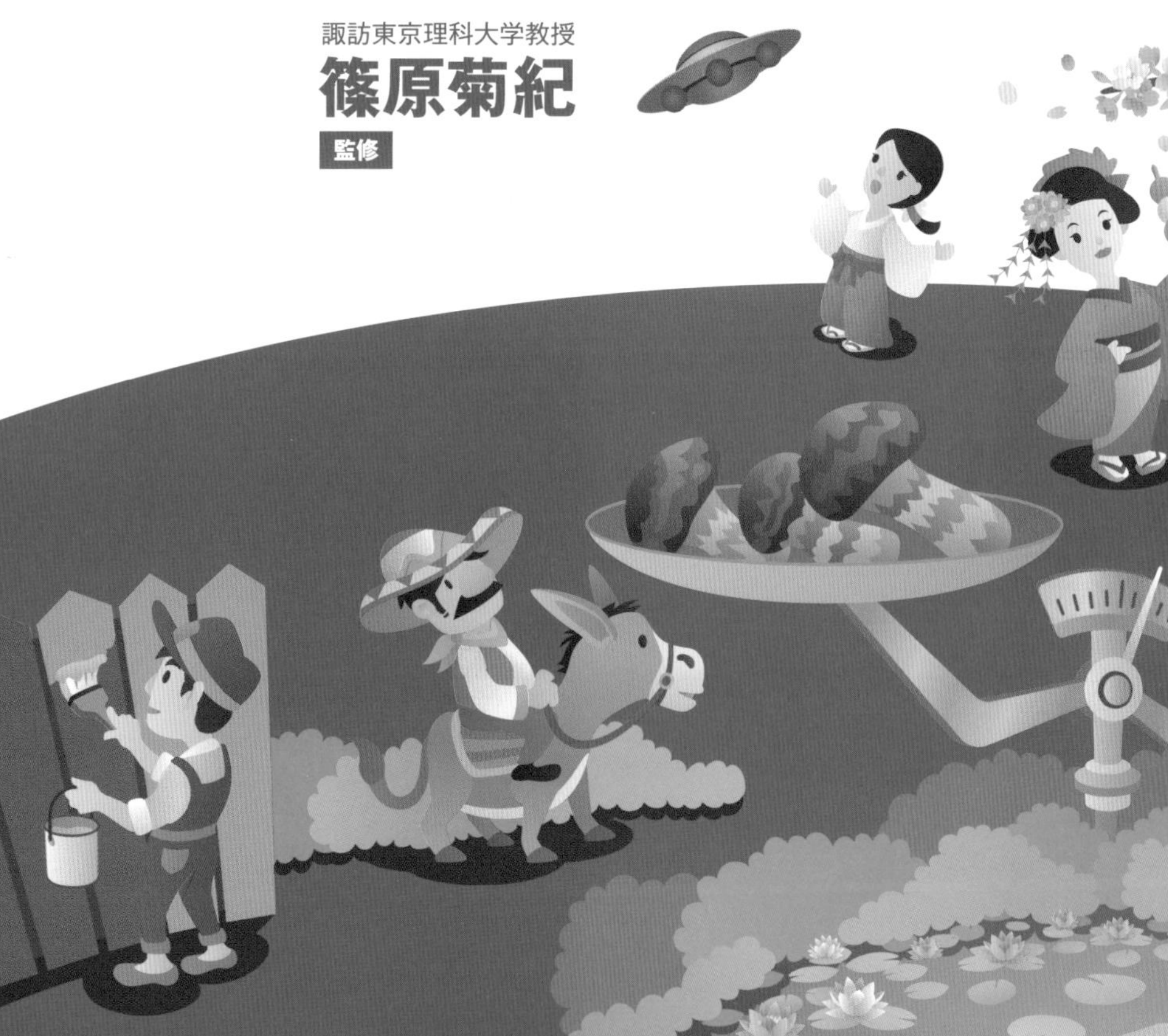

ナツメ社

問題
1
解いた日
／

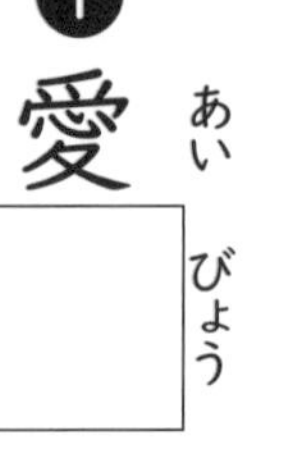
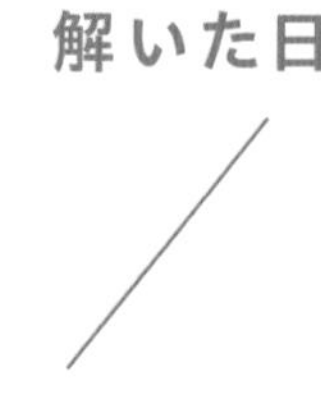

生きものの漢字〈書き〉

生きものの漢字が入る言葉です。写真をヒントに□に当てはまる漢字を書きましょう。

❶ 愛□（あいびょう）

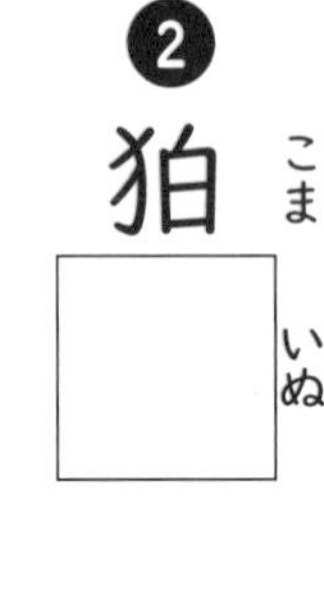
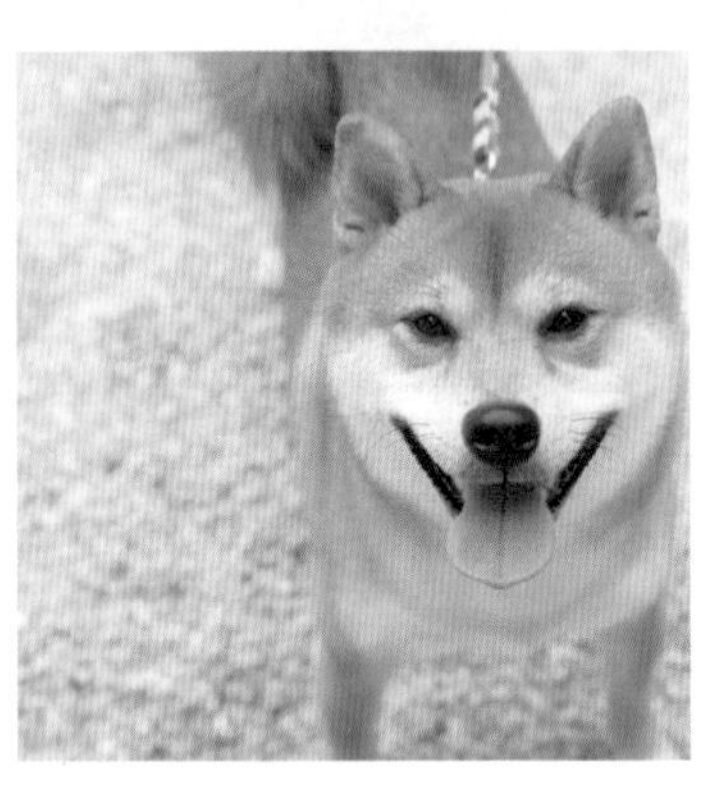

❷ 狛□（こまいぬ）

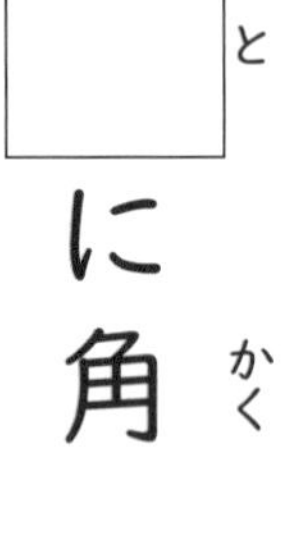
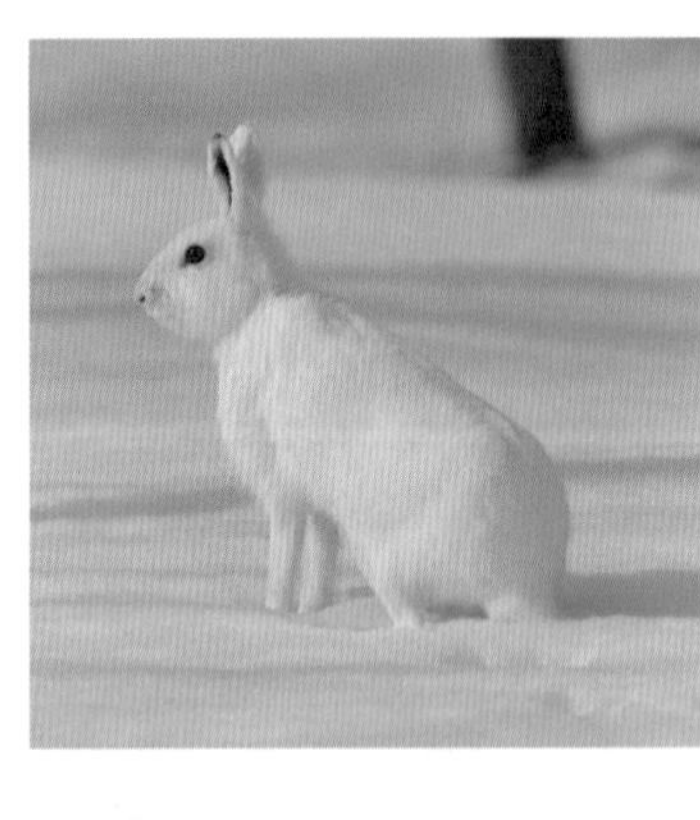

❸ □に角（とにかく）

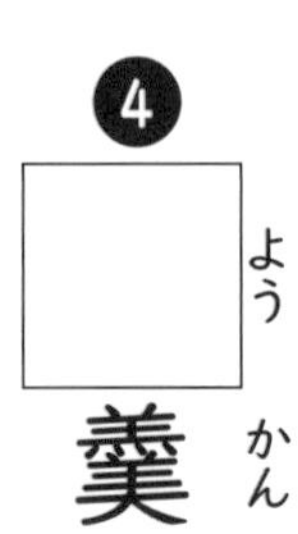
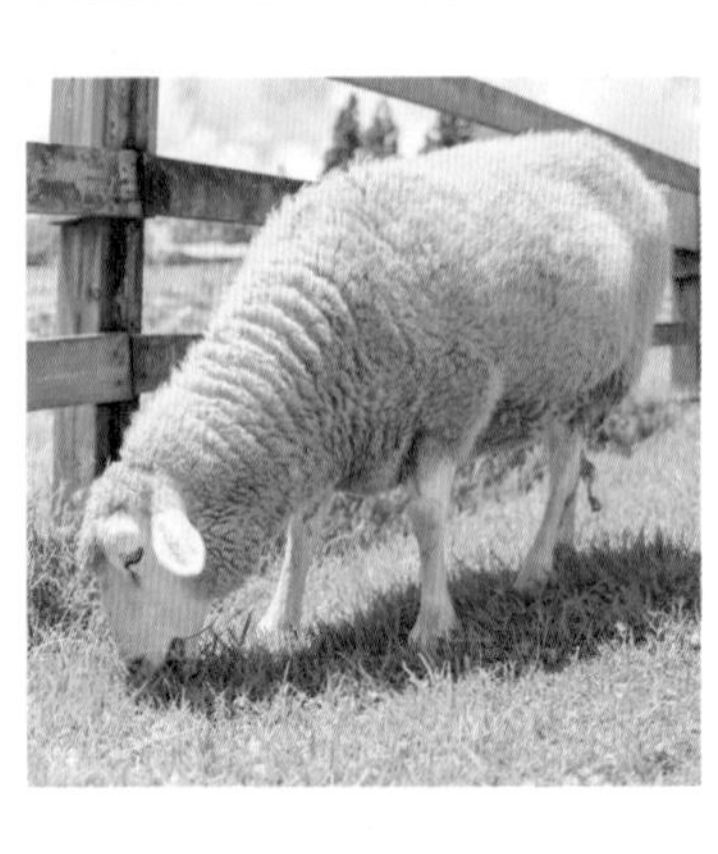

❹ □羹（ようかん）

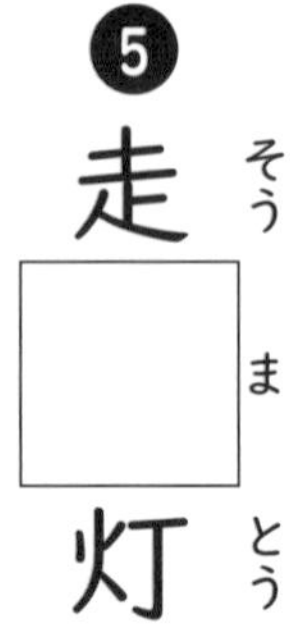
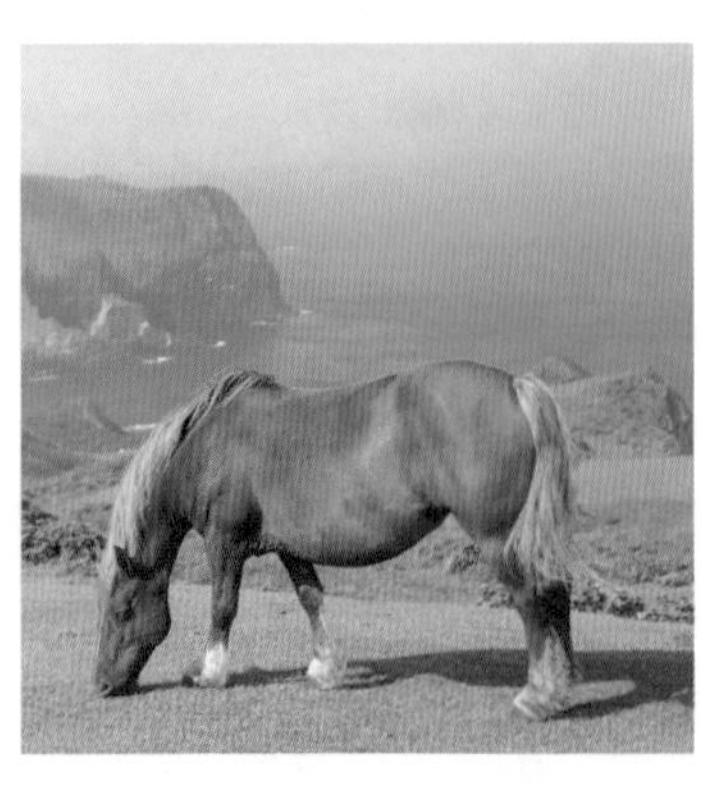

❺ 走□灯（そうまとう）

❻ □蒡（ごぼう）

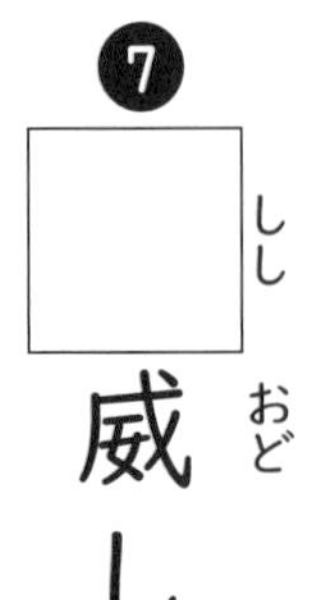
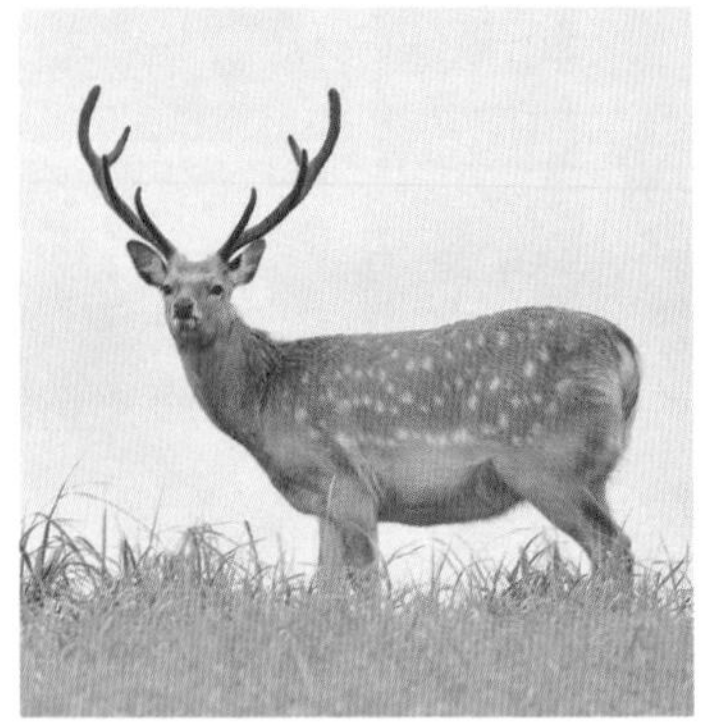

❼ □威し（ししおどし）

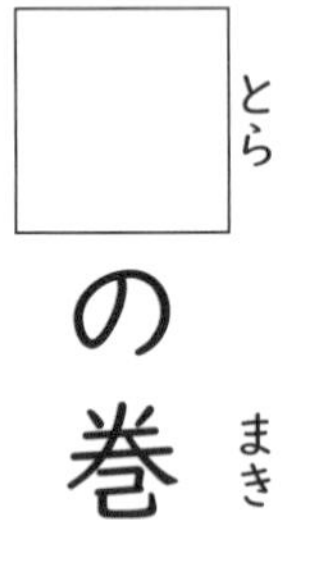
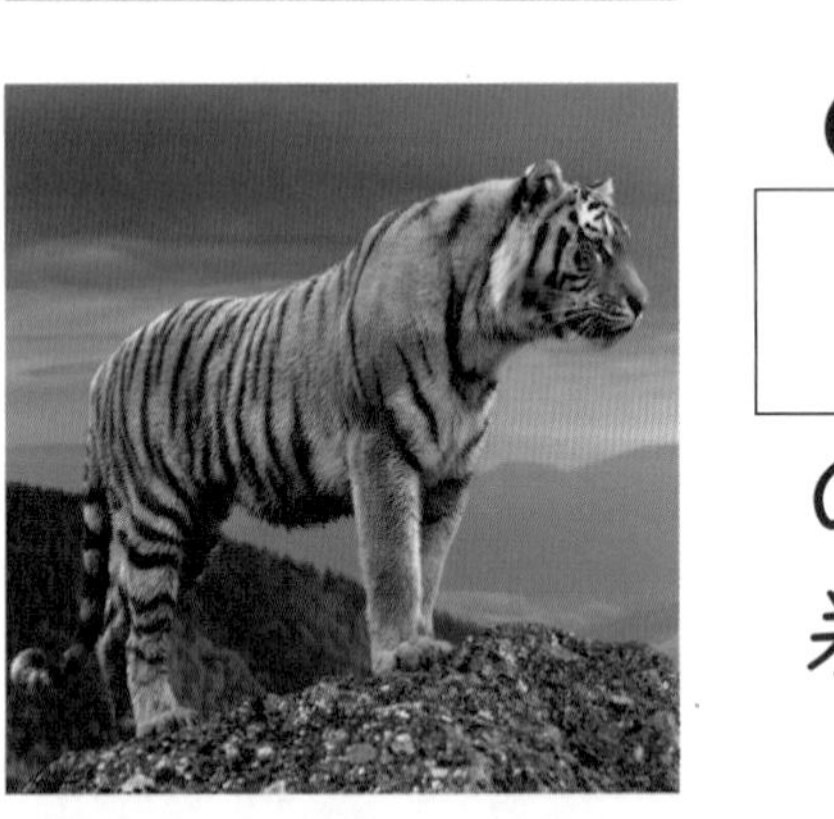

❽ □の巻（とらのまき）

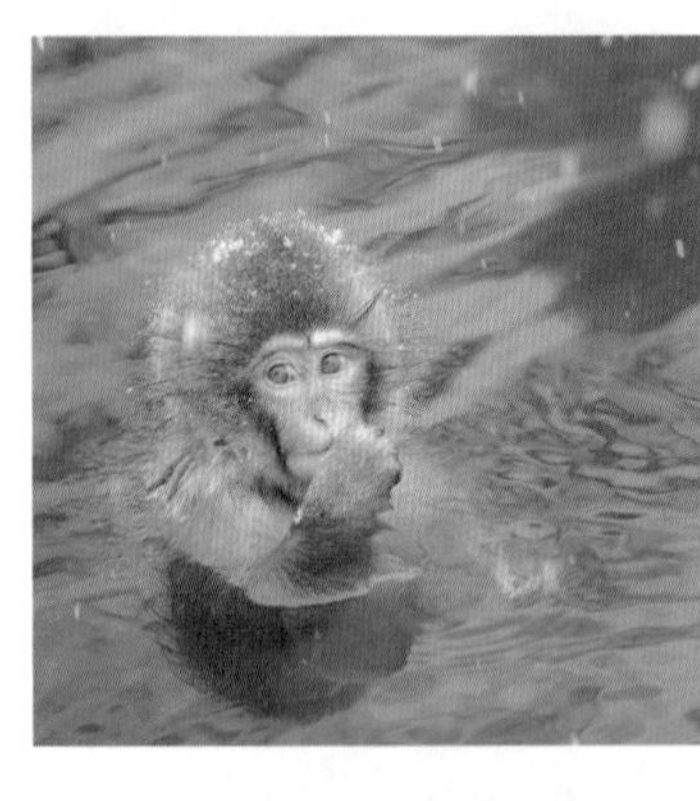

❾ □芝居（さるしばい）

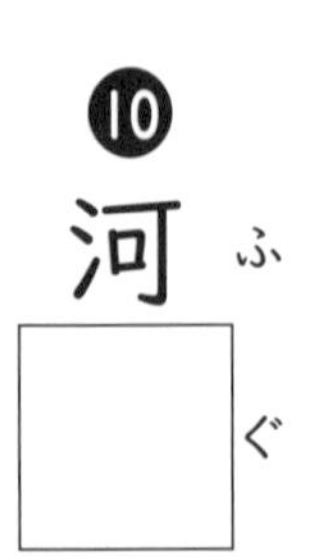

❿ 河□（ふぐ）

⓫猪（口）　⓬熊（手）　⓭亀（裂）　⓮鯨（飲）　⓯蝶（番）
⓰蛍（光灯）　⓱雀（斑）　⓲（千羽）鶴　⓳鳩（尾）　⓴鴨（居）

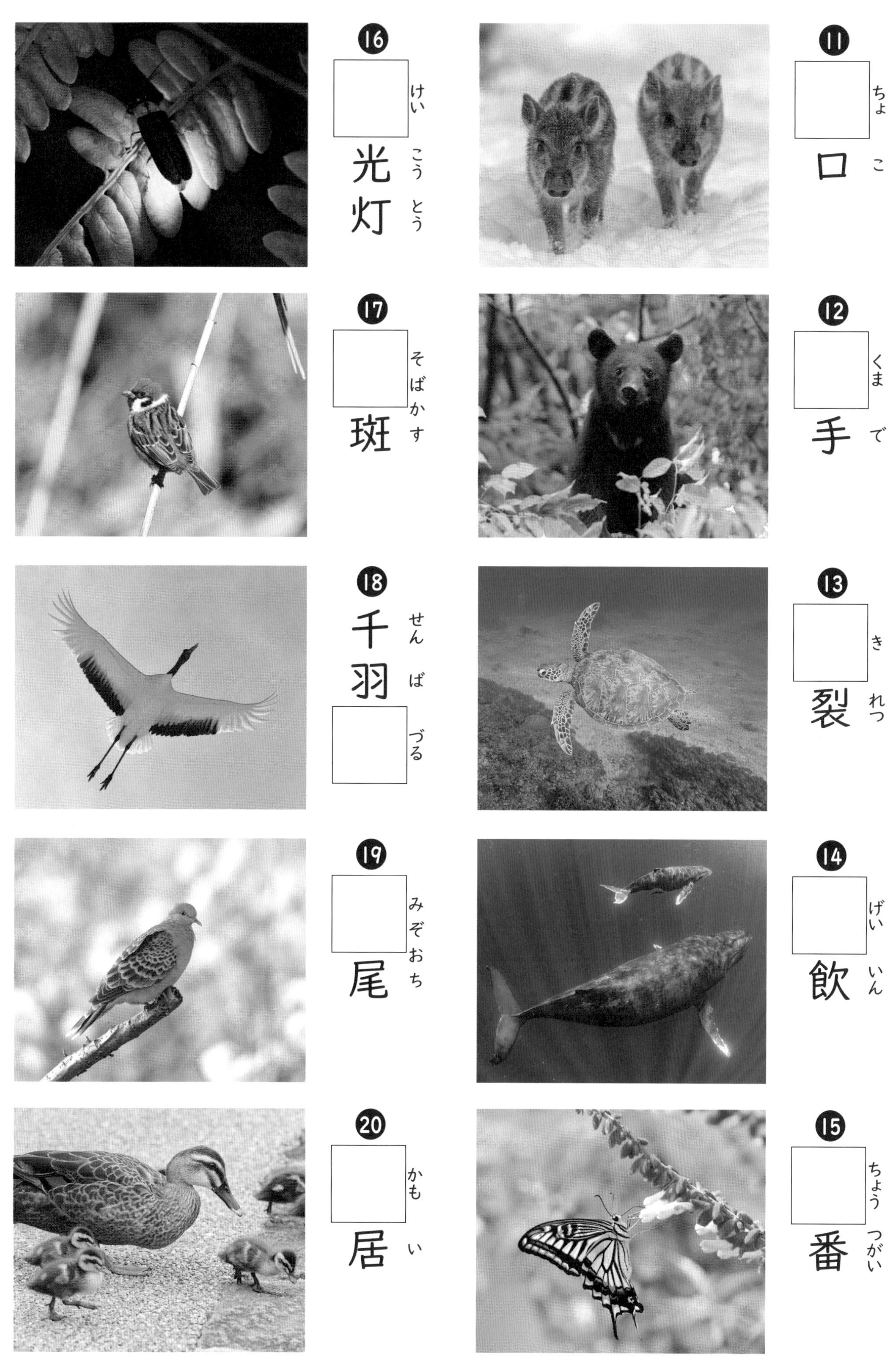

【答え】 ❶（愛）猫 ❷（狛）犬 ❸兎（に角） ❹羊（羹） ❺（走）馬（灯）
❻牛（蒡） ❼鹿（威し） ❽虎（の巻） ❾猿（芝居） ❿（河）豚

問題 2

解いた日 ／

植物の名前〈読み〉

写真をヒントに次の漢字の読み方を書きましょう。

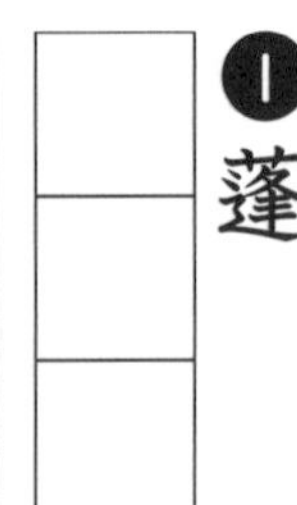

❶ 蓬

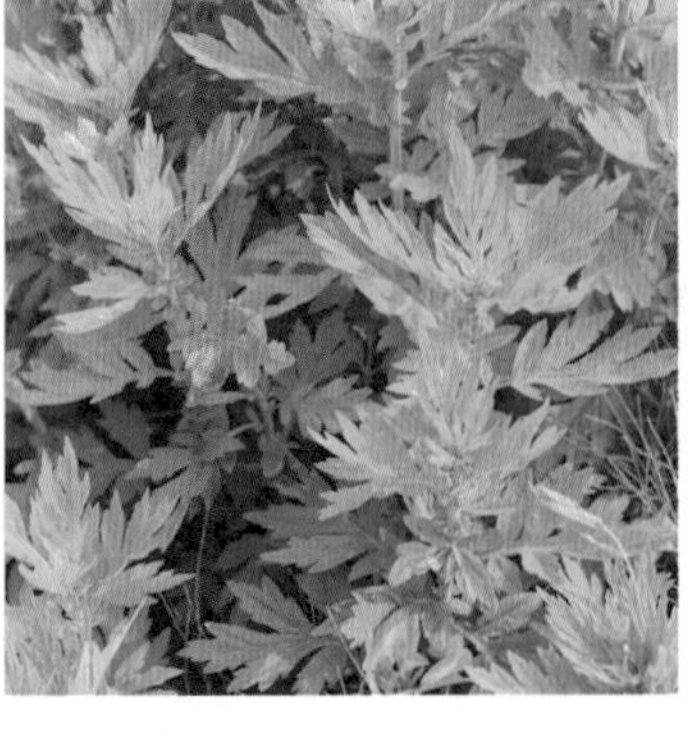

❷ 蕨

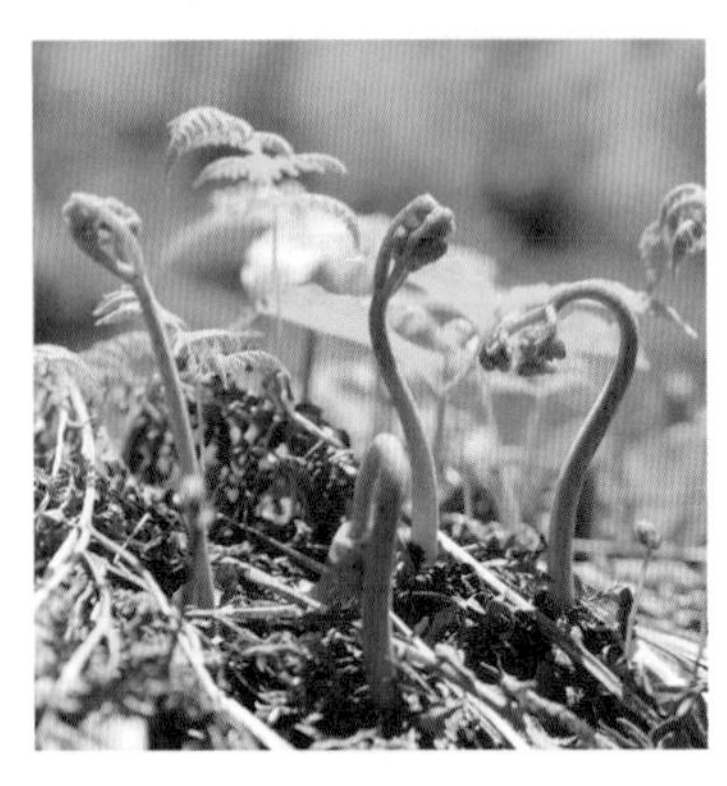

❸ 芒

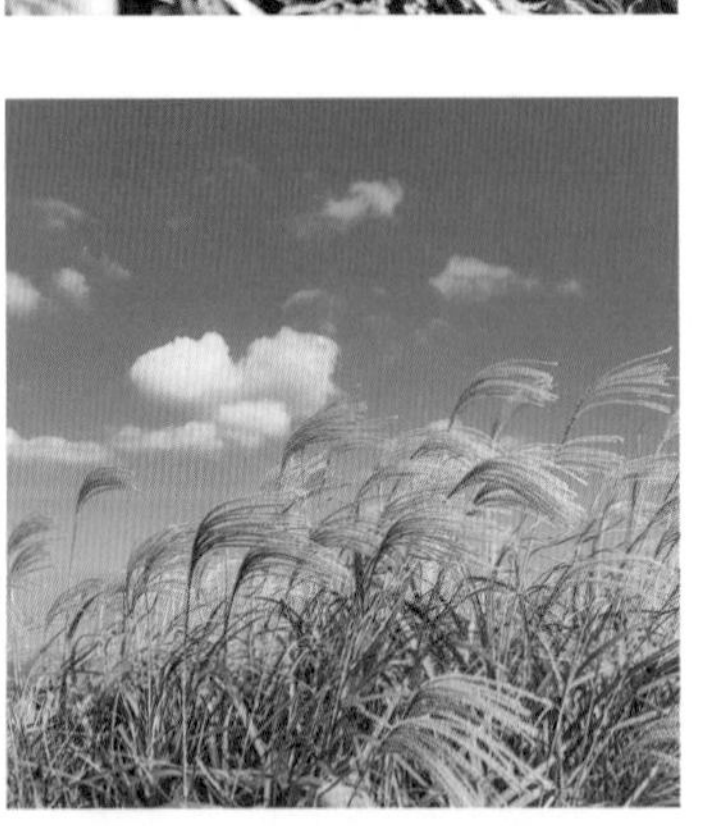

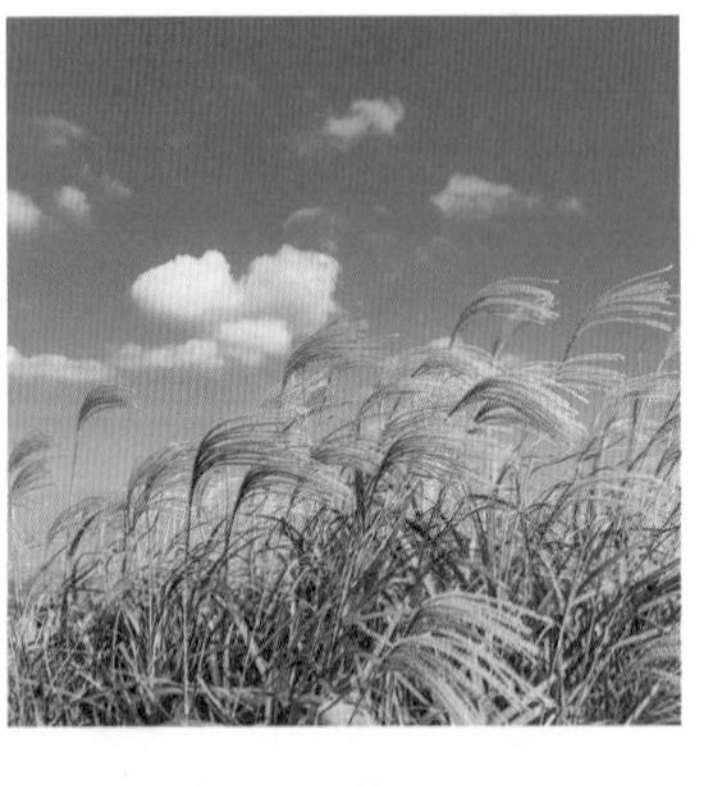

❹ 椰子

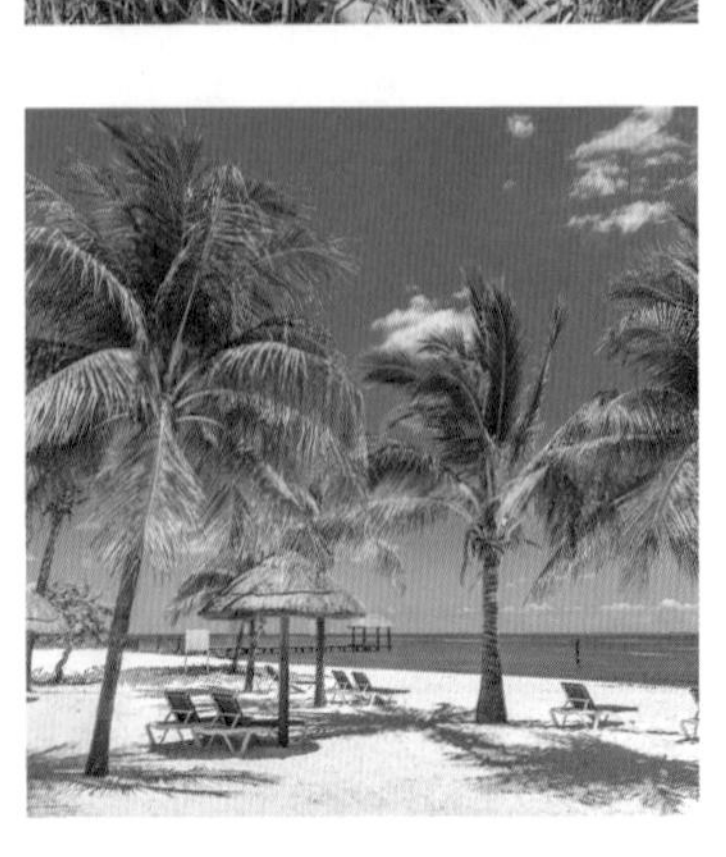

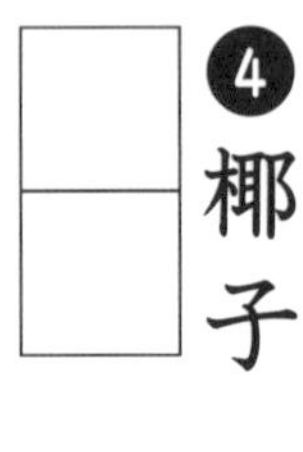

❺ 羊歯

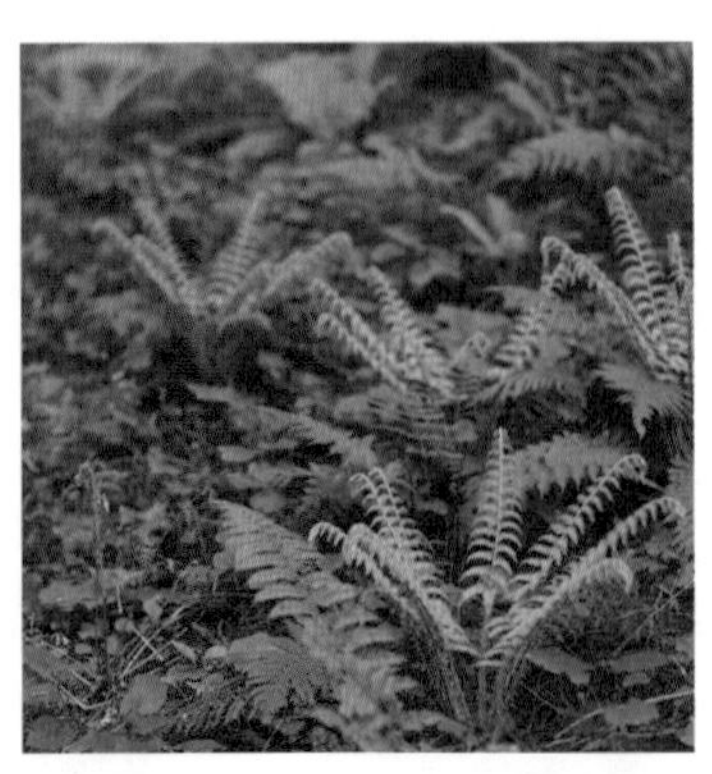

❻ 芥子

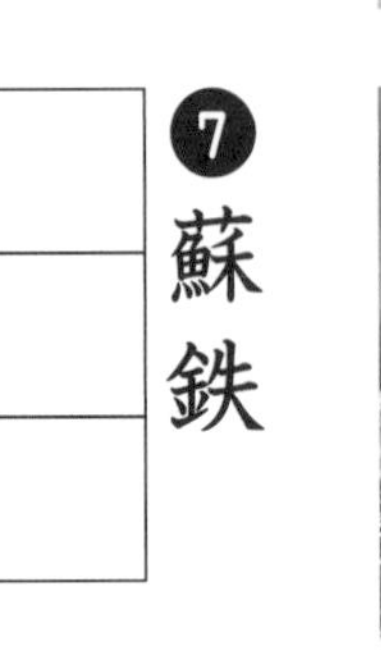

❼ 蘇鉄

❽ 睡蓮

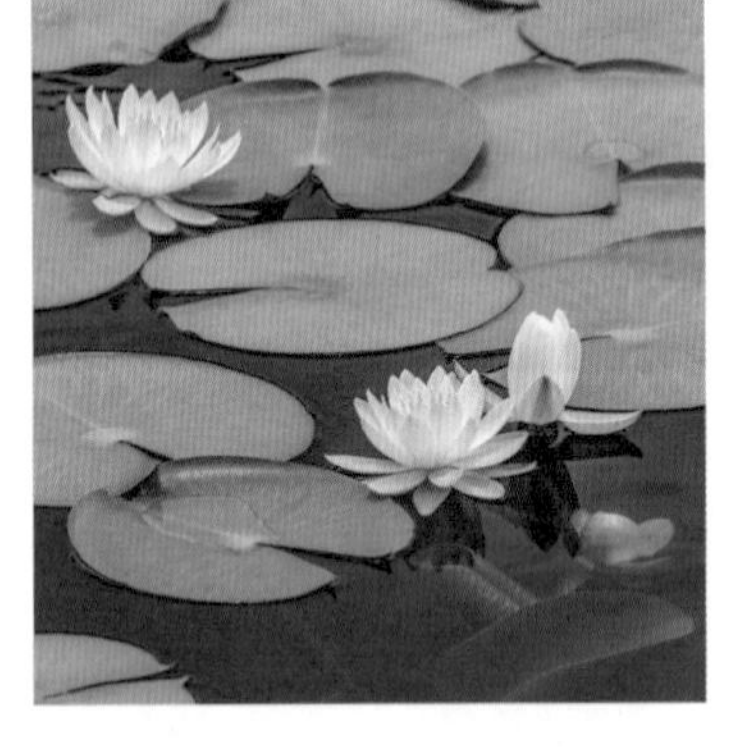

❾ 桔梗

❿ 芍薬

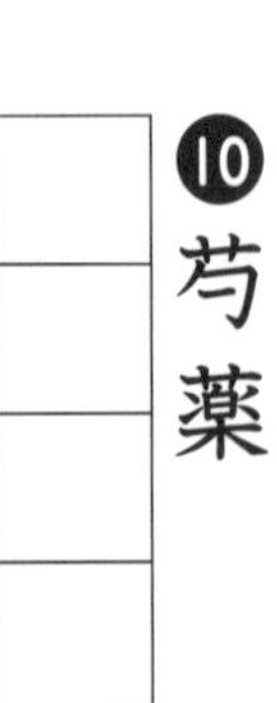

⓫くちなし　⓬なでしこ　⓭からたち　⓮さざんか　⓯きんせんか
⓰かきつばた　⓱われもこう　⓲ほうせんか　⓳おしろいばな　⓴えのころぐさ

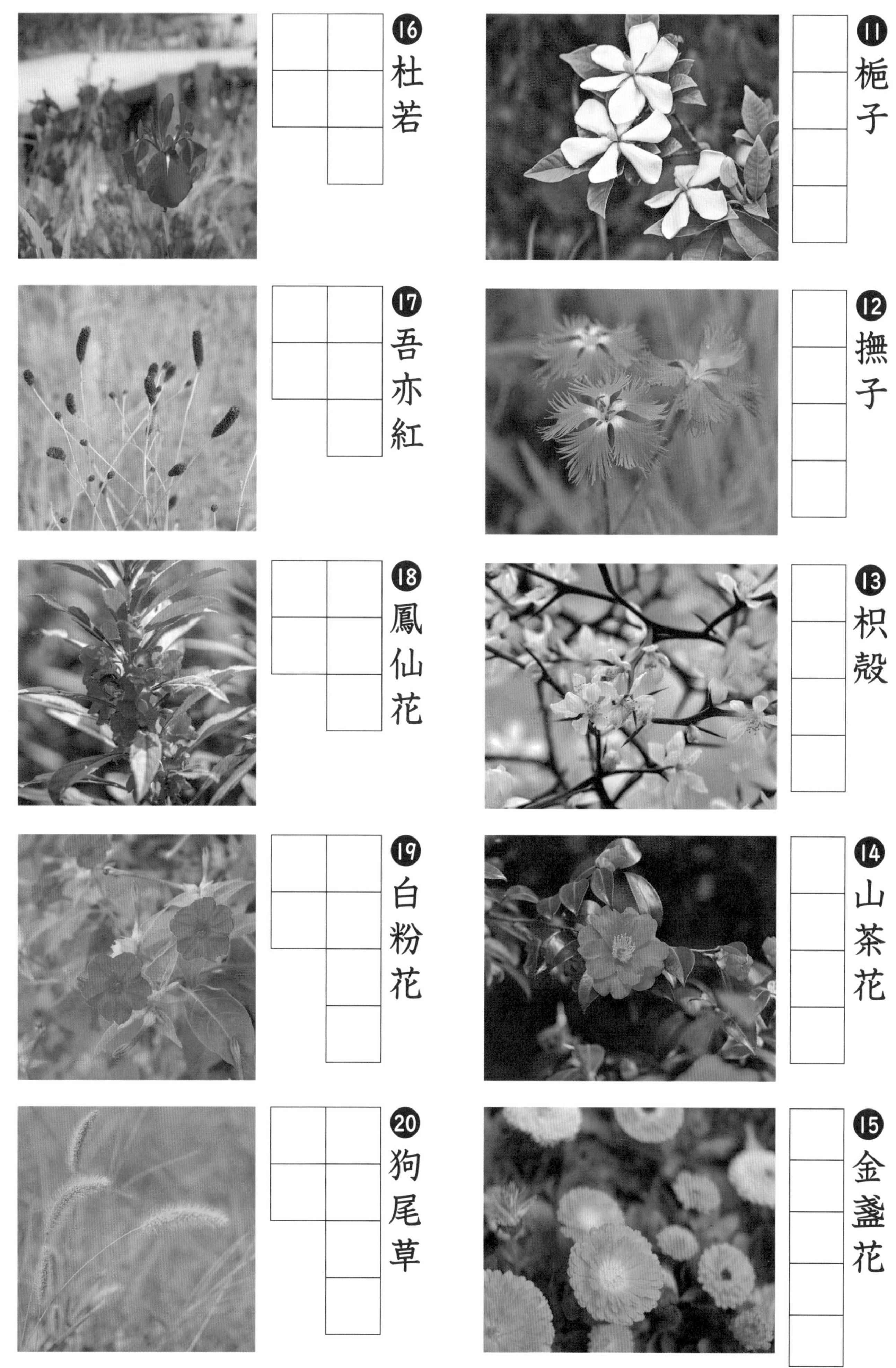

⓫ 梔子

⓬ 撫子

⓭ 枳殻

⓮ 山茶花

⓯ 金盞花

⓰ 杜若

⓱ 吾亦紅

⓲ 鳳仙花

⓳ 白粉花

⓴ 狗尾草

【答え】❶よもぎ　❷わらび　❸すすき　❹やし　❺しだ
❻けし　❼そてつ　❽すいれん　❾ききょう　❿しゃくやく

問題
3
解いた日
／

植物の名前〈書き〉

次の□に当てはまる漢字を書きましょう。

❶ うめ
❷ ふじ
❸ はぎ
❹ つばき
❺ こけ
❻ しば ざくら
❼ すず らん
❽ つゆ くさ
❾ あさ がお
❿ ゆ り

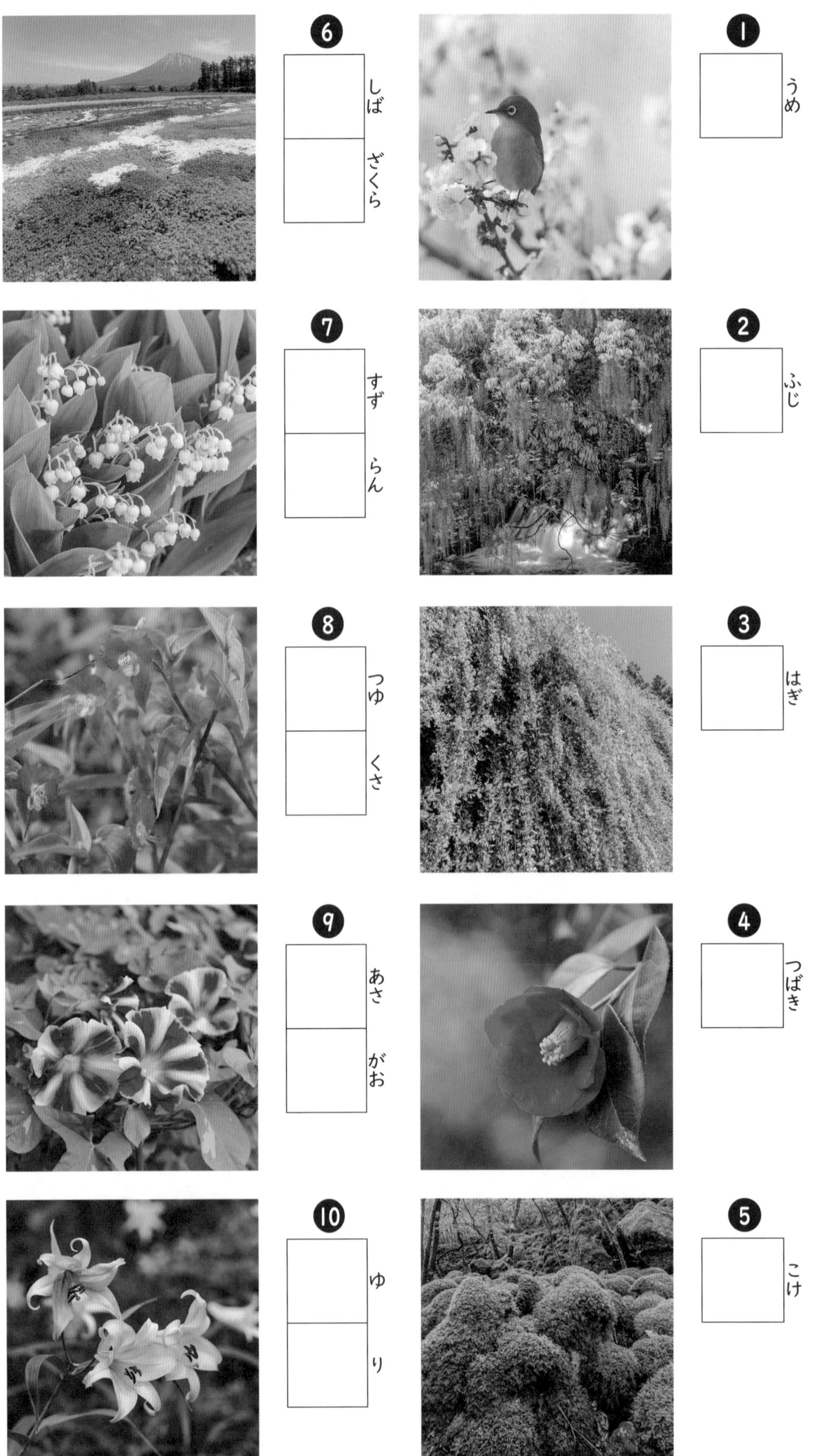

⓫（牡）丹　⓬菜（の）花　⓭水芭（蕉）　⓮待宵（草）　⓯矢（車）菊
⓰沈丁（花）　⓱（花）水木　⓲紫陽（花）　⓳（夾）竹桃　⓴福寿（草）

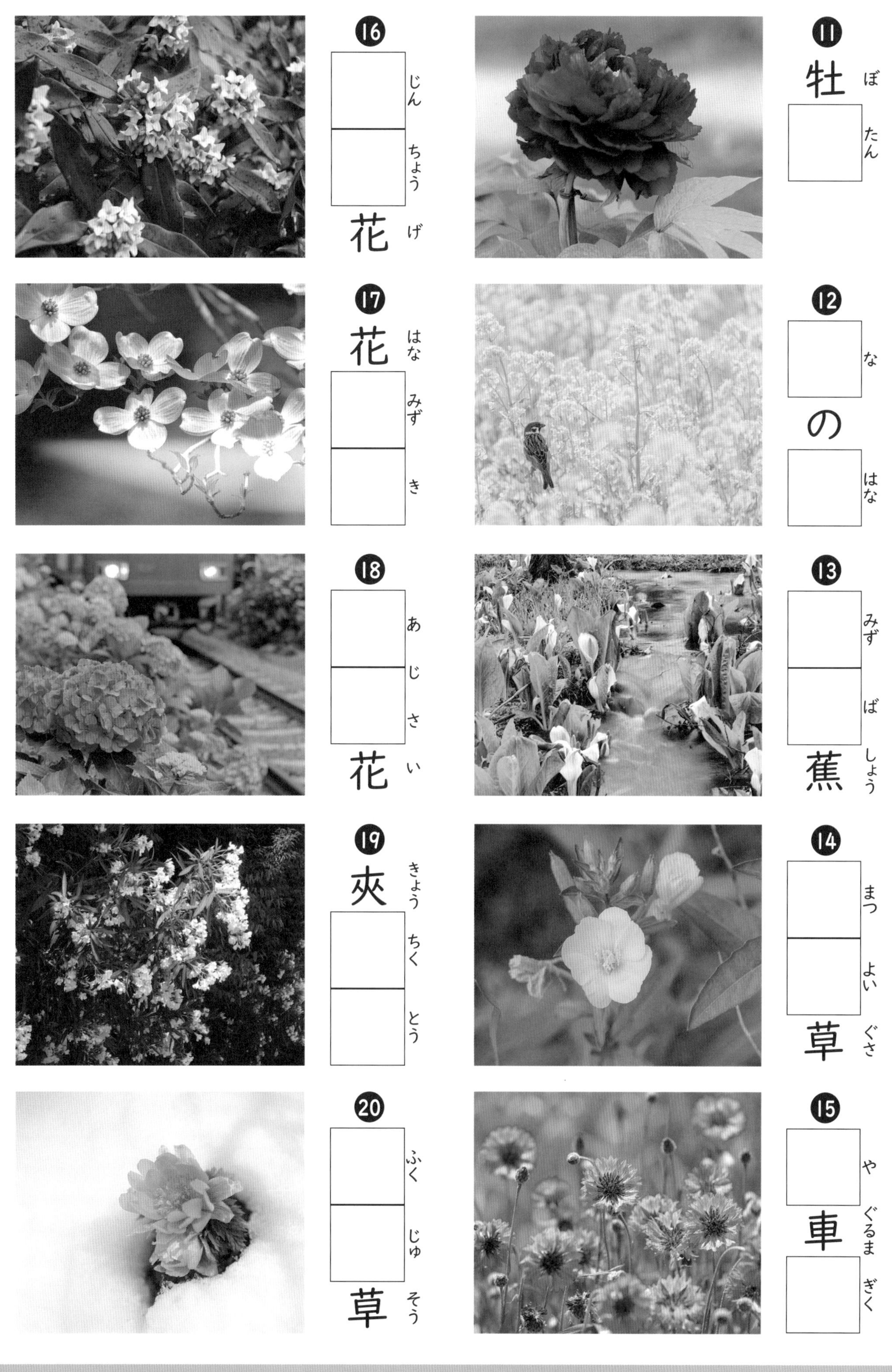

⑪ 牡□（ぼたん）

⑫ □の□（なのはな）

⑬ □□蕉（みずばしょう）

⑭ □□草（まつよいぐさ）

⑮ □車□（やぐるまぎく）

⑯ □□花（じんちょうげ）

⑰ 花□□（はなみずき）

⑱ □□花（あじさい）

⑲ 夾□□（きょうちくとう）

⑳ □□草（ふくじゅそう）

【答え】❶梅　❷藤　❸萩　❹椿　❺苔　❻芝桜　❼鈴蘭　❽露草　❾朝顔　❿百合

問題 4

解いた日 ／

季節のことば〈読み〉

写真をヒントに次の漢字の読み方を書きましょう。

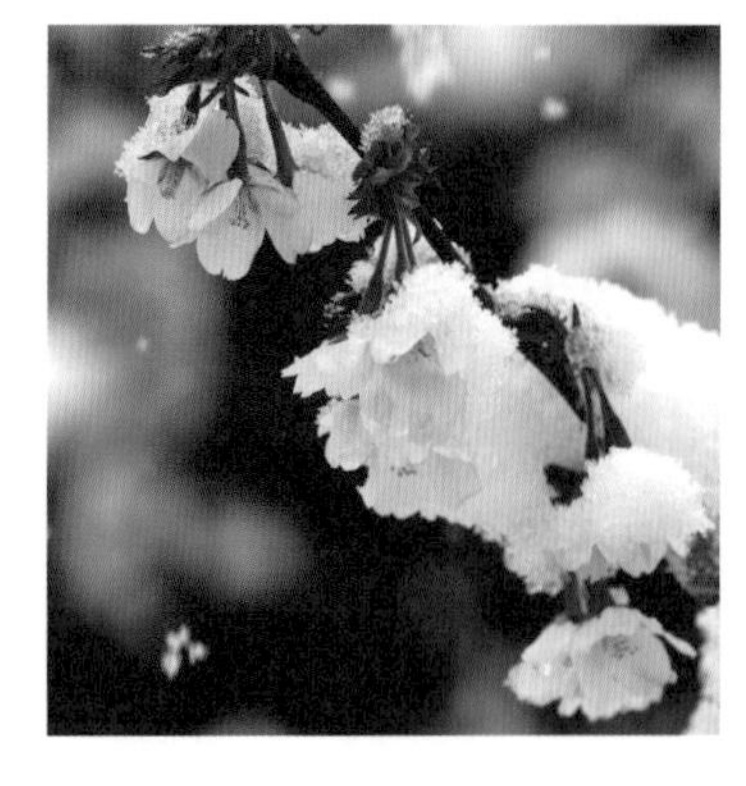

❶ 淡雪

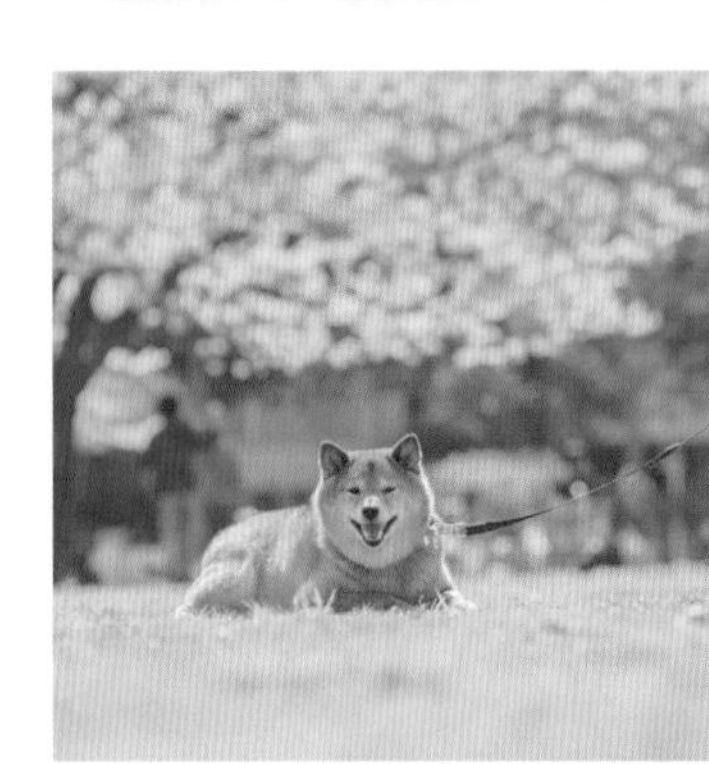

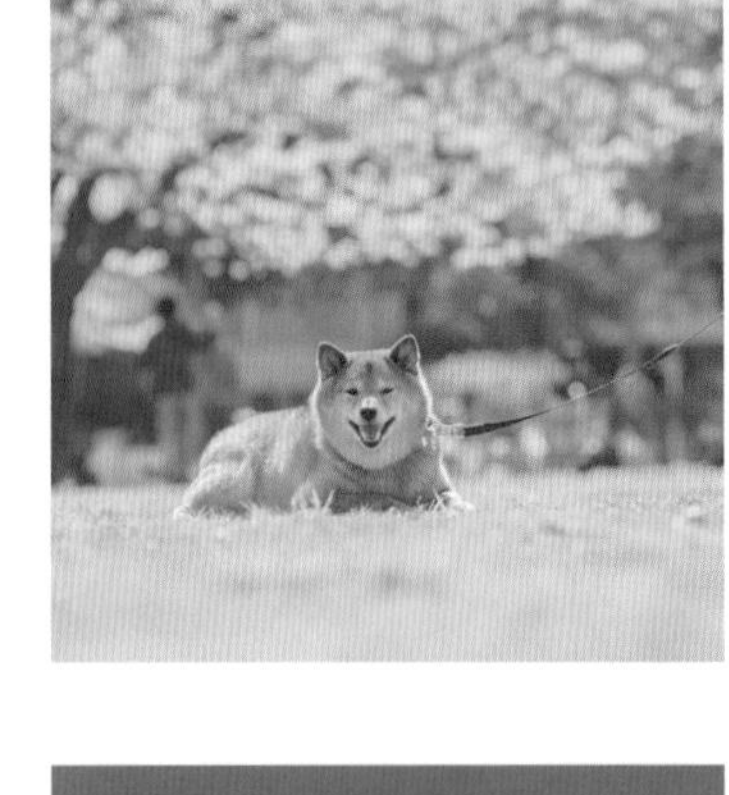

❷ 麗らか　（　　）らか

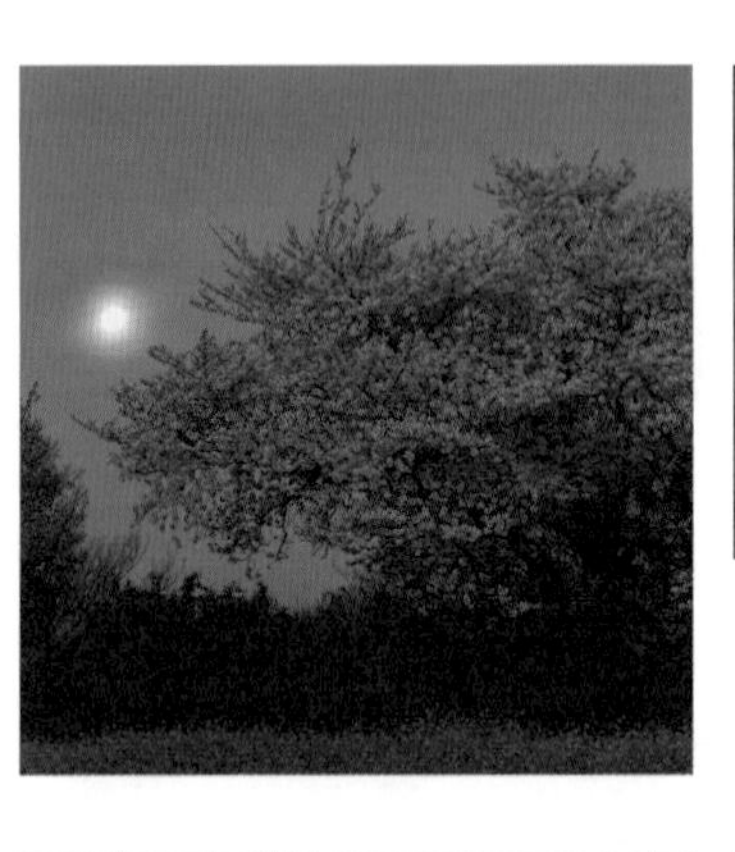

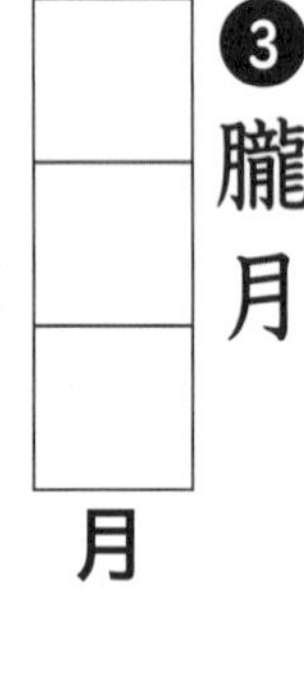

❸ 朧月　（　　）月

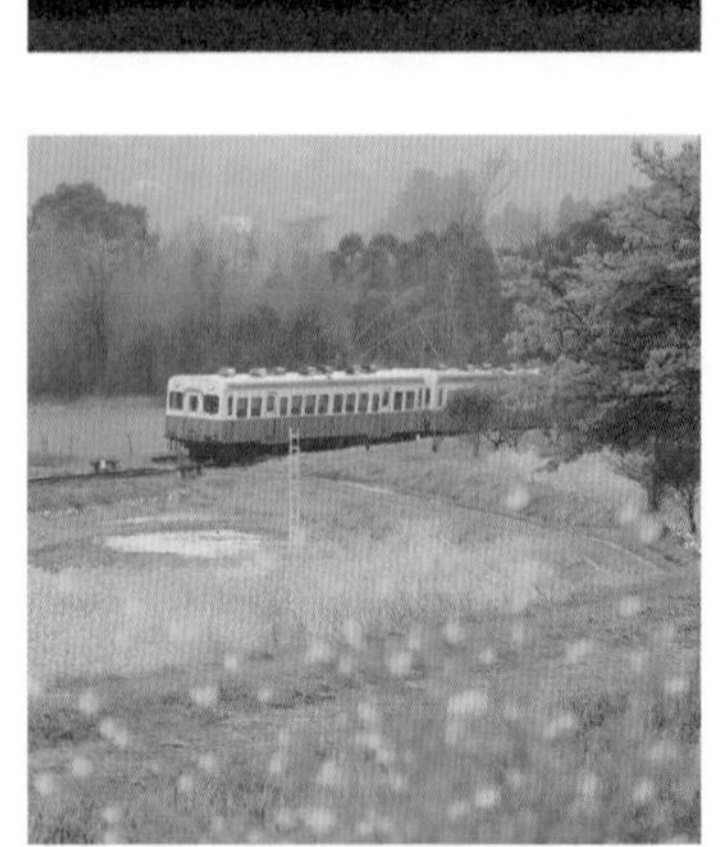

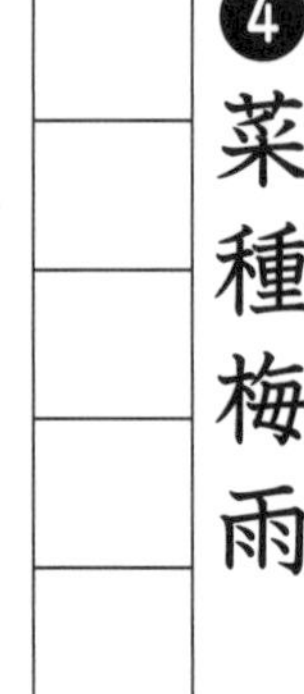

❹ 菜種梅雨

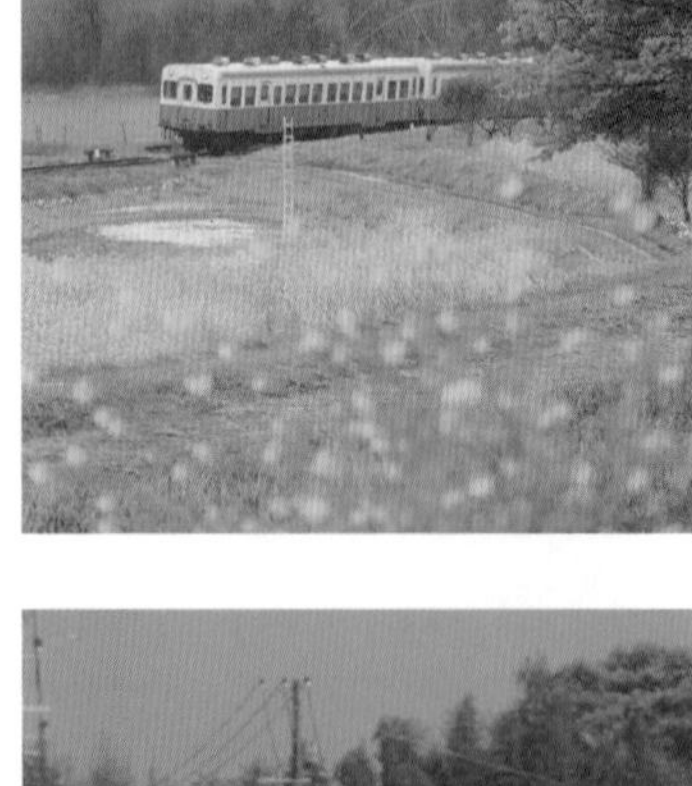

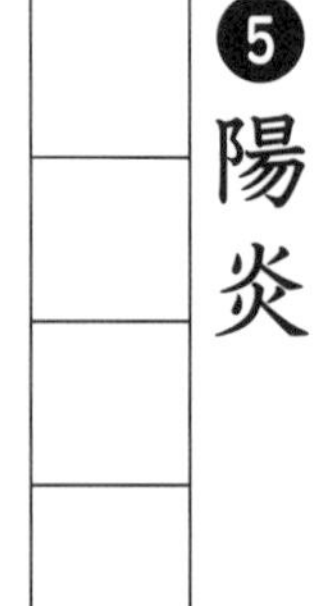

❺ 陽炎

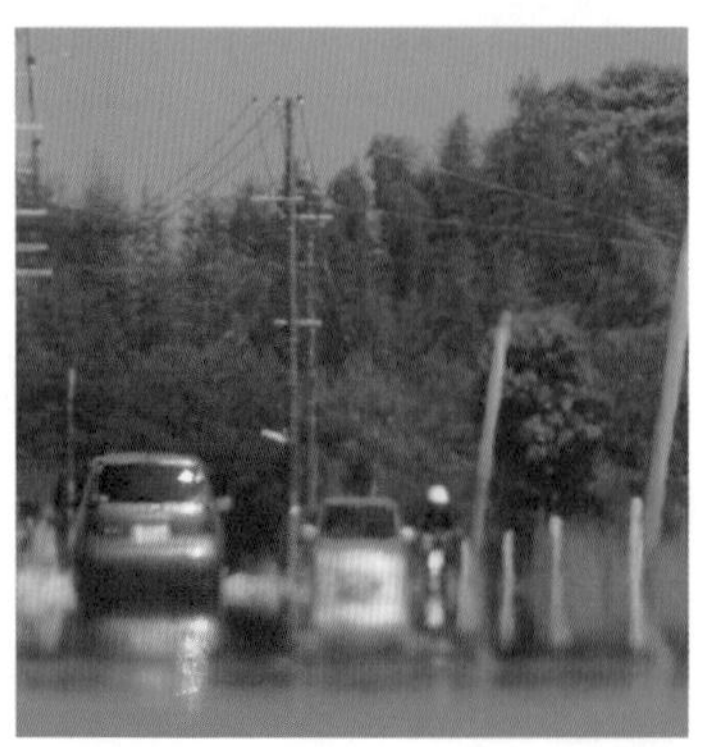

❻ 団扇

❼ 心太

❽ 開襟シャツ　（　　）シャツ

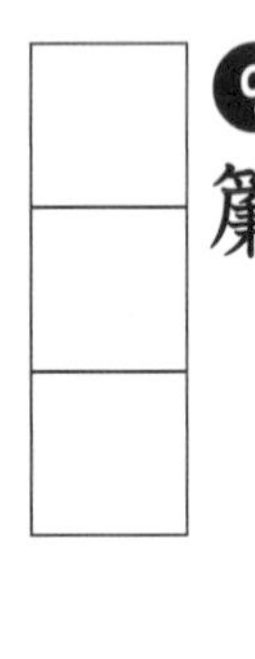

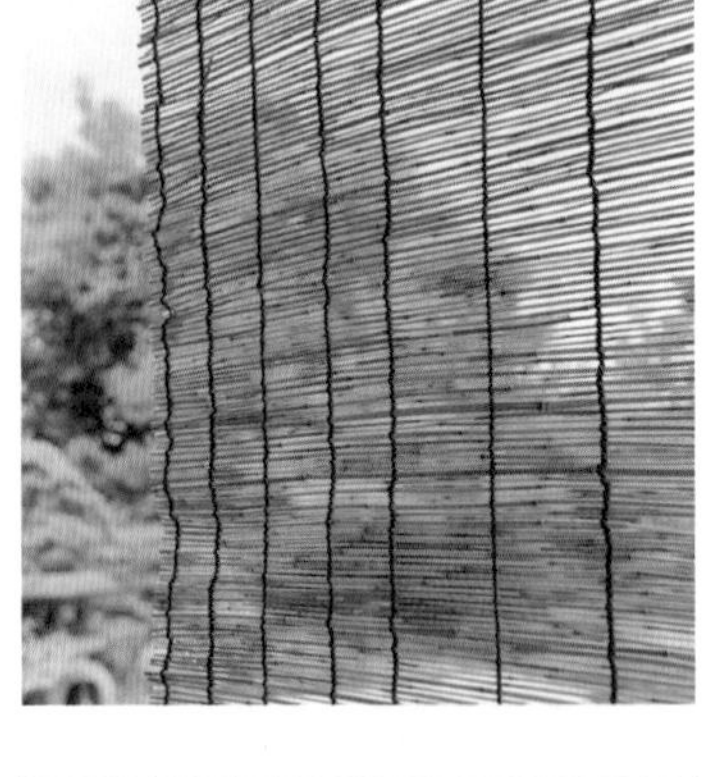

❾ 簾

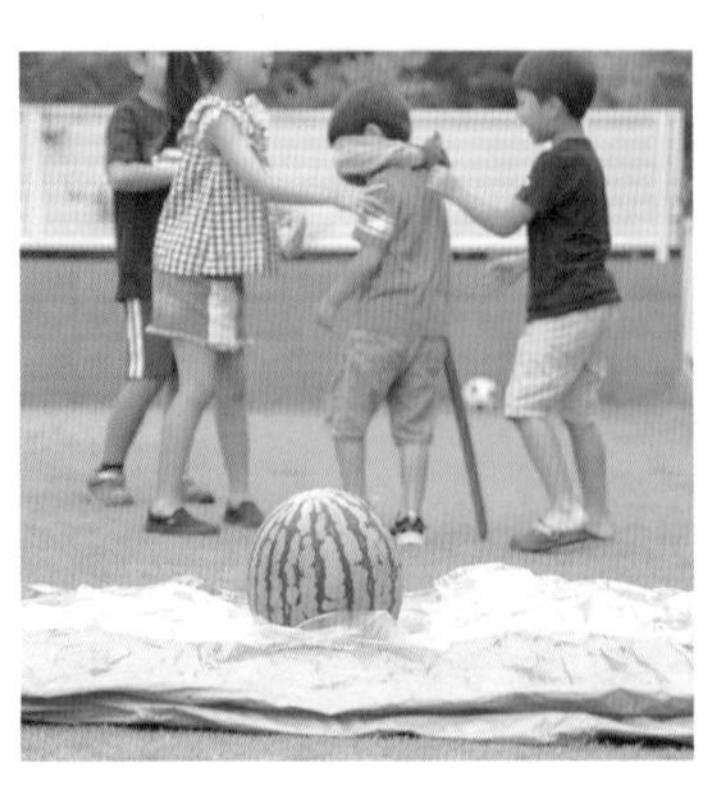

❿ 西瓜割り　（　　）割り

⓫かかし　⓬いわし（雲）　⓭つるべ（落とし）　⓮そば（の花）　⓯どんぐり
⓰ゆずゆ　⓱あられ　⓲つらら　⓳（雪）だるま　⓴おみわた（り）

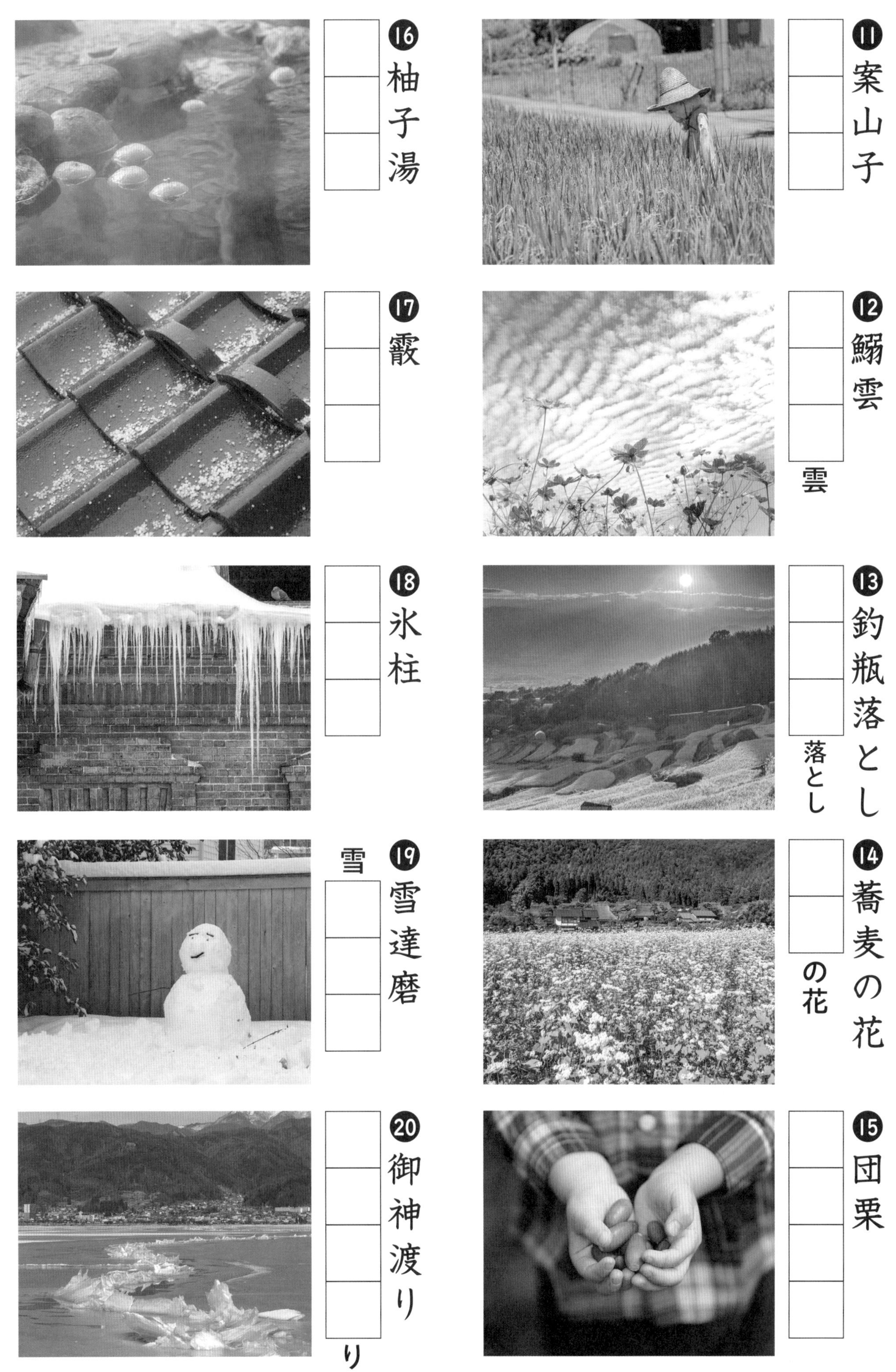

⓫ 案山子

⓬ 鰯雲

雲

⓭ 釣瓶落とし

落とし

⓮ 蕎麦の花

の花

⓯ 団栗

⓰ 柚子湯

⓱ 霰

⓲ 氷柱

⓳ 雪達磨

雪

⓴ 御神渡り

り

【答え】❶あわゆき　❷うら（らか）　❸おぼろ（月）　❹なたねづゆ　❺かげろう
❻うちわ　❼ところてん　❽かいきん（シャツ）　❾すだれ　❿すいか（割り）

問題 5

解いた日 ／

観光名所〈書き・読み〉

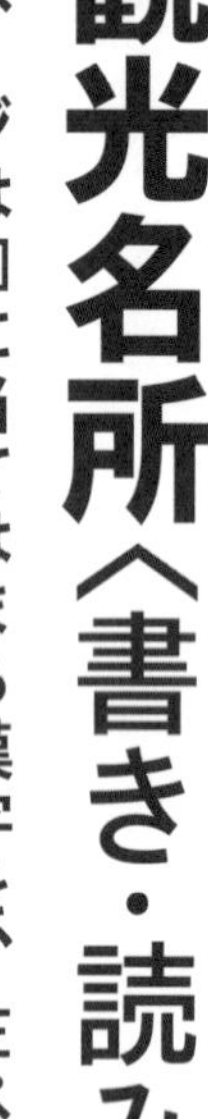

右ページは□に当てはまる漢字を、左ページは――部の読み方を書きましょう。

❶ 美□の丘（びえい の おか）

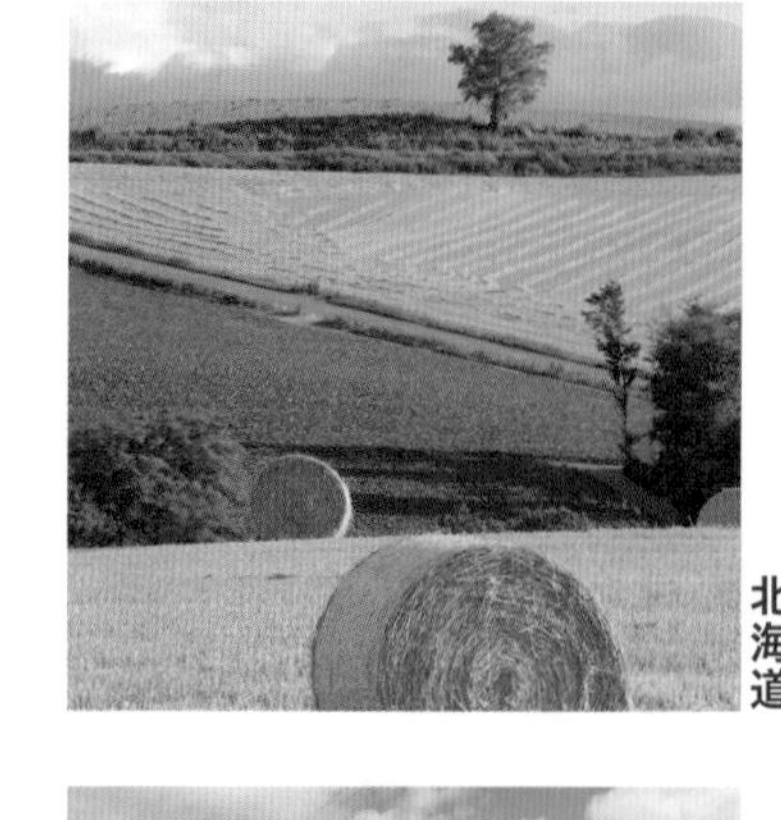

北海道

❷ 五□郭（ご りょう かく）

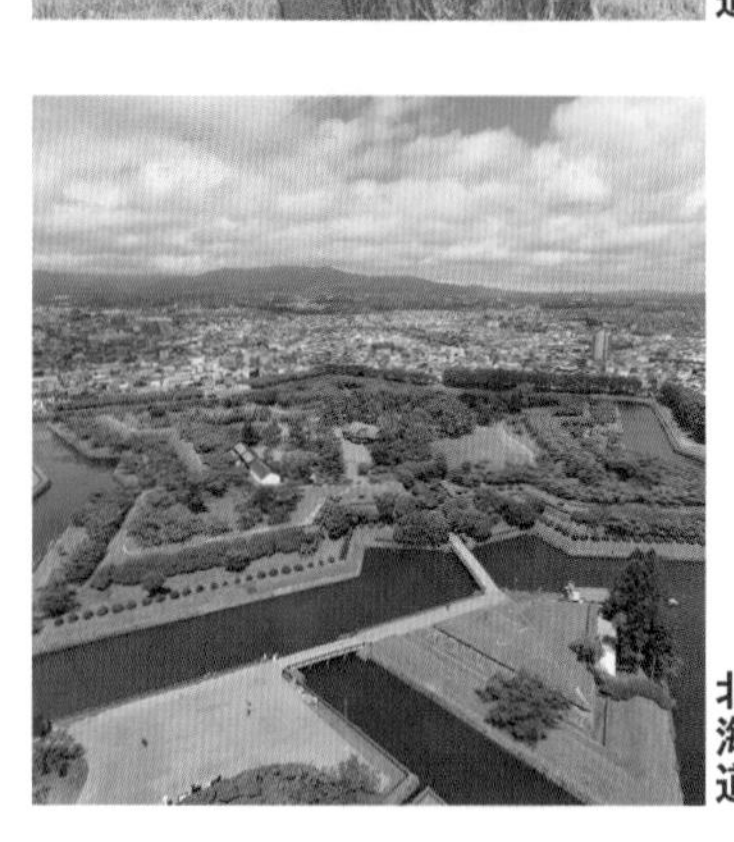

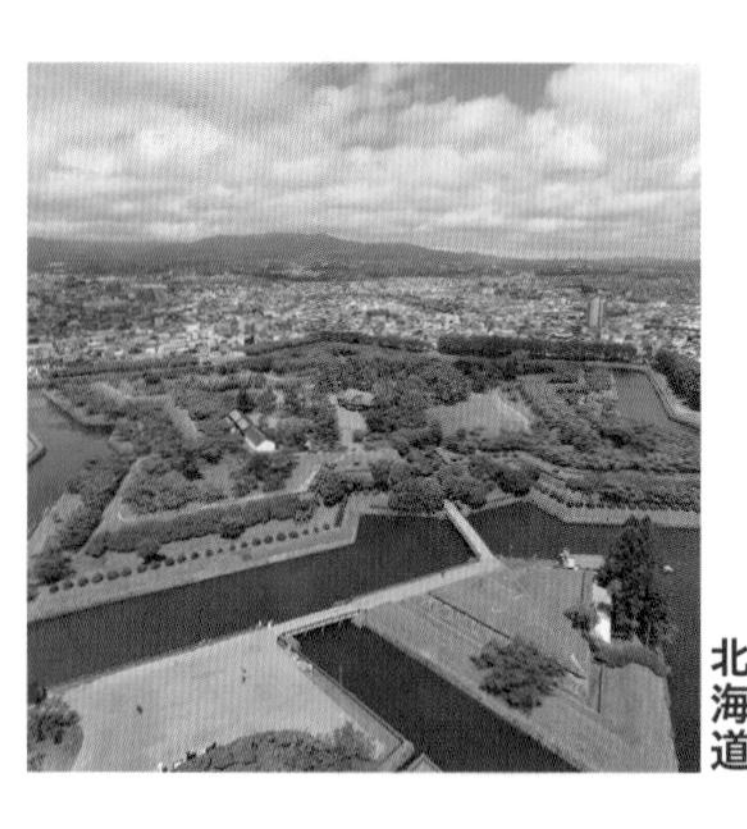

北海道

❸ 華□の滝（け ごん の たき）

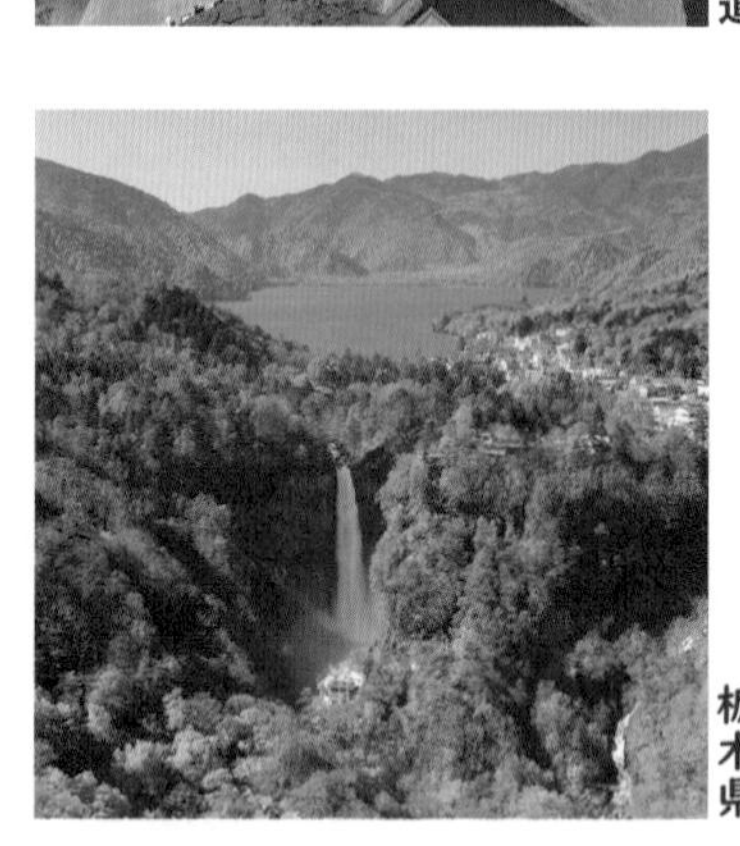

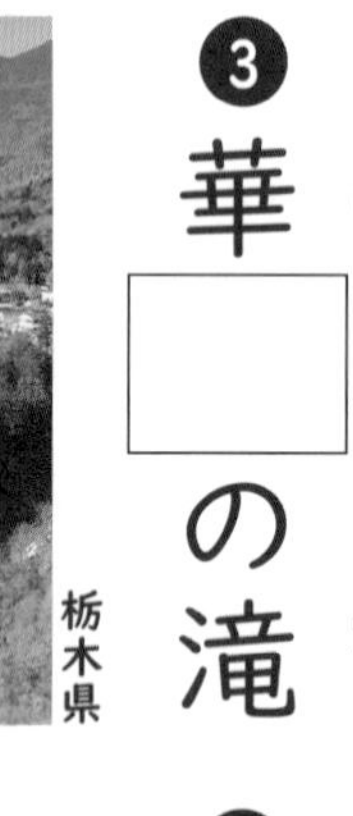

栃木県

❹ 筑□山（つく ば さん）

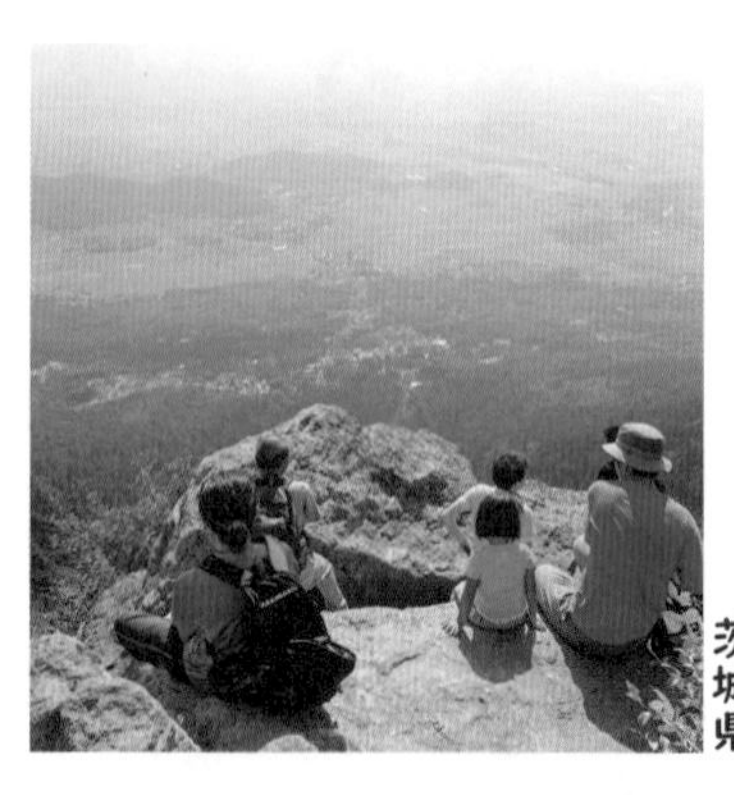

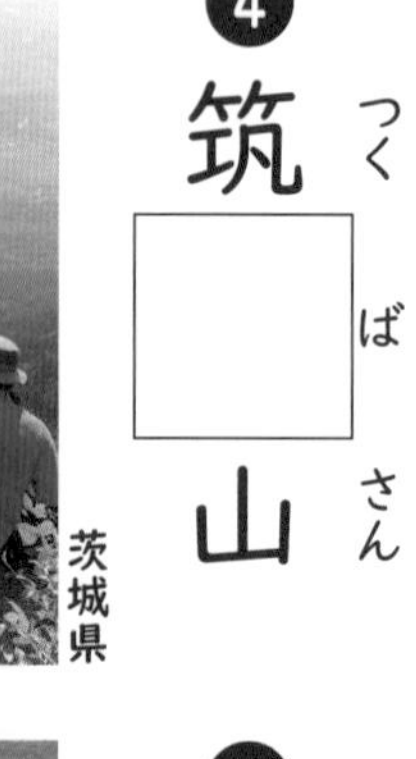

茨城県

❺ □尋□（とう じん ぼう）

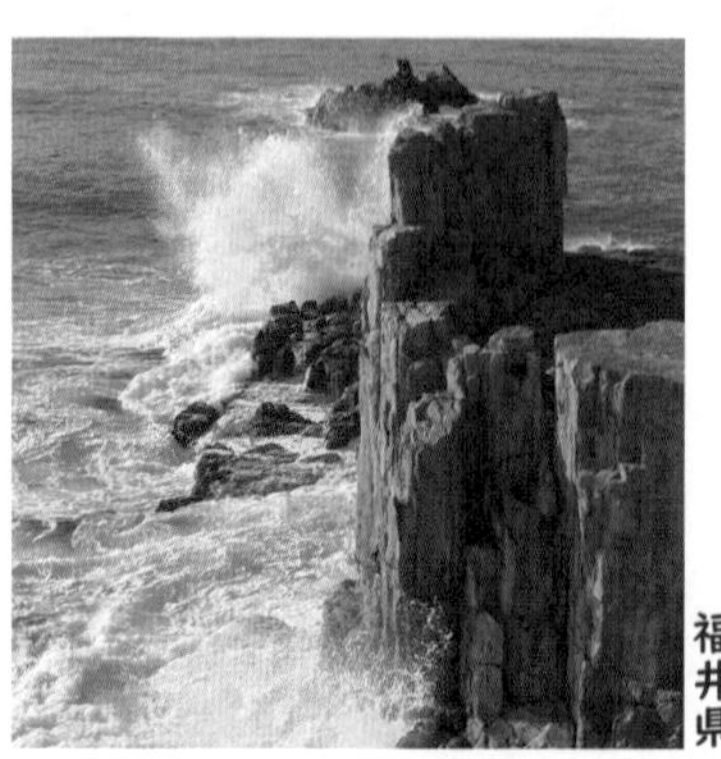

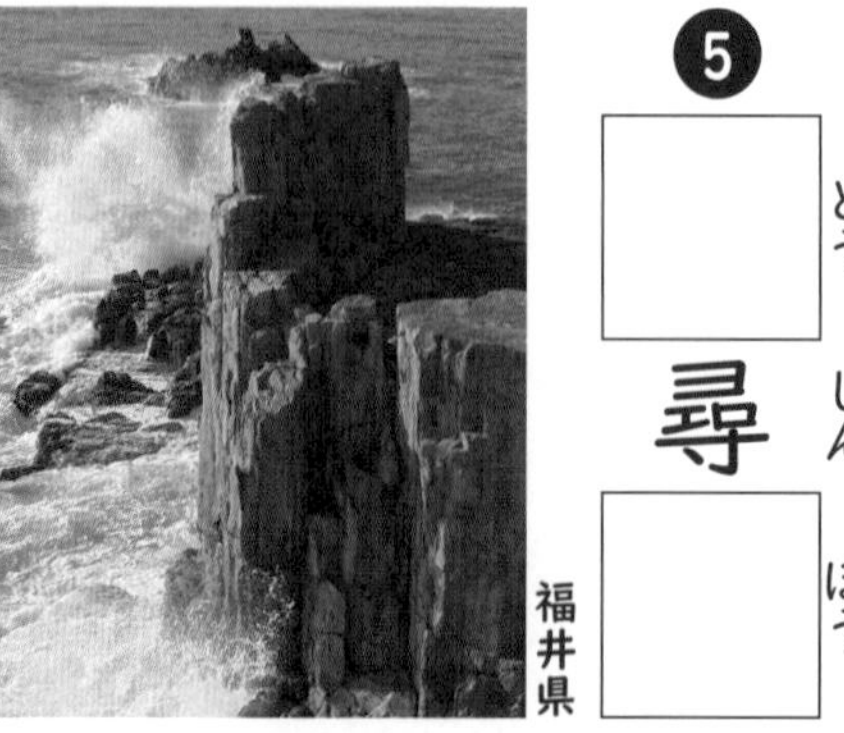

福井県

❻ 琵□湖（び わ こ）

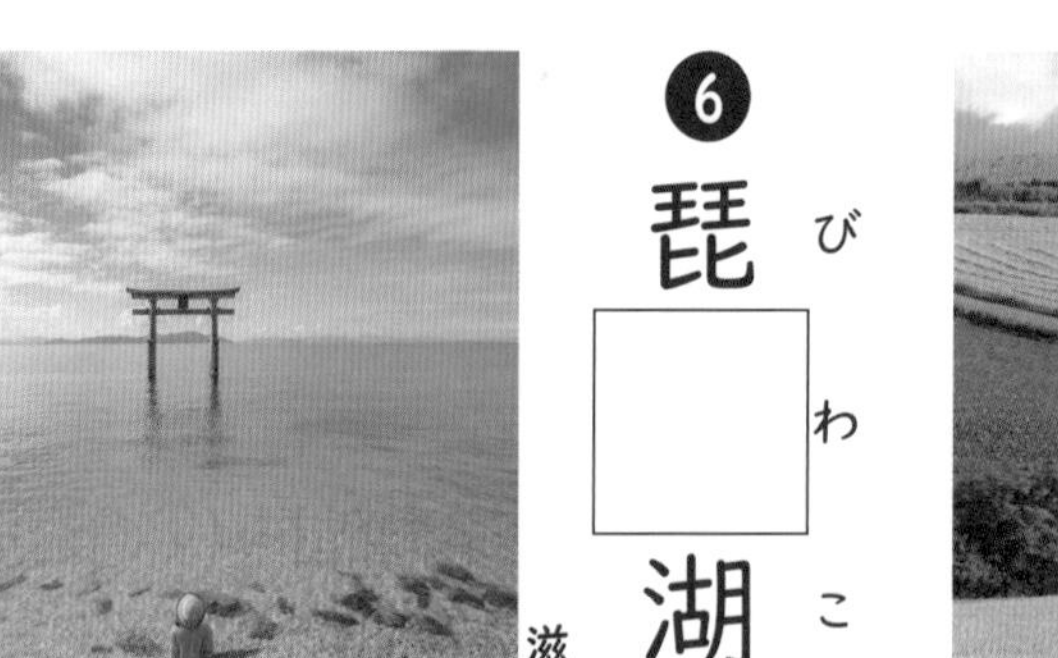

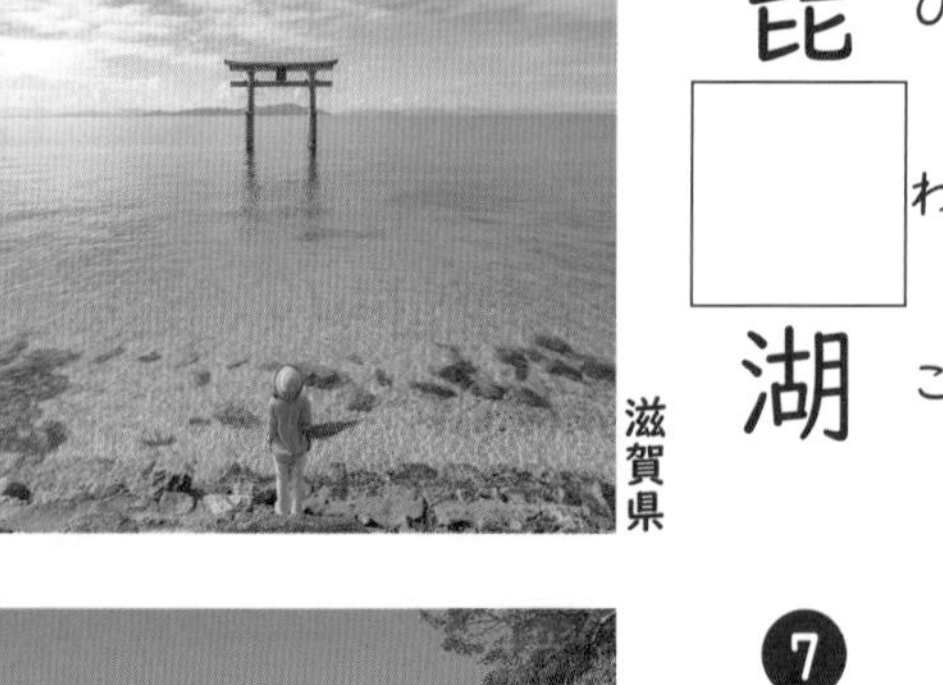

滋賀県

❼ □月橋（と げつ きょう）

京都府

❽ □□砂絵（ぜに がた すな え）

香川県

❾ 四□□川（し まん と がわ）

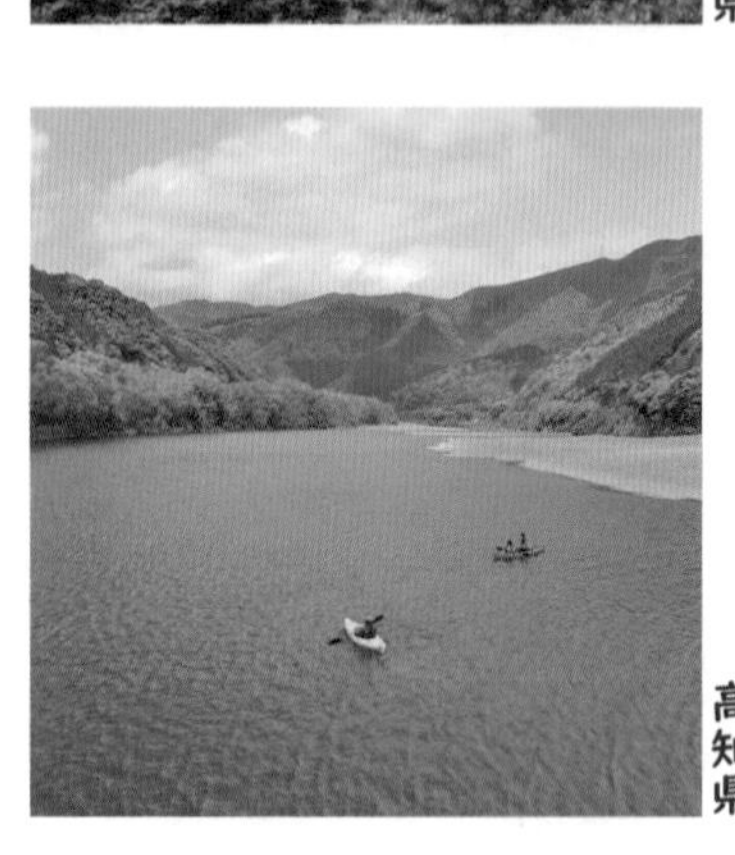

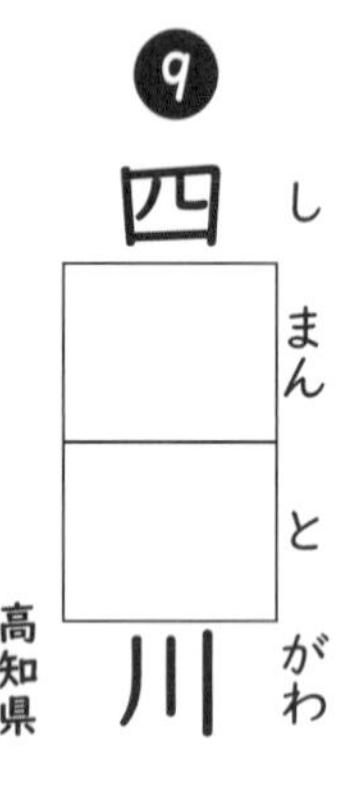

高知県

❿ □井岬（と い みさき）

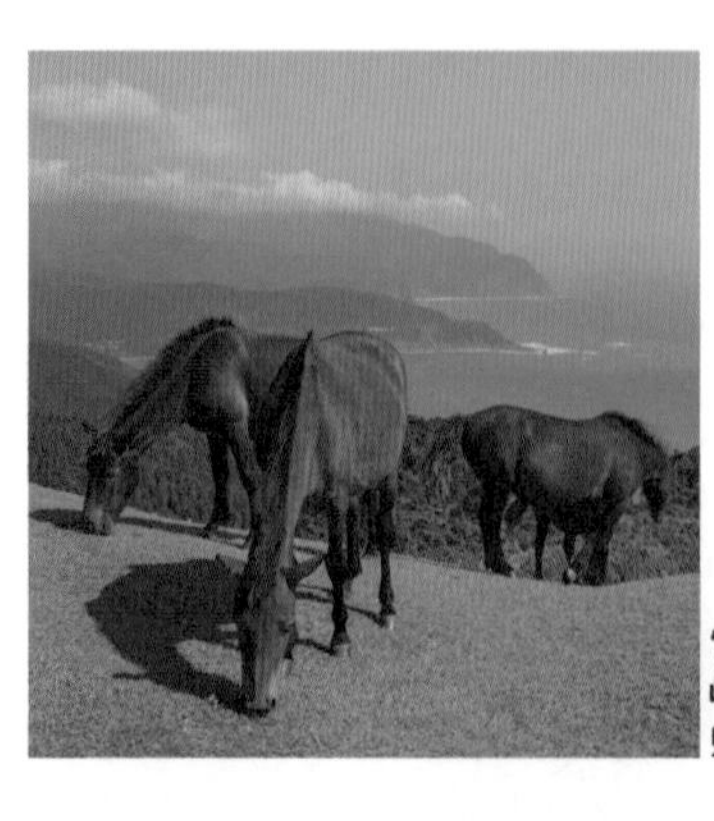

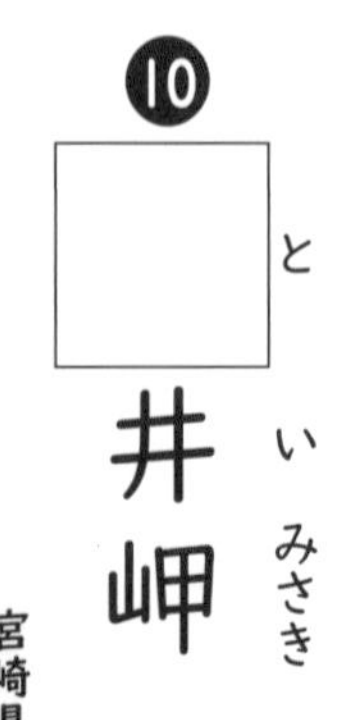

宮崎県

⑪おいらせ（けいりゅう）　⑫さんきょ（そうこ）　⑬おしの（はっかい）　⑭つまご（じゅく）　⑮すんぷ（じょうこうえん）
⑯しんじ（こ）　⑰あきよし（どう）　⑱もじ（こう）　⑲おおみさき（えき）　⑳かいもん（だけ）

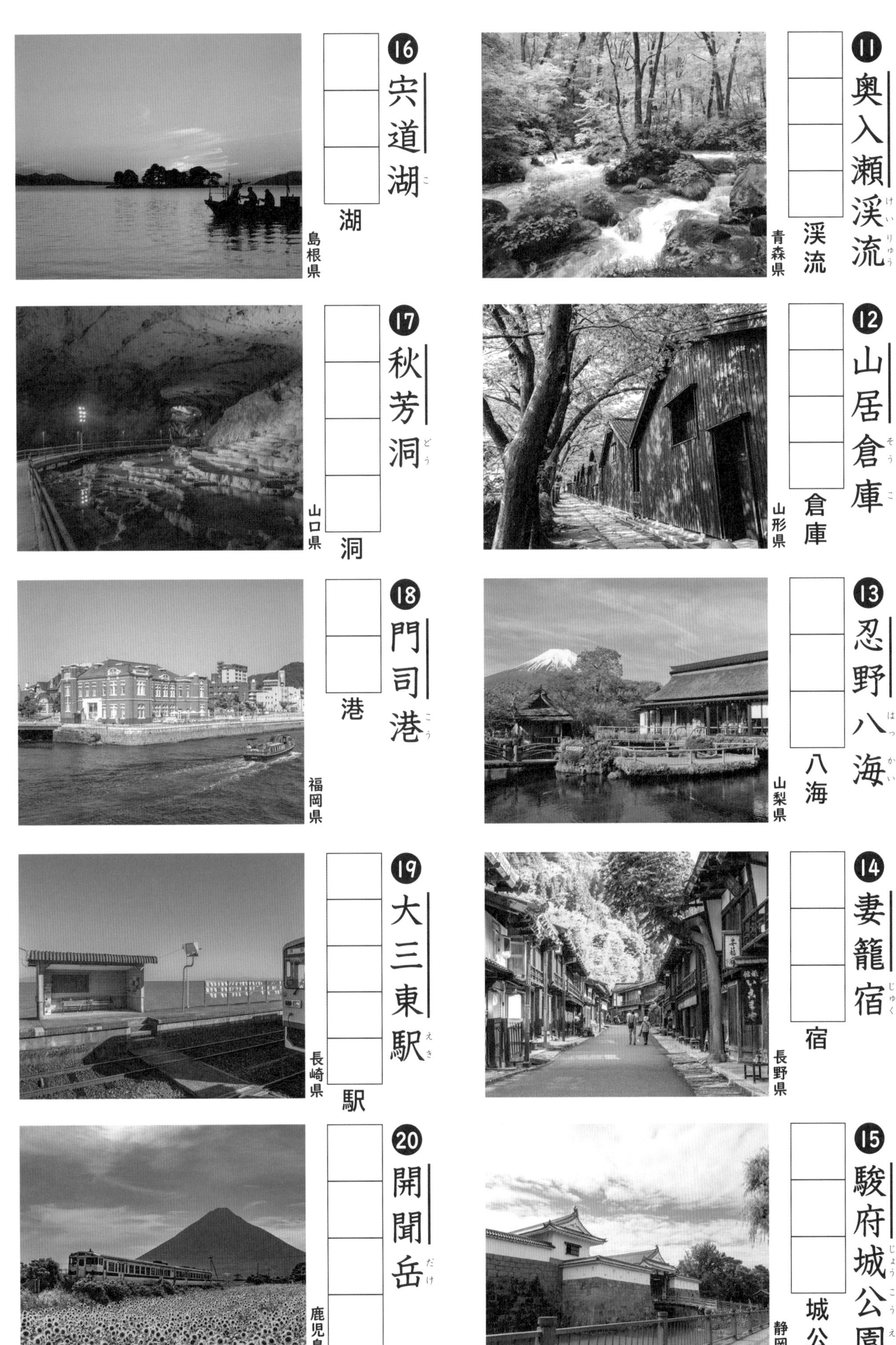

⓫ 奥入瀬渓流（けいりゅう）　青森県　渓流

⓬ 山居倉庫（そうこ）　山形県　倉庫

⓭ 忍野八海（はっかい）　山梨県　八海

⓮ 妻籠宿（じゅく）　長野県　宿

⓯ 駿府城公園（じょうこうえん）　静岡県　城公園

⓰ 宍道湖（こ）　島根県　湖

⓱ 秋芳洞（どう）　山口県　洞

⓲ 門司港（こう）　福岡県　港

⓳ 大三東駅（えき）　長崎県　駅

⓴ 開聞岳（だけ）　鹿児島県　岳

【答え】❶（美）瑛（の丘）　❷（五）稜（郭）　❸（華）厳（の滝）　❹（筑）波（山）　❺東（尋）坊
❻（琵）琶（湖）　❼渡（月橋）　❽銭形（砂絵）　❾（四）万十（川）　❿都（井岬）

問題 6

解いた日 ／

寿司いろいろ〈読み・書き〉

写真をヒントに、右ページは漢字の読み方を、左ページは□に当てはまる漢字を書きましょう。

❶鰺 □□

❷鰯 □□□

❸魬 □□□

❹鰤 □□

❺鮪 □□□

❻鮃 □□□

❼烏賊 □□

❽小鰭 □□□

❾間八 □□□□

❿魴鮄 □□□□

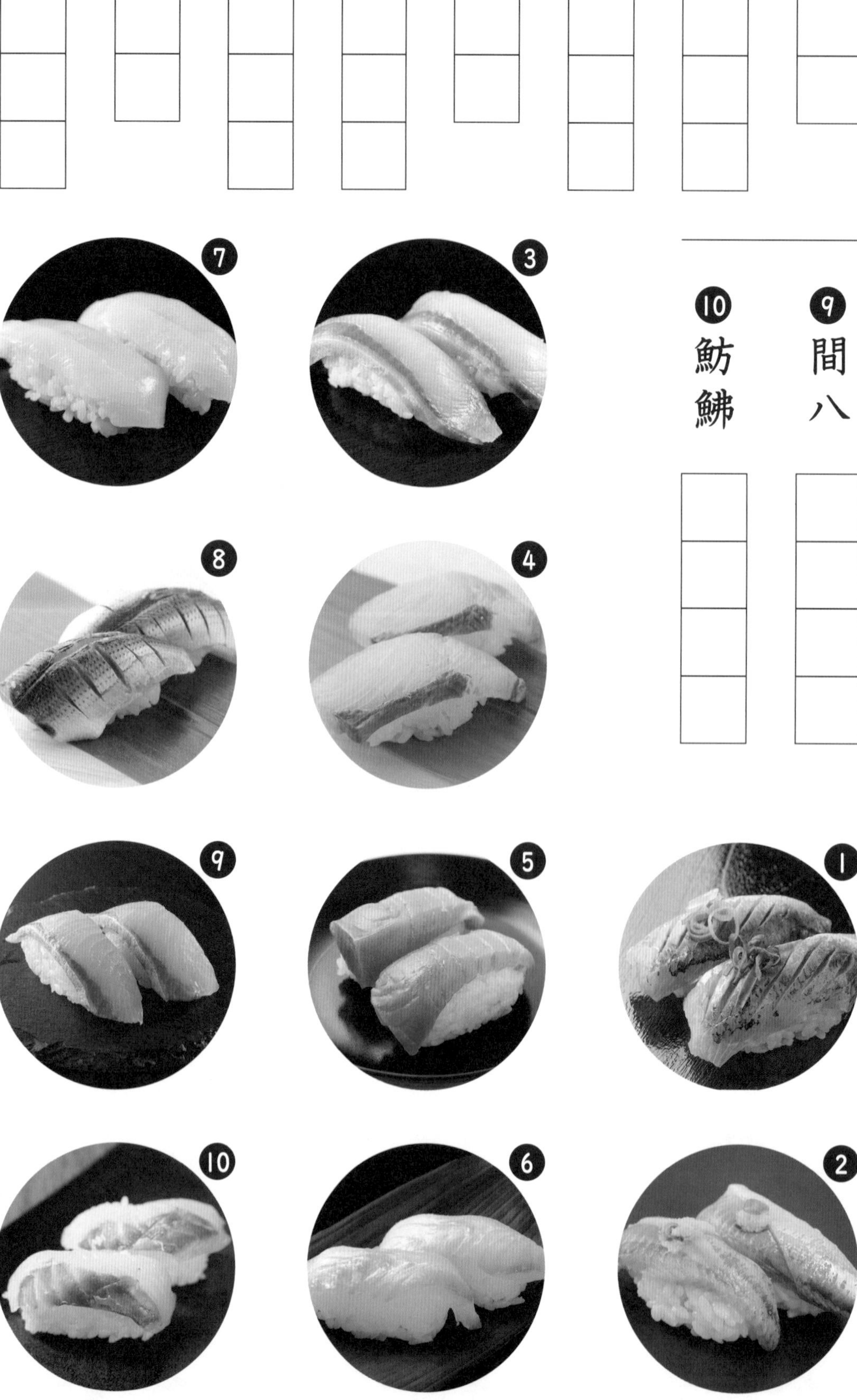

⓫穴子 ⓬雲丹 ⓭帆立 ⓮縁側 ⓯真鯛 ⓰赤貝 ⓱甘海老 ⓲数（の）子 ⓳鉄火 ⓴納豆 ㉑河童 ㉒稲荷

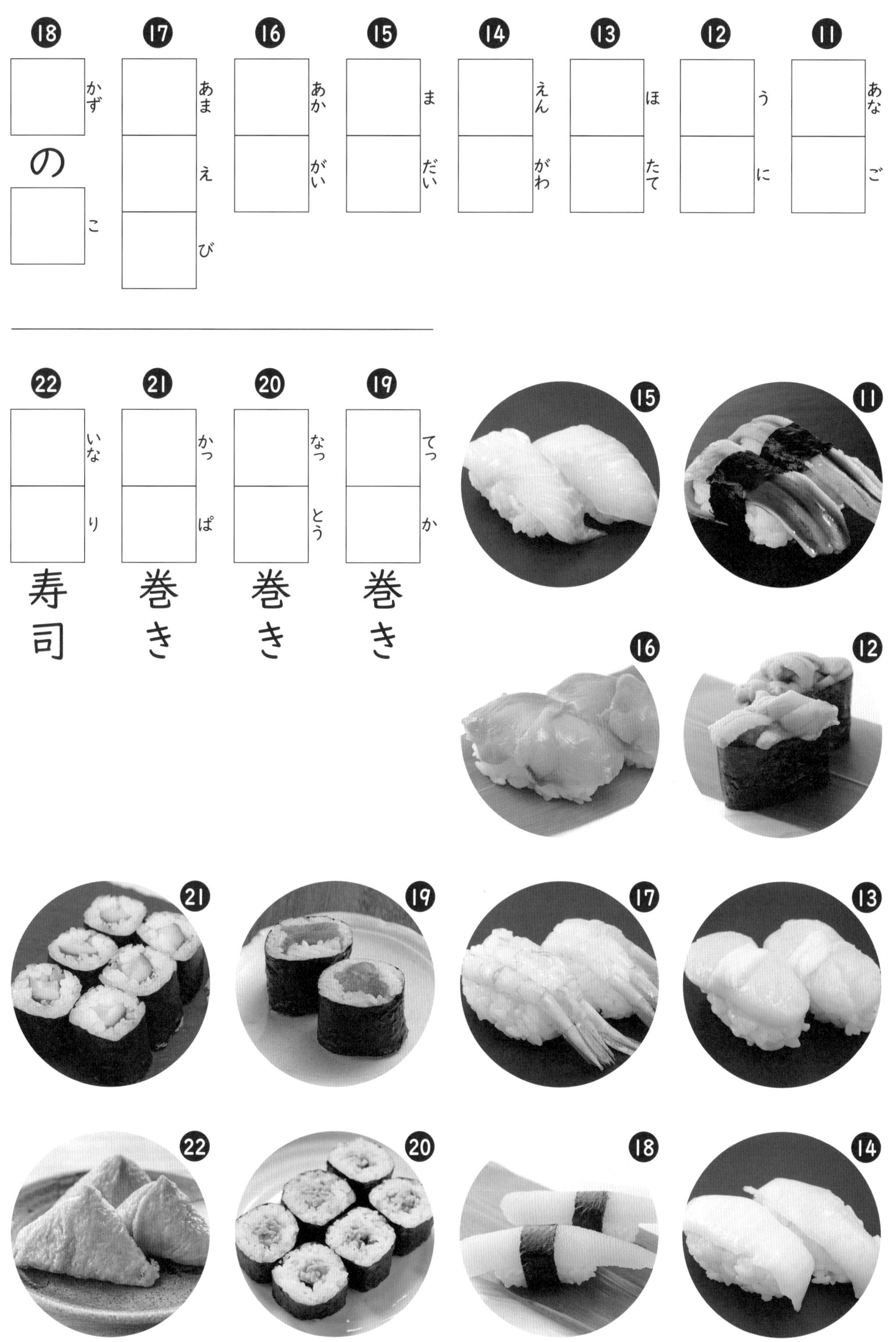

【答え】❶あじ　❷いわし　❸はまち　❹ぶり　❺まぐろ　❻ひらめ
❼いか　❽こはだ　❾かんぱち　❿ほうぼう

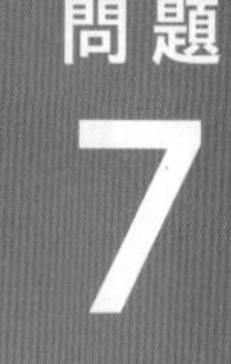

解いた日 ／

色の名前〈書き・読み〉

色をヒントに、右ページは□に当てはまる漢字を、左ページは漢字の読み方を書きましょう。
※色みは一例です

1 □（しゅ）色（いろ）　黄みがかった鮮やかな赤

2 □（たまご）色（いろ）　赤みがかった明るい黄

3 □（き）□（なり）色（いろ）　黄みがかった白

4 □（そら）色（いろ）　明るい薄い青

5 □（あい）色（いろ）　わずかにみどりがかった濃い青

6 □（ひ）色（いろ）　明るい茜色

7 □（こ）□（むぎ）色（いろ）　赤みがかったやわらかい黄

8 □（おう）□（ど）色（いろ）　茶色がかった黄

9 □（こん）色（いろ）　むらさきがかった暗い青

10 □（ぐん）□（じょう）色（いろ）　ややむらさきがかった深い青

11 □（しん）□（く）　濃いくれないの色

12 □（べん）□（がら）色（いろ）　赤みがかった茶色

13 □（やま）□（ぶき）色（いろ）　赤みがかった黄

14 □（ふか）□（みどり）　濃いみどり

15 □（え）□（ど）□（むらさき）　濃い青みのむらさき

⑯あかね（いろ）　⑰とき（いろ）　⑱だいだい（いろ）　⑲あさぎ（いろ）　⑳るり（いろ）　㉑えんじ　㉒さんご（いろ）　㉓とび（いろ）
㉔ひすい（いろ）　㉕にび［にぶ］（いろ）　㉖すおう　㉗ばら（いろ）　㉘こはく（いろ）　㉙もえぎ（いろ）　㉚みる（いろ）

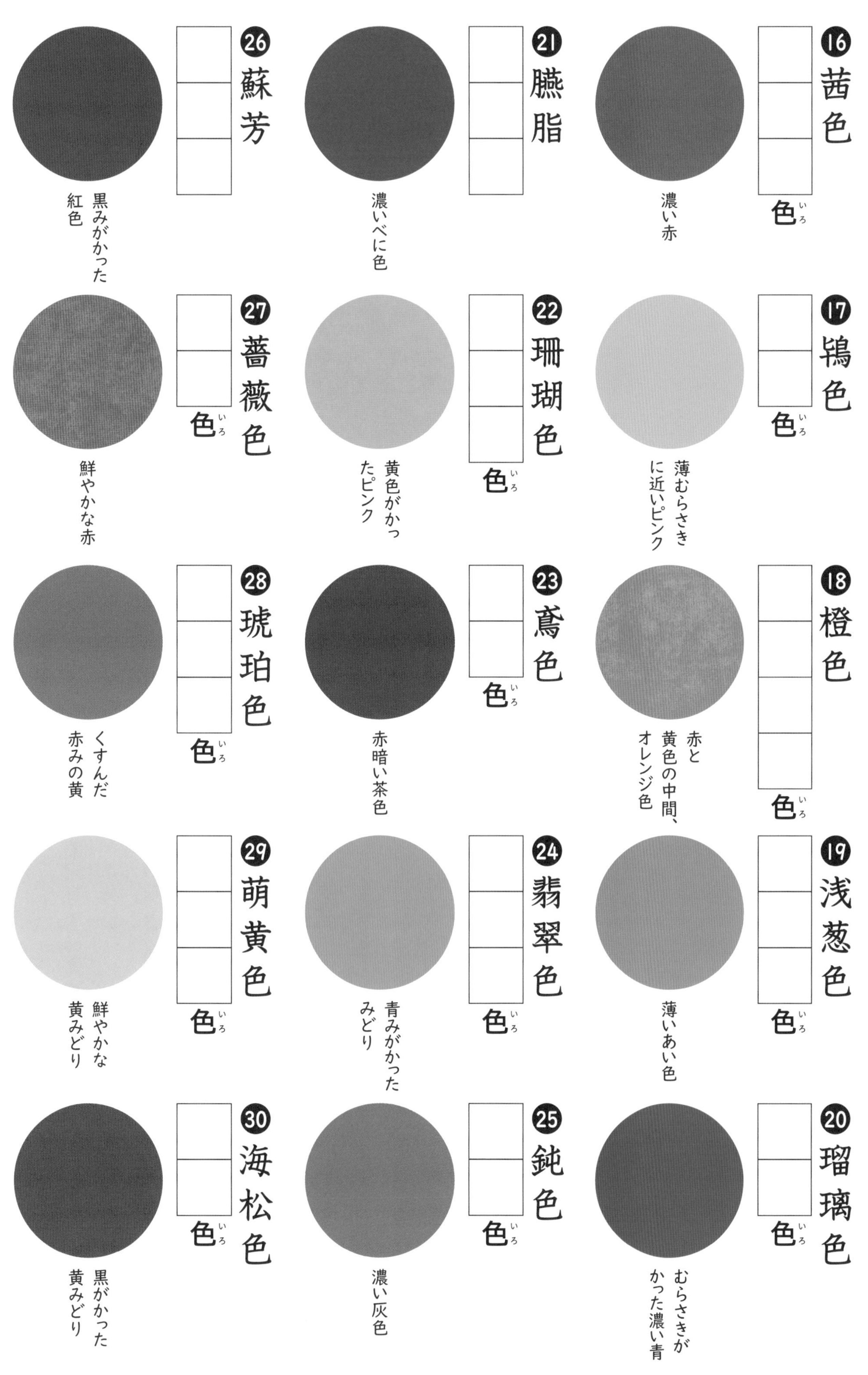

【答え】❶朱（色） ❷卵（色） ❸生成（色） ❹空（色） ❺藍（色） ❻緋（色） ❼小麦（色） ❽黄土（色） ❾紺（色） ❿群青（色） ⓫真［深］紅 ⓬弁柄［紅殻］（色） ⓭山吹（色） ⓮深緑 ⓯江戸紫

問題
8

解いた日
／

スポーツの競技名

漢字で表した競技名を、写真のア～トから選んで記号で答えましょう。

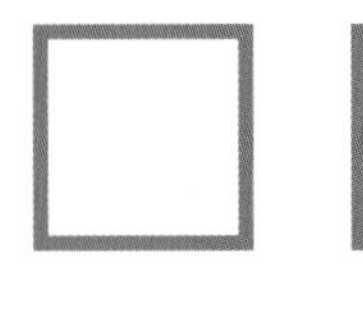

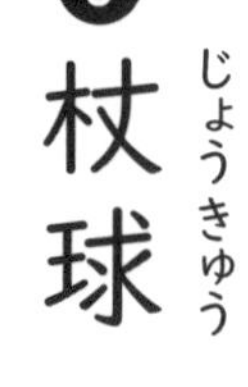
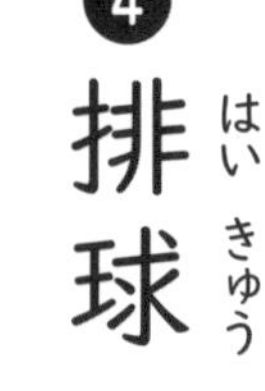
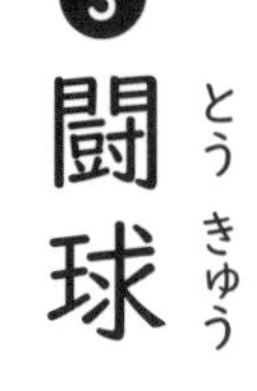

1 庭球（ていきゅう）□
2 羽球（うきゅう）□
3 闘球（とうきゅう）□
4 排球（はいきゅう）□
5 杖球（じょうきゅう）□
6 籠球（ろうきゅう）□
7 送球（そうきゅう）□

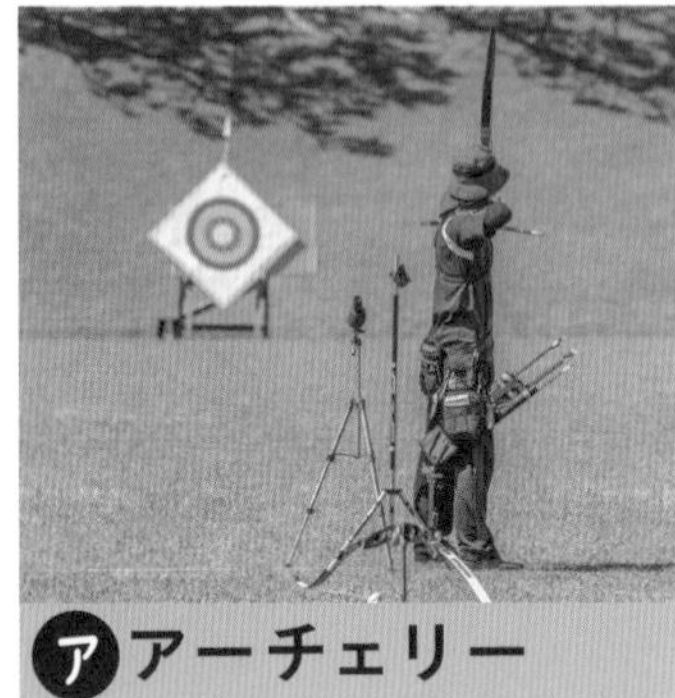
ア アーチェリー

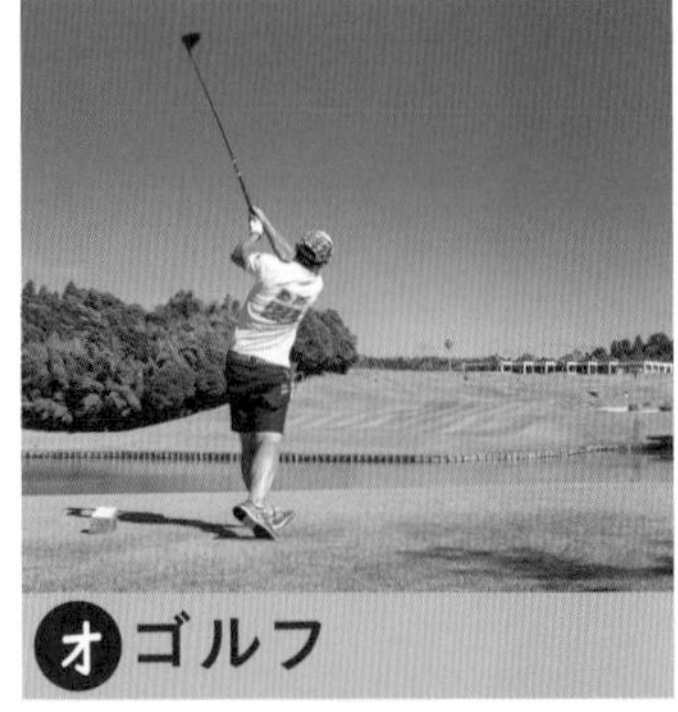
オ ゴルフ

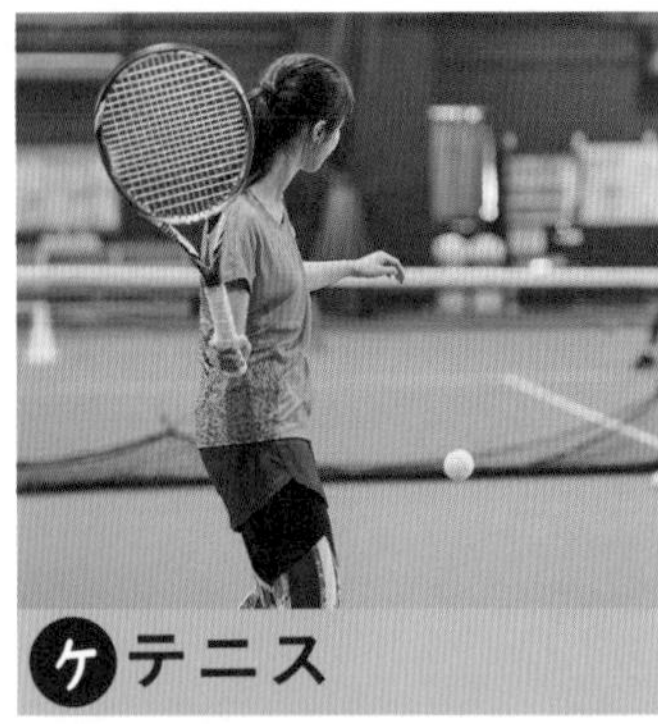
ケ テニス

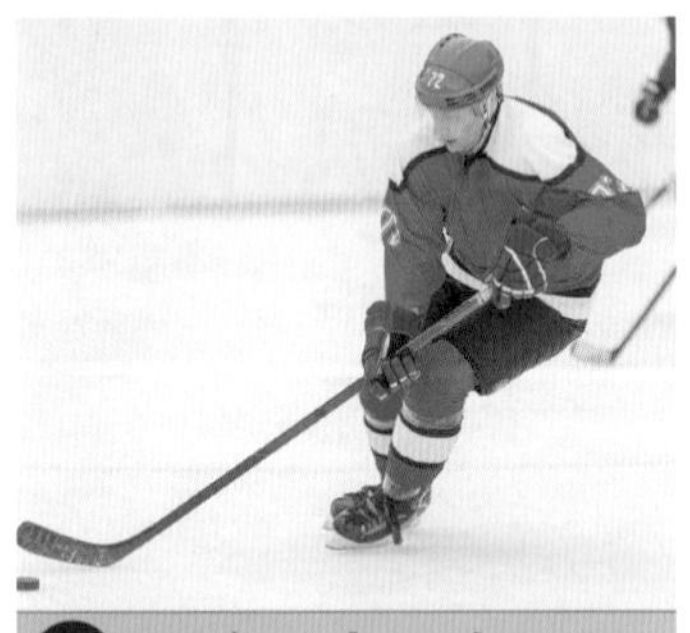
イ アイスホッケー

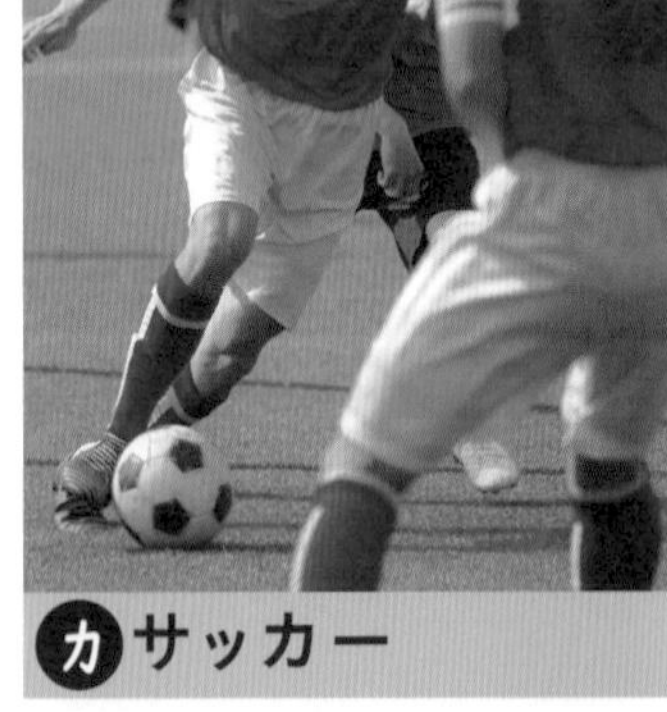
カ サッカー

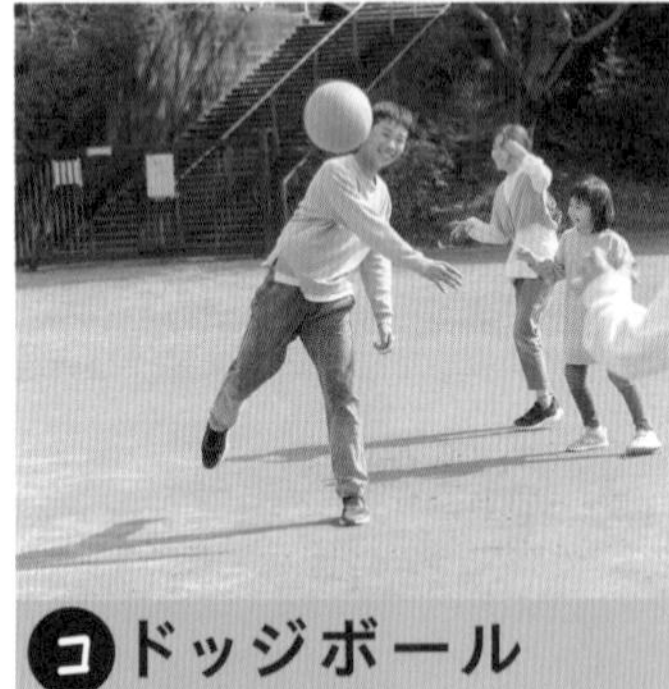
コ ドッジボール

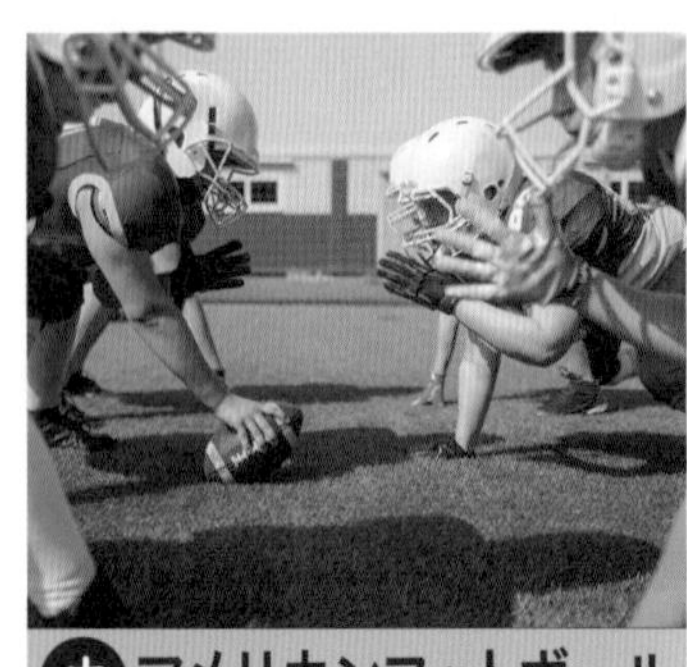
ウ アメリカンフットボール

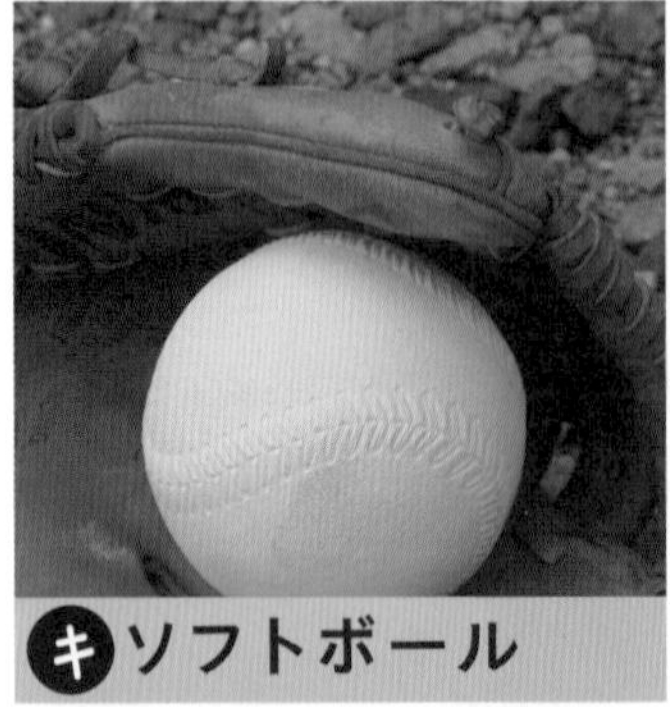
キ ソフトボール

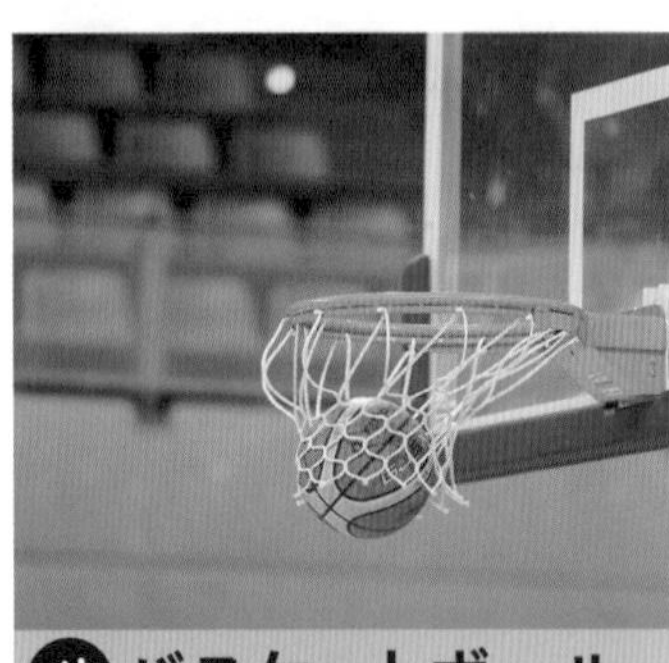
サ バスケットボール

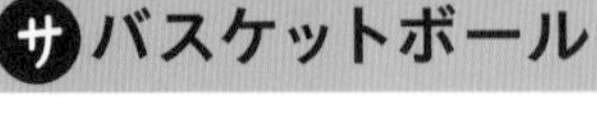

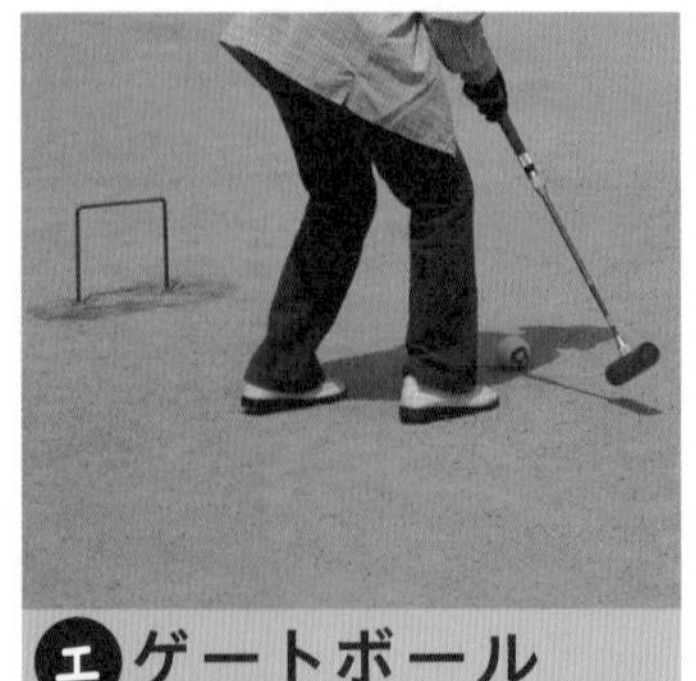
エ ゲートボール

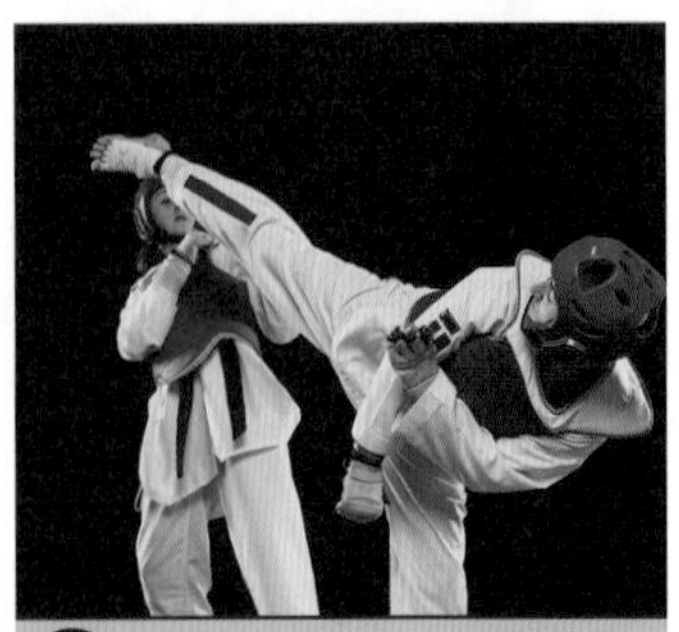
ク テコンドー

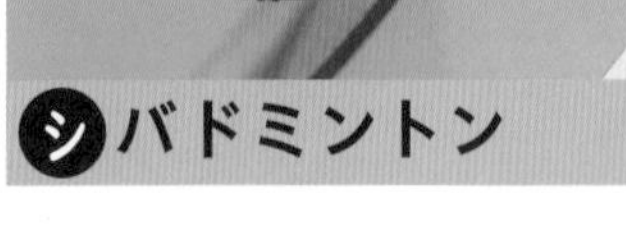
シ バドミントン

8 イ　9 キ　10 エ　11 カ　12 オ　13 コ　14 ソ　15 ウ　16 ア　17 チ　18 ク　19 タ　20 ト

❽ 氷球（ひょうきゅう） □

❾ 塁球（るいきゅう） □

❿ 門球（もんきゅう） □

⓫ 蹴球（しゅうきゅう） □

⓬ 打球（だきゅう） □

⓭ 避球（ひきゅう） □

⓮ 撞球（どうきゅう） □

⓯ 鎧球（がいきゅう） □

⓰ 洋弓（ようきゅう） □

⓱ 拳闘（けんとう） □

⓲ 跆拳道（たいけんどう） □

⓳ 十柱戯（じっちゅうぎ） □

⓴ 棒網球（ぼうもうきゅう） □

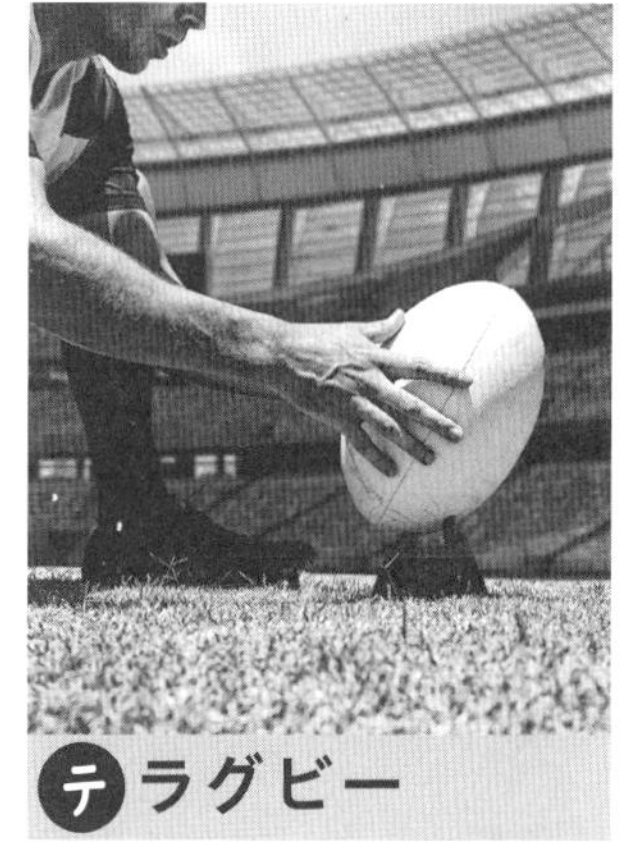
テ ラグビー

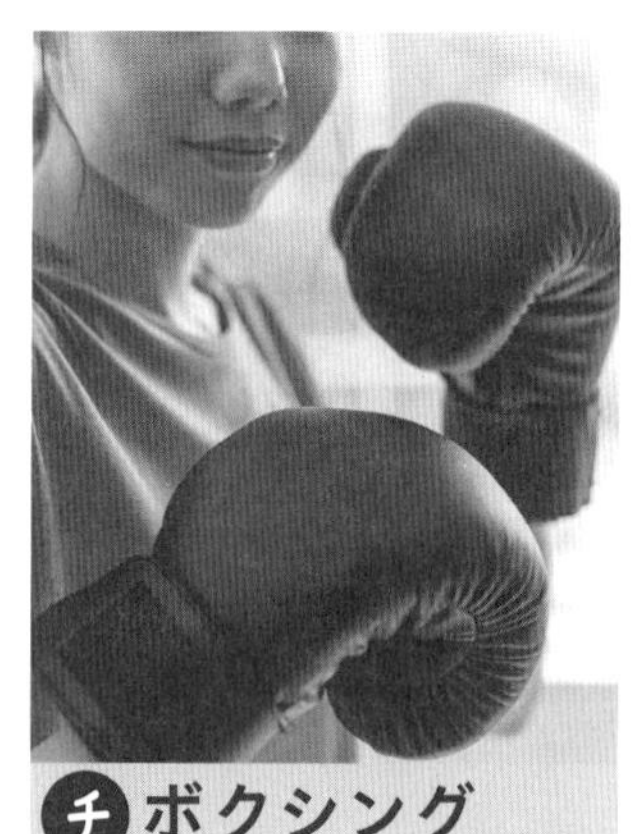
チ ボクシング

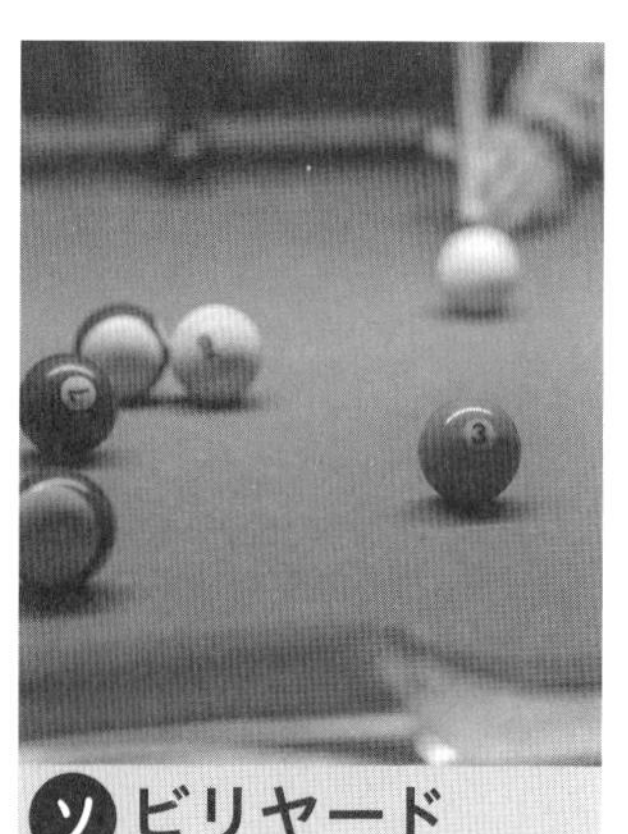
ソ ビリヤード

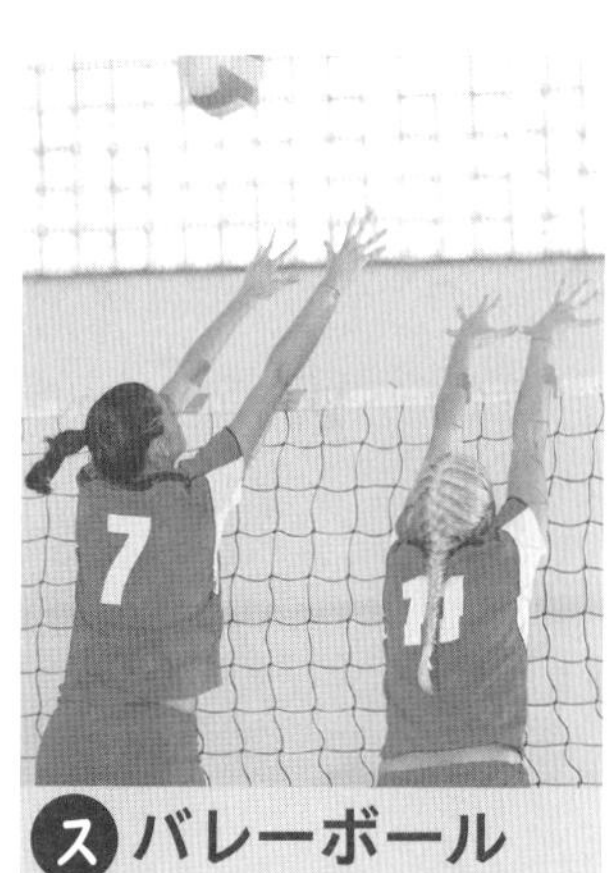
ス バレーボール

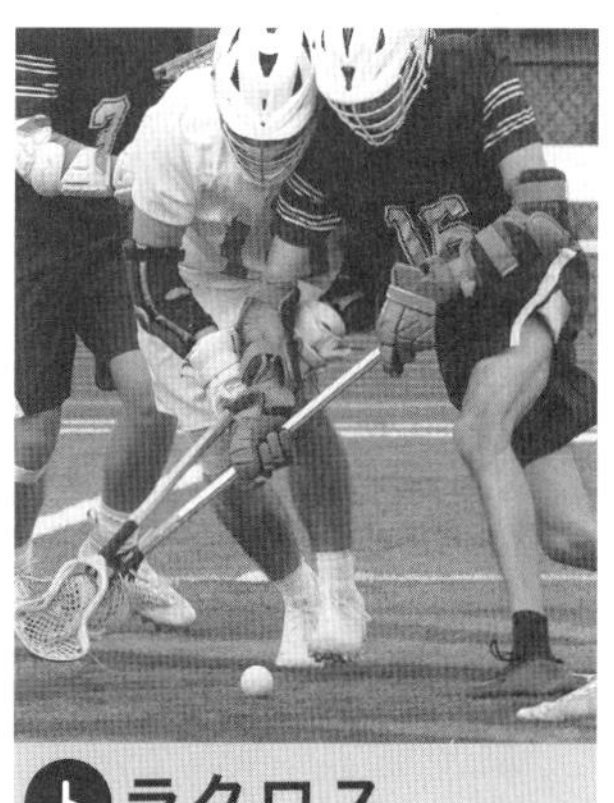
ト ラクロス

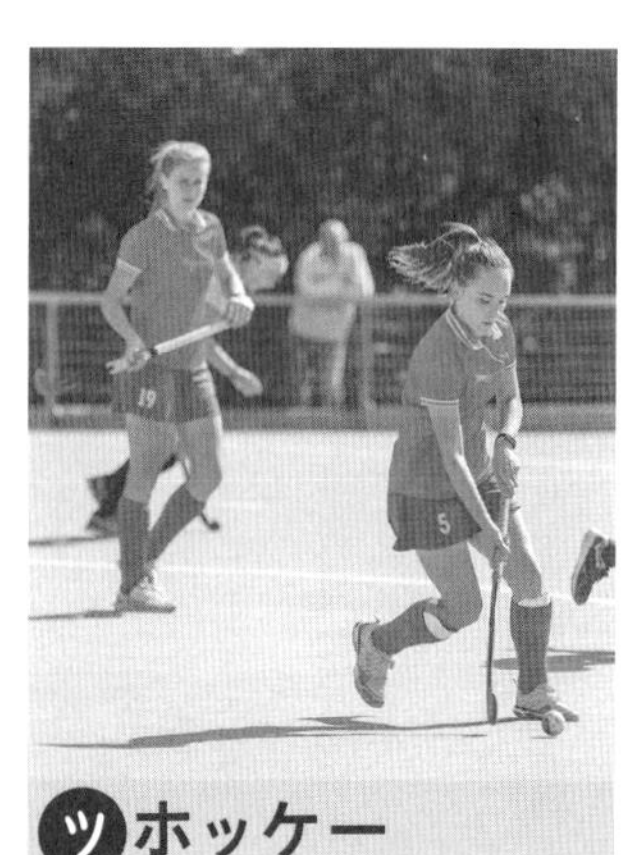
ツ ホッケー

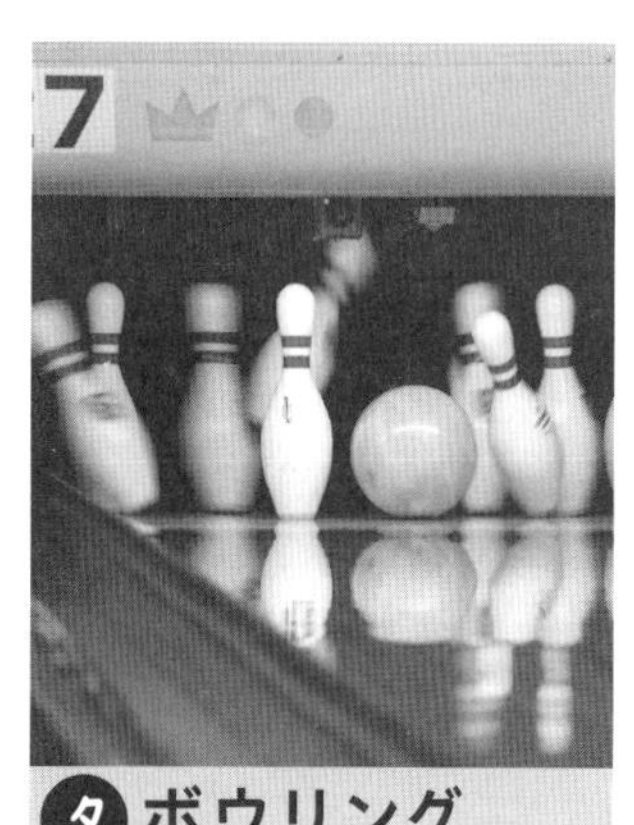
タ ボウリング

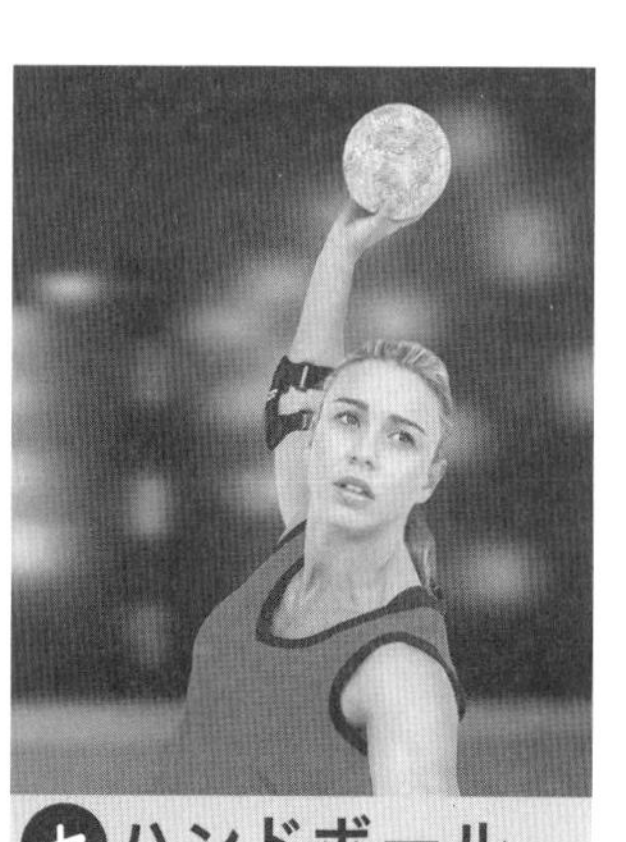
セ ハンドボール

【答え】1 ケ　2 シ　3 テ　4 ス　5 ツ　6 サ　7 セ

はじめに

漢字・熟語ドリルで脳の活動を高めましょう

公立諏訪東京理科大学教授　篠原菊紀

ドリルで頭をしっかり使い脳の力を高める

本書は、暮らしの中で使う言葉やニュースで耳にする言葉、学校や本などで身につけた熟語などを問題にした漢字のドリルです。さらに、ひらめきや熟考も必要な、解きごたえのあるパズルも用意しました。

このような数々の問題を解き、複雑な漢字を書くことは、脳の活動を高める脳のトレーニング、「脳トレ」にぴったりです。

年をとると、使いたい言葉が出てこない、顔は思い浮かんでも名前が思い出せない……ということがあります。キッチンまで来たけれど何をしようとしたか思い出せない、ちょっと話がそれたら目的の話がわからなくなってしまった……ということもあるでしょう。

確かに「流動性知能」という短期的な記憶力、反応速度などは、年とともに低下しがちです。

しかしその一方で、**大切な脳の力のひとつである知恵や知識、経験という「結晶性知能」は、年齢とともに伸びていきます。**漢字やことばの知識は、その最たるもの。ドリルやパズルでさらに蓄積していきましょう。

そしてまた、**年とともに低下しやすい脳の力も、頭をしっかり使い、運動をし、バランスのいい食事をとり、血圧などの健康管理をおこなえば、維持、向上できるこ**とがわかっています。本書はその中の、しっかり頭を使う「脳トレ」の一環として、大いに役立つことでしょう。

ワーキングメモリという「脳のメモ帳」をしっかり使う

「頭を使う」ということは、脳の「ワーキングメモリ」という機能をしっかり使うということです。

ワーキングメモリとは「何かを覚え（メモリ）、処理をする（ワーキング）」こと。たとえば、「ドリルで脳トレ」という言葉を覚えてください。そして目を閉じて、「ドリルで脳トレ」を逆から言ってみましょう。

どうでしょう、言えましたか？

今、あなたの脳では「ドリルで脳トレ」を覚え（メモリ）、目を閉じて言う（ワーキング）という複数の課題がおこなわれました。

ワーキングメモリとは、このような「脳内のメモ帳」を使って作業をする機能のことです。私たちは日々、ワーキングメモリを使って考えて働き、段取りを組んだり、人とのコミュニケーションをとったりしているのです。

そして、**ワーキングメモリのトレーニングをおこなうと、子どもでも高齢者でも、認知機能テストの成績がよくなる**ことが報告されています。

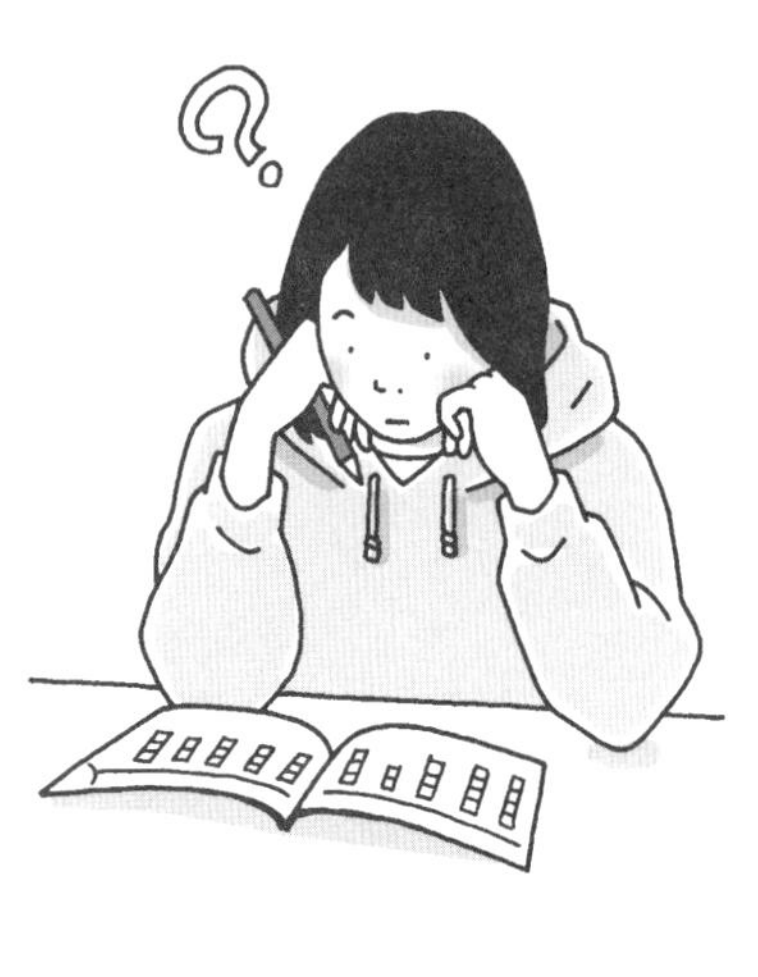

脳は、悩んだり、いつもと違う挑戦をすると活性化する

脳の活動を調べると、**悪戦苦闘しているときや、慣れないことに挑戦しているときに、ワーキングメモリにかかわる脳の前頭前野という部分が強く活性化します。**しかし、その頭の使い方に慣れてきてしまうと鎮静化していき、脳の活性化にはつながらなくなってしまいます。毎日、習慣的になった活動をしているだけでは、脳は鍛えられないということです。

最近は、スマートフォンやパソコンの普及で、文字を書くことも少なくなってしまいました。氏名や住所以外の漢字を書く機会も、あまりないのではないでしょうか。そこで、たくさん文字を書く本書のような、非日常的な刺激となる脳トレが有効なのです。ワーキングメモリは、脳トレをおこなった分だけ機能強化につながります。

本書では、漢字の書き取りや読み方の問題を47問、漢字や熟語を題材にしたパズルを16問掲載しています。なかには一筋縄ではいかない難問もあります。解くのに時間がかかるビッグパズルもあります。これらに挑戦することは、まさに非日常、脳への大きな刺激となるでしょう。

また、**脳トレでは、成績のよい悪いは関係ありません。**むしろ悪いほうがトレーニングのしがいがあるといえるでしょう。ふだん使わない脳を活性化するには、苦手なことや、めんどうだと思うことをするほうが大きな刺激になるからです。**脳に負担をかける、挑戦することが大切なので、できそうもないとしり込みするのではなく、前向きに取り組んで、頭をしっかり使いましょう。**

昔覚えた漢字や熟語を思い出すと想起力がアップ！

頭の中にある**記憶や知識を引き出す脳の働きのことを「想起力」といいます**が、この想起力が衰えると、少し前のことが思い出しにくくなってしまいます。「さっきまで使っていたのに、どこに置いたか思い出せない」「鍋に火をつけたまま、すっかり忘れてしまう」というような、困ったことが起きてしまいます。

ドリルやパズルで昔覚えた漢字や、聞いたことのある熟語を思い出すことは、その想起力を鍛える、とてもよいトレーニングになります。

そして、**想起力のトレーニングで大切なのは、ネガティブな気持ちにならないこと**です。「年をとったから記憶力が落ちてしまった、仕方ない」というような気持ちでテストをおこなうと、成績が落ちることがわかっています。挑戦し、もしも**答えが違ったとしても気落ちしたりせず、前向きな気持ちで取り組むこと**が、脳を若返らせるでしょう。

目次

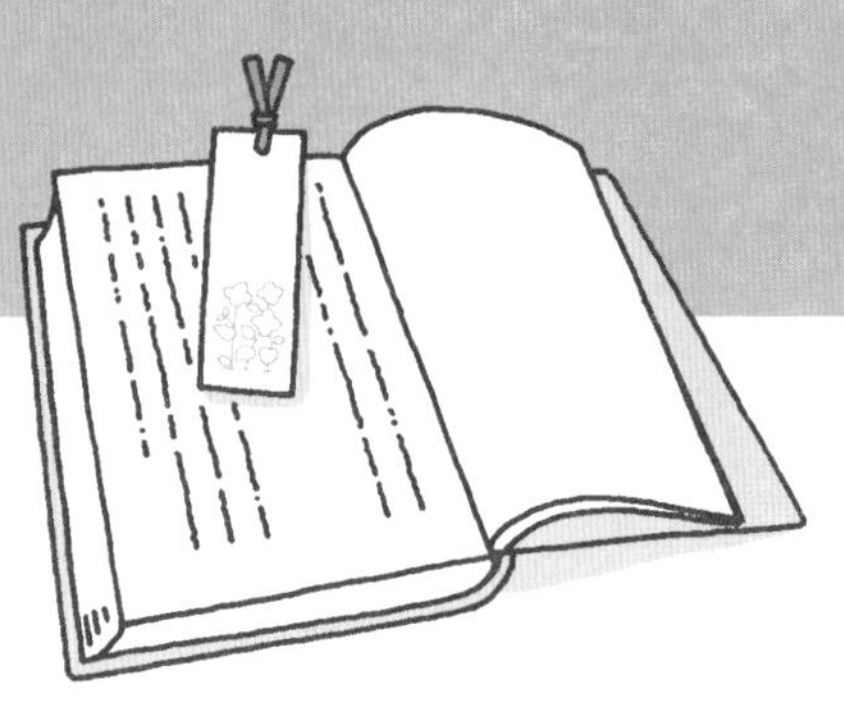

この本の使い方

問題は４章に分かれていて、各章末には漢字パズルも盛り込みました。
その日の気分にあわせて好きな問題に挑戦しましょう。

●問題には次の項目が掲載されています。

解答欄

答えを書き込みます。漢字も、読み方のひらがな･カタカナも1マスに１文字入ります。
◎文字を書くことは効果的な脳トレのひとつです。省略しないでしっかり書きましょう。

問題名

問題のテーマがひと目でわかります。

解いた日

問題を解いた日付を書きます。

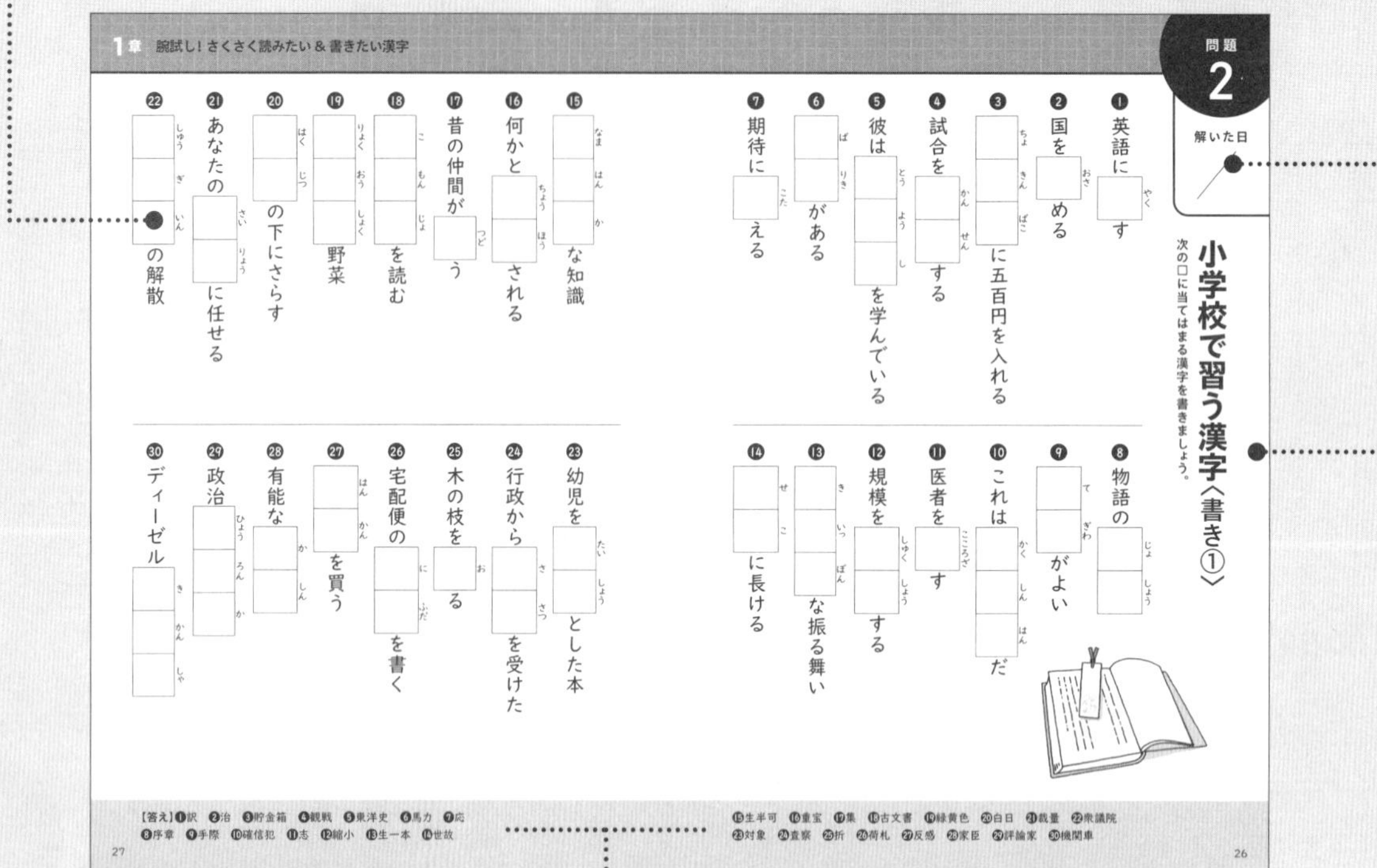

答え

そのページの問題の答えです。
・[　] 内は別解答。別表記、別の読み方でもよいものです。使われ方等を鑑み、適宜取捨選択しています。

漢字・熟語パズル

章末の「挑戦！ 漢字・熟語パズル」は、それぞれの問題の説明文を読んで解きましょう。
答えは、124 ～ 128 ページに掲載されています。

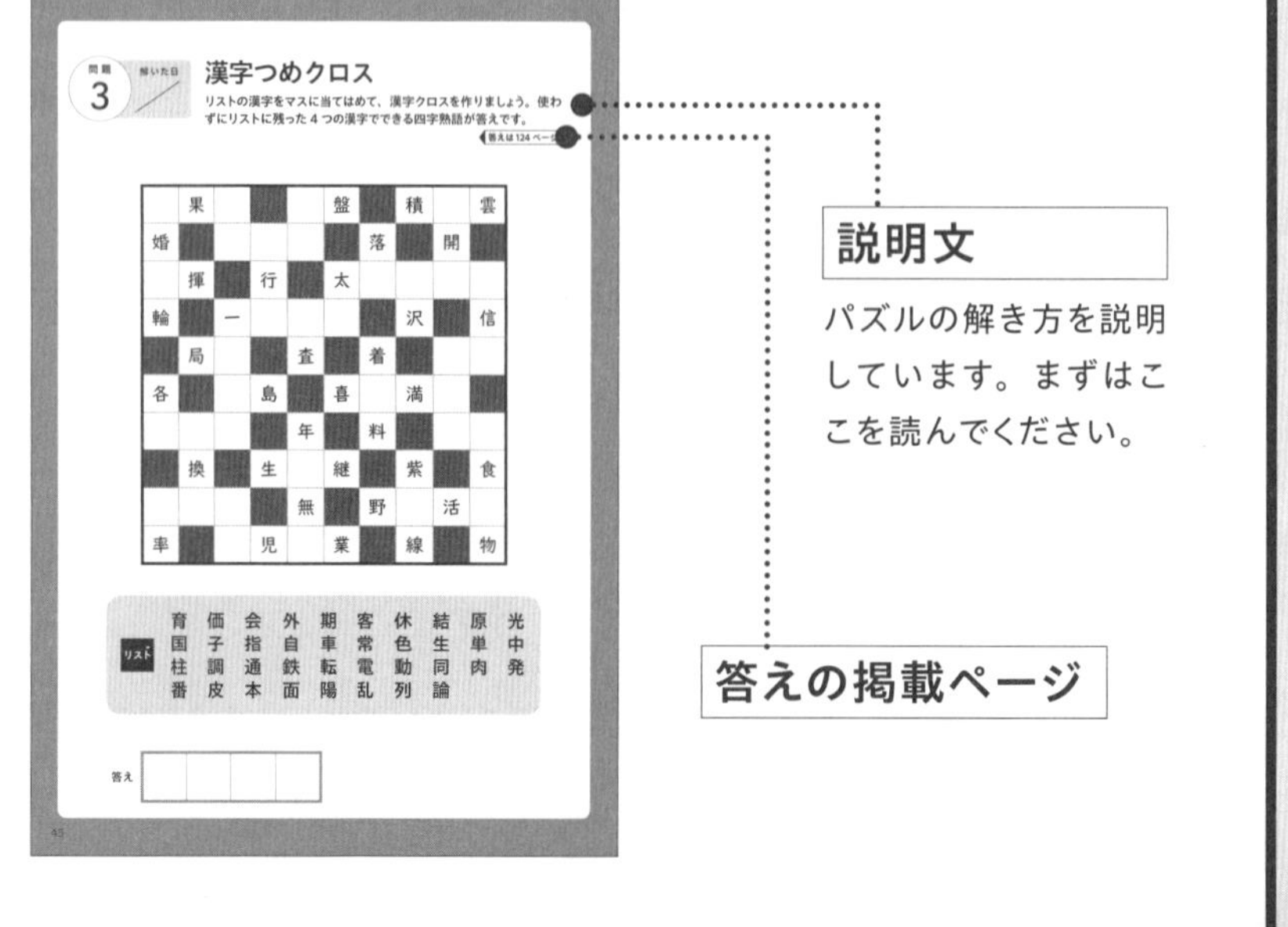

説明文

パズルの解き方を説明しています。まずはここを読んでください。

答えの掲載ページ

1章

腕試し！

さくさく読みたい＆書きたい漢字

まずは、小学校で習う基本的な漢字や日常的によく使うことばの問題です。さくさく、すいすい解けるでしょうか？

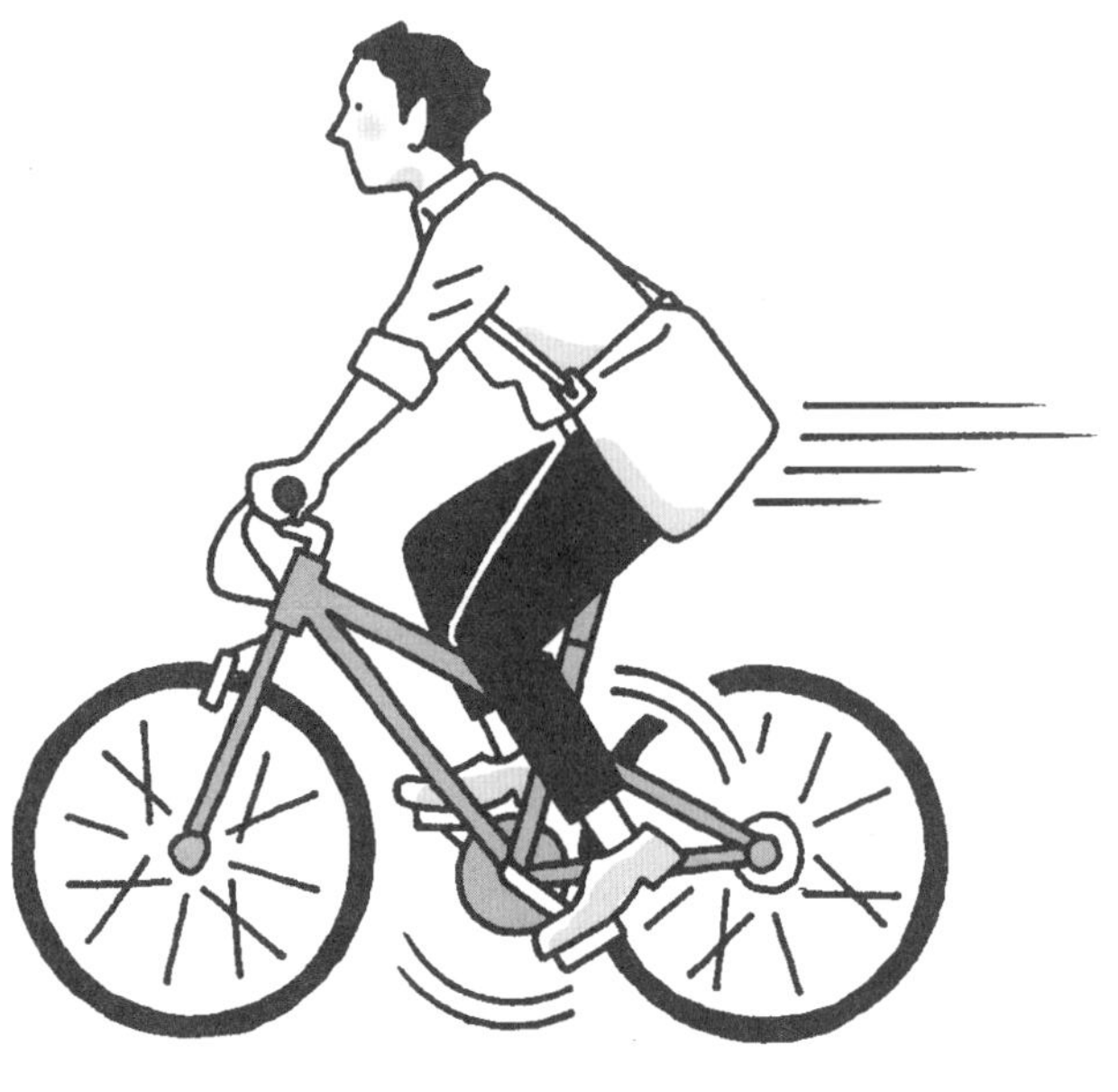

問題
1

解いた日
／

小学校で習う漢字〈読み①〉

次の漢字の読み方を書きましょう。

❶ 映える　□える
❷ 平ら　□□ら
❸ 背く　□□く
❹ 商う　□□□う
❺ 独り　□□り
❻ 直ちに　□□ちに
❼ 強いる　□いる
❽ 険しい　□□しい

❾ 在る　□る
❿ 参る　□□る
⓫ 生える　□える
⓬ 採る　□る
⓭ 改まる　□□□まる
⓮ 委ねる　□□ねる
⓯ 白ける　□□ける
⓰ 後回し　□□□□し

⓱きちょう　⓲だんぱん　⓳とうかく　⓴てんとう　㉑こごと　㉒かいえき　㉓よだん　㉔どうけ
㉕らんよう　㉖しこう　㉗しゃくざい　㉘ぜんせん　㉙ばくが　㉚ひむろ　㉛たぶん　㉜こうたい
㉝かいしん　㉞うじがみ　㉟にくひつ　㊱ぎょうそう

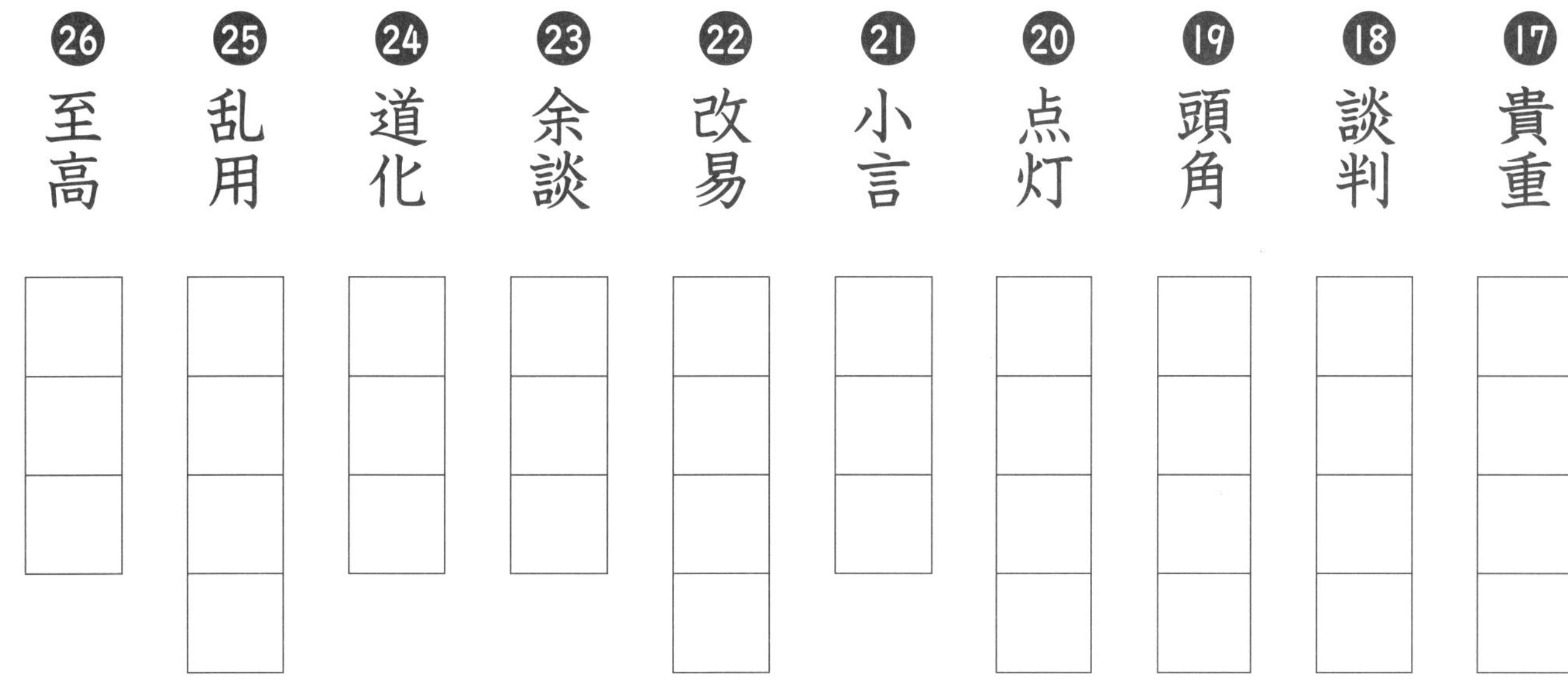

㉗借財

㉘前線

㉙麦芽

㉚氷室

㉛他聞

㉜交代

㉝会心

㉞氏神

㉟肉筆

㊱形相

【答え】❶は（える）　❷たい（ら）　❸そむ（く）　❹あきな（う）　❺ひと（り）　❻ただ（ちに）　❼し（いる）　❽けわ（しい）　❾あ（る）　❿まい（る）　⓫は（える）　⓬と（る）　⓭あらた（まる）　⓮ゆだ（ねる）　⓯しら（ける）　⓰あとまわ（し）

問題
2

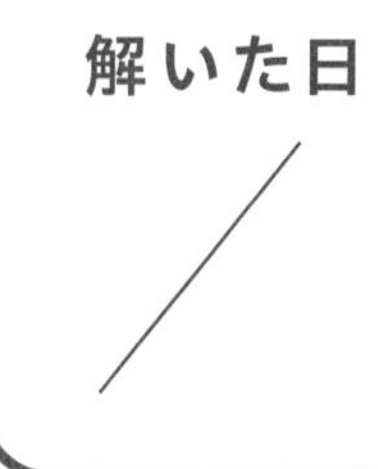

解いた日 ／

小学校で習う漢字〈書き①〉

次の□に当てはまる漢字を書きましょう。

❶ 英語に□（やく）す

❷ 国を□（おさ）める

❸ □□□（ちょきんばこ）に五百円を入れる

❹ 試合を□□（かんせん）する

❺ 彼は□□□（とうようし）を学んでいる

❻ □□（ばりき）がある

❼ 期待に□（こた）える

❽ 物語の□□（じょしょう）

❾ □□（てぎわ）がよい

❿ これは□□□（かくしんはん）だ

⓫ 医者を□（こころざ）す

⓬ 規模を□□（しゅくしょう）する

⓭ □□□（きいっぽん）な振る舞い

⓮ □□（せこ）に長ける

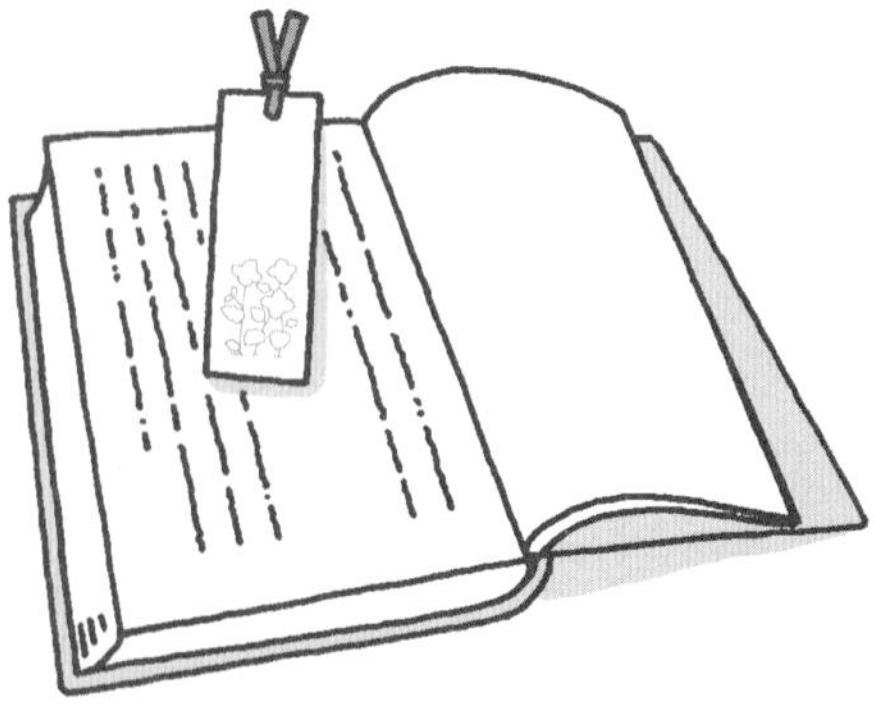

⓯生半可　⓰重宝　⓱集　⓲古文書　⓳緑黄色　⓴白日　㉑裁量　㉒衆議院
㉓対象　㉔査察　㉕折　㉖荷札　㉗反感　㉘家臣　㉙評論家　㉚機関車

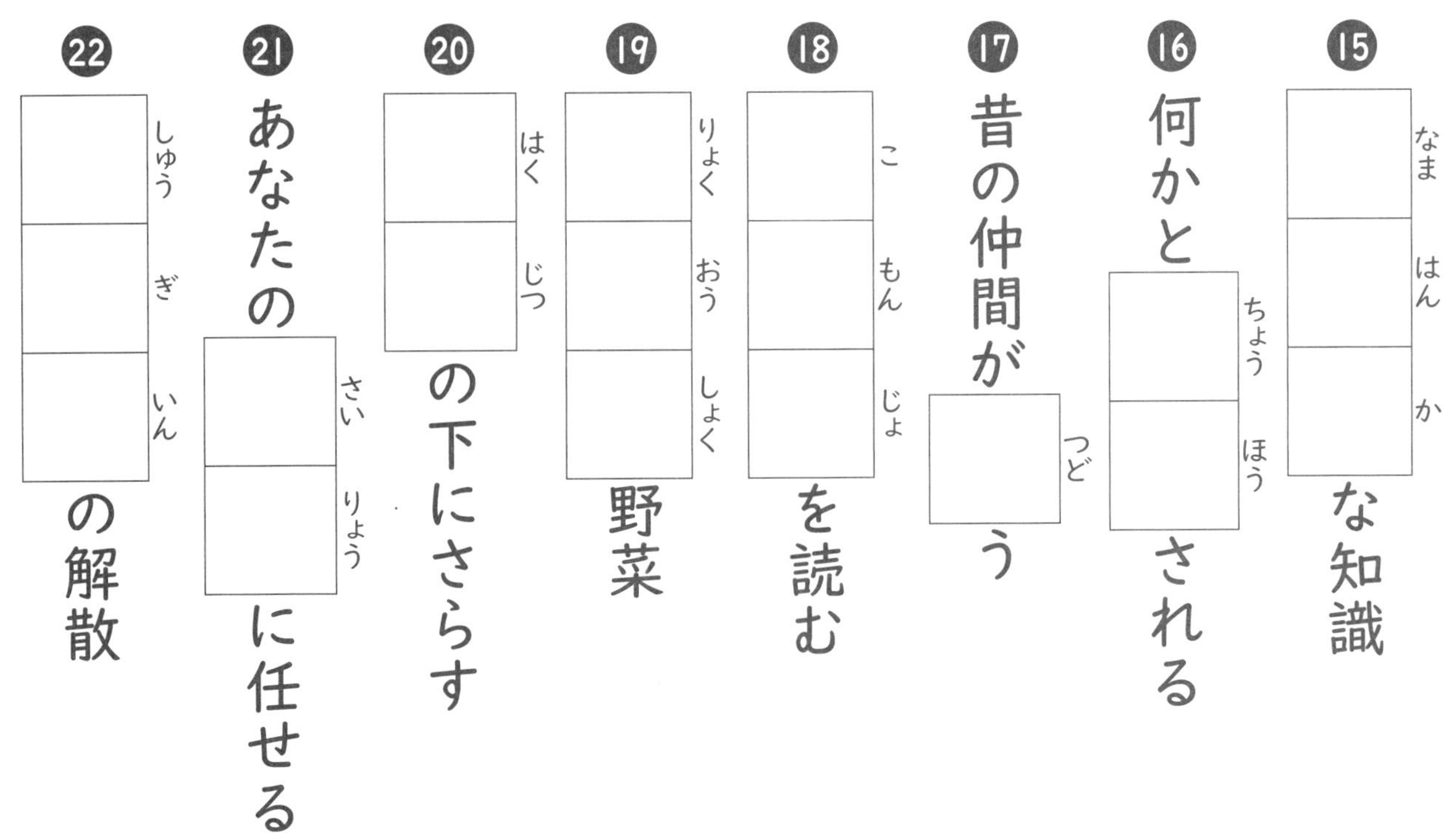

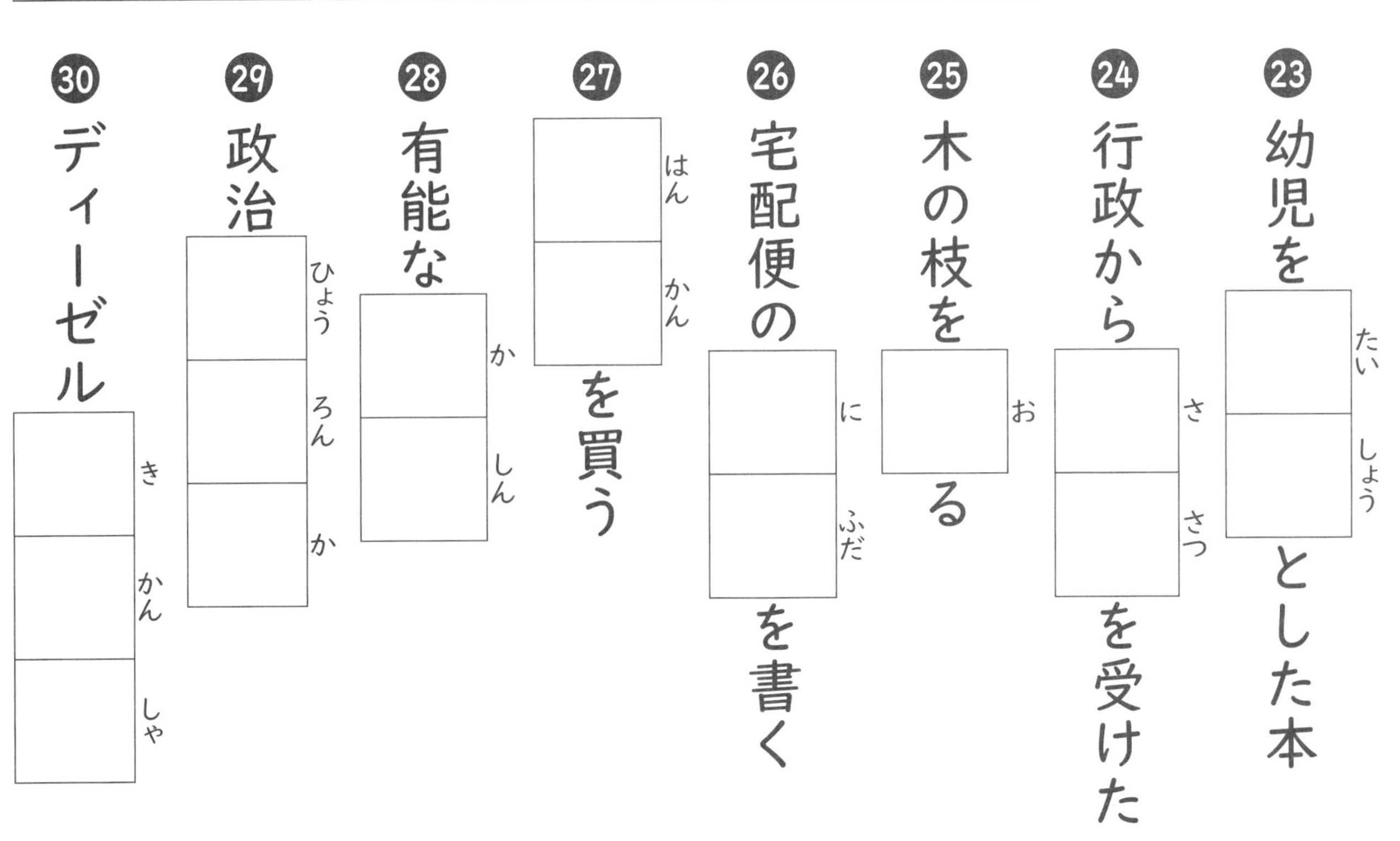

【答え】❶訳　❷治　❸貯金箱　❹観戦　❺東洋史　❻馬力　❼応
❽序章　❾手際　❿確信犯　⓫志　⓬縮小　⓭生一本　⓮世故

問題 3

解いた日 ／

小学校で習う漢字〈読み②〉

次の漢字の読み方を書きましょう。

❶ 花客
❷ 曲者
❸ 痛快
❹ 背信
❺ 大志
❻ 業火
❼ 枚挙
❽ 楽観

❾ 相殺
❿ 推移
⓫ 夏至
⓬ 安易
⓭ 黄砂
⓮ 考究
⓯ 丁度
⓰ 使役

⓱いと ⓲ばんこ ⓳そうけい ⓴どきょう ㉑しゅくが ㉒しんちょう ㉓じょうせき ㉔かっきてき ㉕すけだち ㉖たかびしゃ ㉗いちもくさん ㉘たいこうぼう ㉙こうずか ㉚せけんてい ㉛きんじち ㉜くちべた ㉝よそみ ㉞かみひとえ ㉟すかんぴん ㊱ほうようりょく

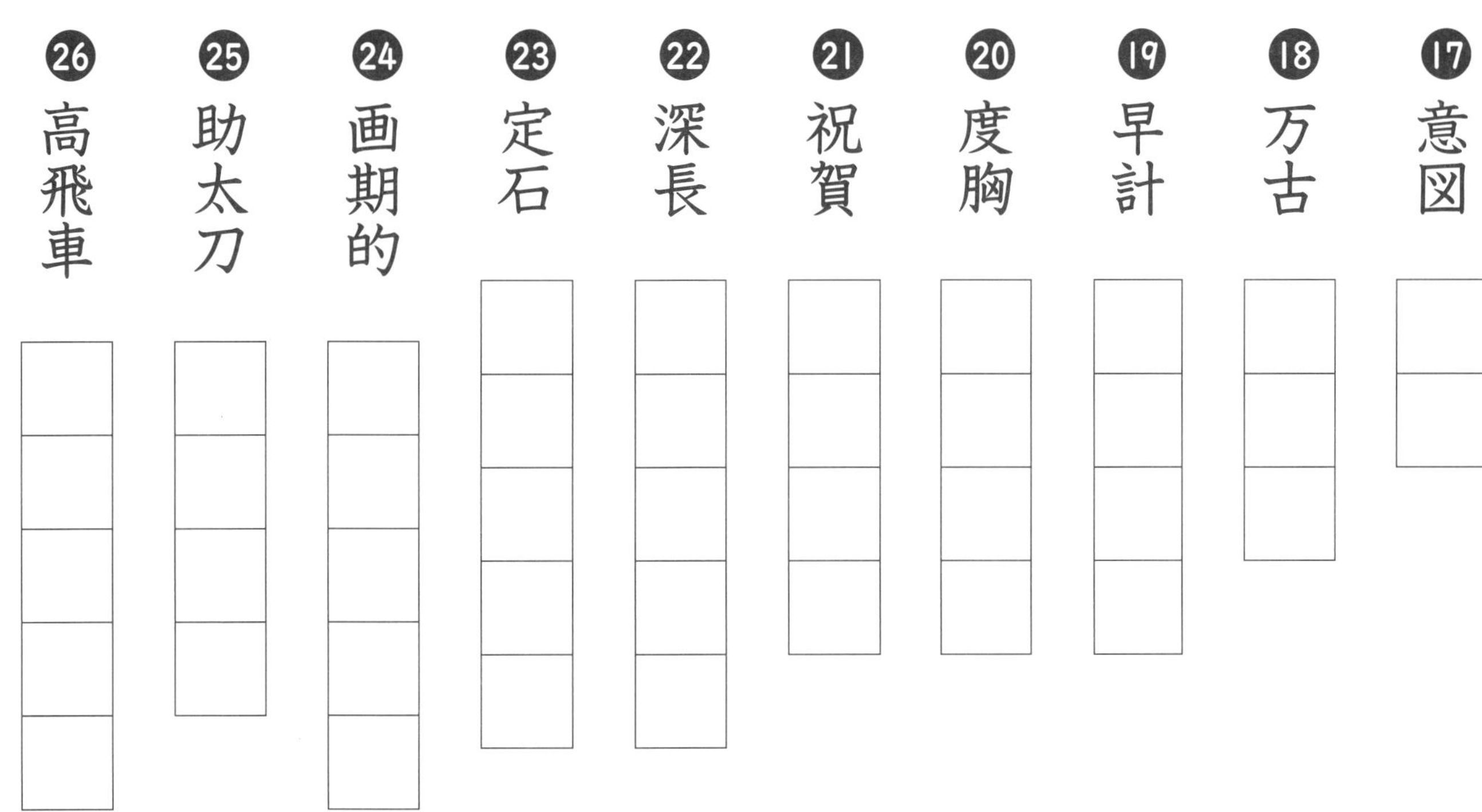

㉗ 一目散

㉘ 太公望

㉙ 好事家

㉚ 世間体

㉛ 近似値

㉜ 口下手

㉝ 余所見

㉞ 紙一重

㉟ 素寒貧

㊱ 包容力

【答え】❶かかく　❷くせもの　❸つうかい　❹はいしん　❺たいし　❻ごうか　❼まいきょ　❽らっかん　❾そうさい［つ］　❿すいい　⓫げし　⓬あんい　⓭こうさ　⓮こうきゅう　⓯ちょうど　⓰しえき

問題 4

解いた日 ／

小学校で習う漢字〈書き②〉

次の□に当てはまる漢字を書きましょう。

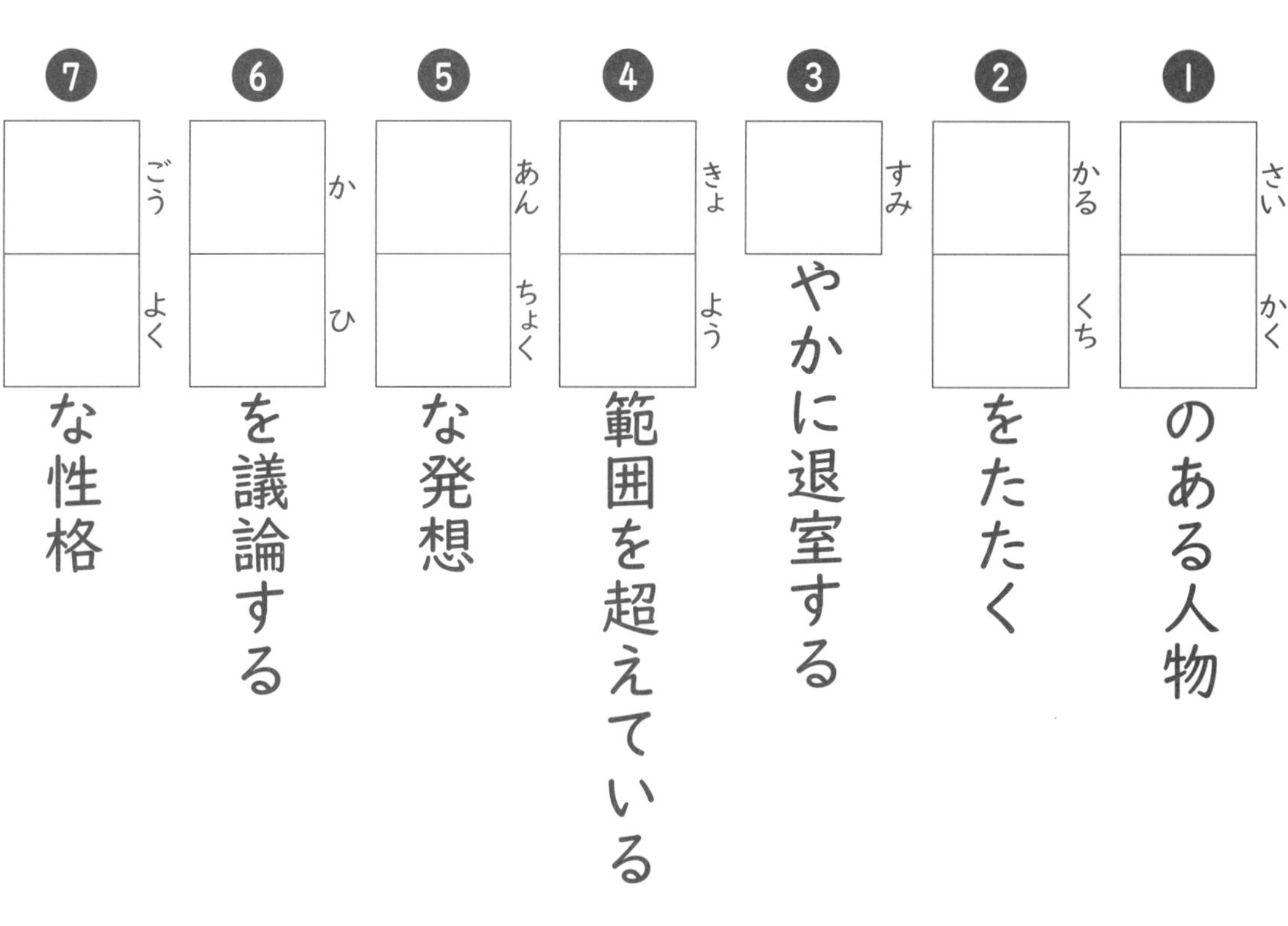

❶ □□(さいかく)のある人物

❷ □□(かるくち)をたたく

❸ □(すみ)やかに退室する

❹ □□(きょよう)範囲を超えている

❺ □□(あんちょく)な発想

❻ □□(かひ)を議論する

❼ □□(ごうよく)な性格

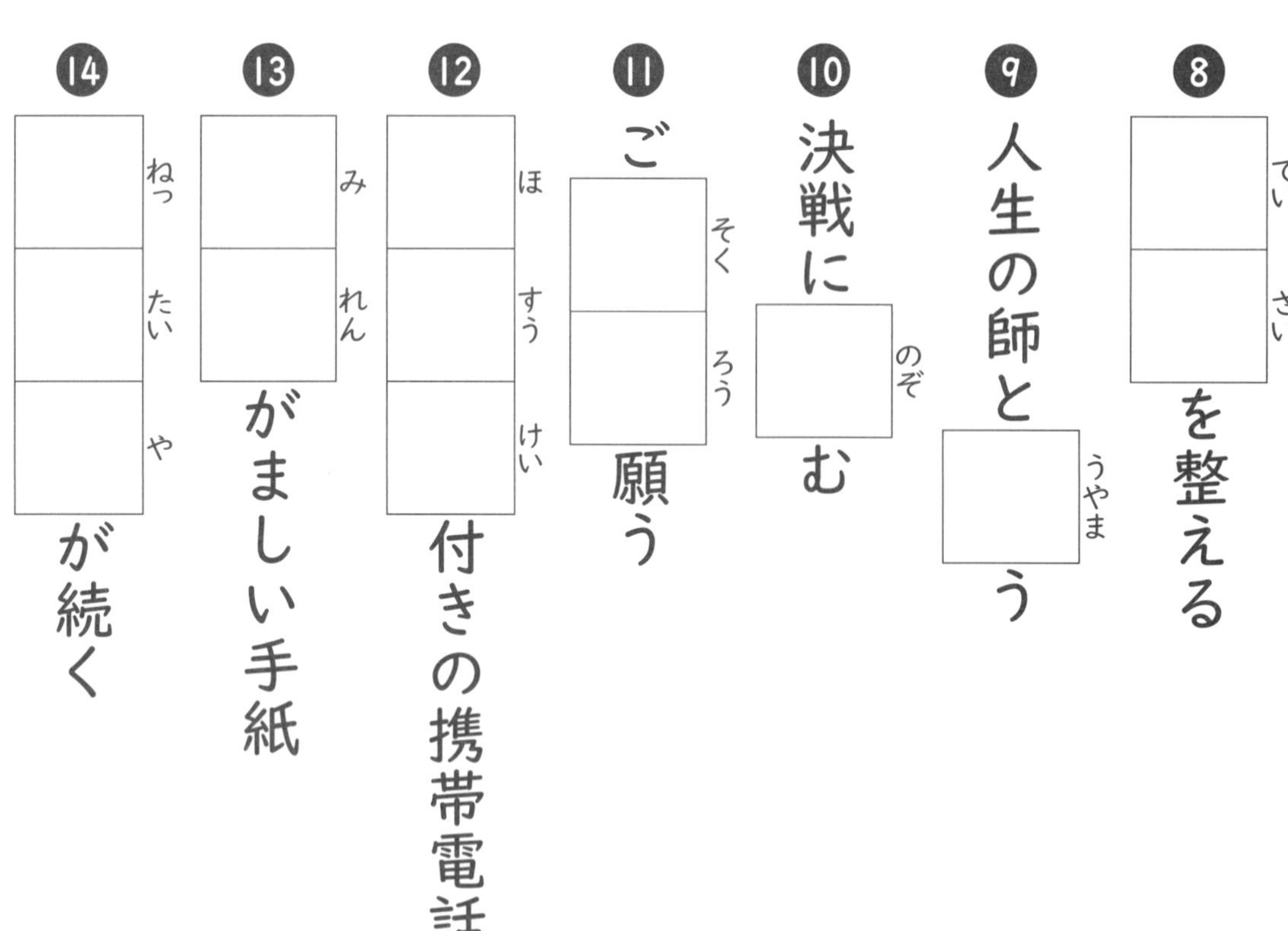

❽ □□(ていさい)を整える

❾ 人生の師と□(うやま)う

❿ 決戦に□(のぞ)む

⓫ ご□□(そくろう)願う

⓬ □□□(ほすうけい)付きの携帯電話

⓭ □□(みれん)がましい手紙

⓮ □□□(ねったいや)が続く

⓯無愛想　⓰察知　⓱連　⓲育　⓳朗　⓴保養　㉑持論　㉒工面
㉓見境　㉔肥　㉕食傷　㉖品格　㉗功罪　㉘光明　㉙利己　㉚不得手

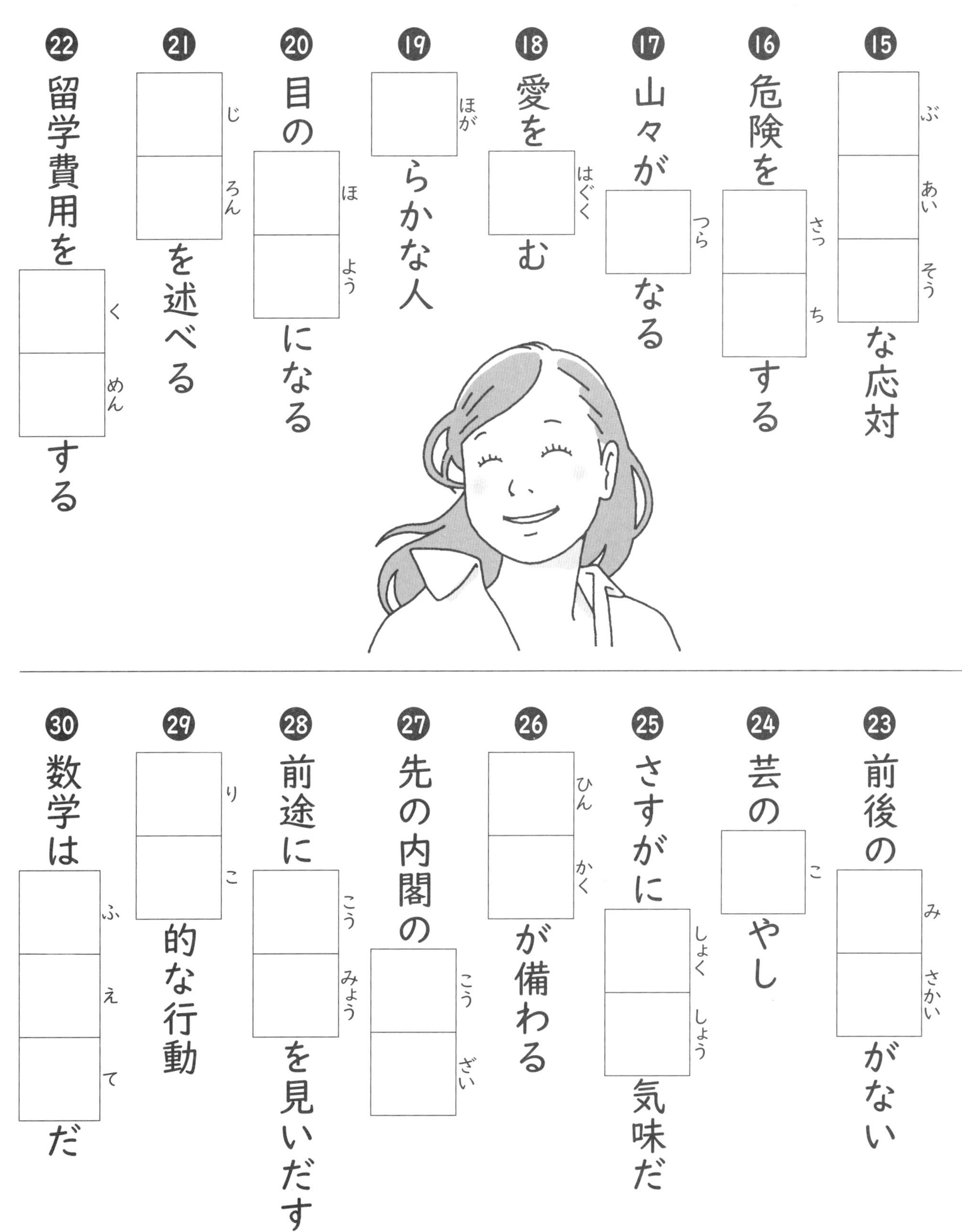

⑮ （ぶあいそう）な応対

⑯ 危険を（さっち）する

⑰ 山々が（つら）なる

⑱ 愛を（はぐく）む

⑲ （ほが）らかな人

⑳ 目の（ほよう）になる

㉑ （じろん）を述べる

㉒ 留学費用を（くめん）する

㉓ 前後の（みさかい）がない

㉔ 芸の（こ）やし

㉕ さすがに（しょくしょう）気味だ

㉖ （ひんかく）が備わる

㉗ 先の内閣の（こうざい）

㉘ 前途に（こうみょう）を見いだす

㉙ （りこ）的な行動

㉚ 数学は（ふえて）だ

【答え】❶才覚　❷軽口　❸速　❹許容　❺安直　❻可否　❼強欲
❽体裁　❾敬　❿臨　⓫足労　⓬歩数計　⓭未練　⓮熱帯夜

問題 5

解いた日 ／

よく使う動詞〈読み・書き〉

右ページは漢字の読み方を、左ページは□に当てはまる漢字を書きましょう。

❶ 潤う　□□□う
❷ 逆らう　□□らう
❸ 滞る　□□□□る
❹ 舐める　□める
❺ 炙る　□□る
❻ 軋む　□□む
❼ 怯える　□□える
❽ 慎む　□□□む

❾ 羨む　□□□む
❿ 惚れる　□れる
⓫ 俯く　□□□く
⓬ 浸る　□□る
⓭ 授かる　□□かる
⓮ 手懐ける　□□□ける
⓯ 貶める　□□□める
⓰ 滴る　□□□る

⓱飾　⓲招　⓳外　⓴仕　㉑担　㉒結　㉓稼　㉔塗
㉕沈　㉖研［磨］　㉗辞　㉘踏　㉙憧　㉚演　㉛眺　㉜装［粧］

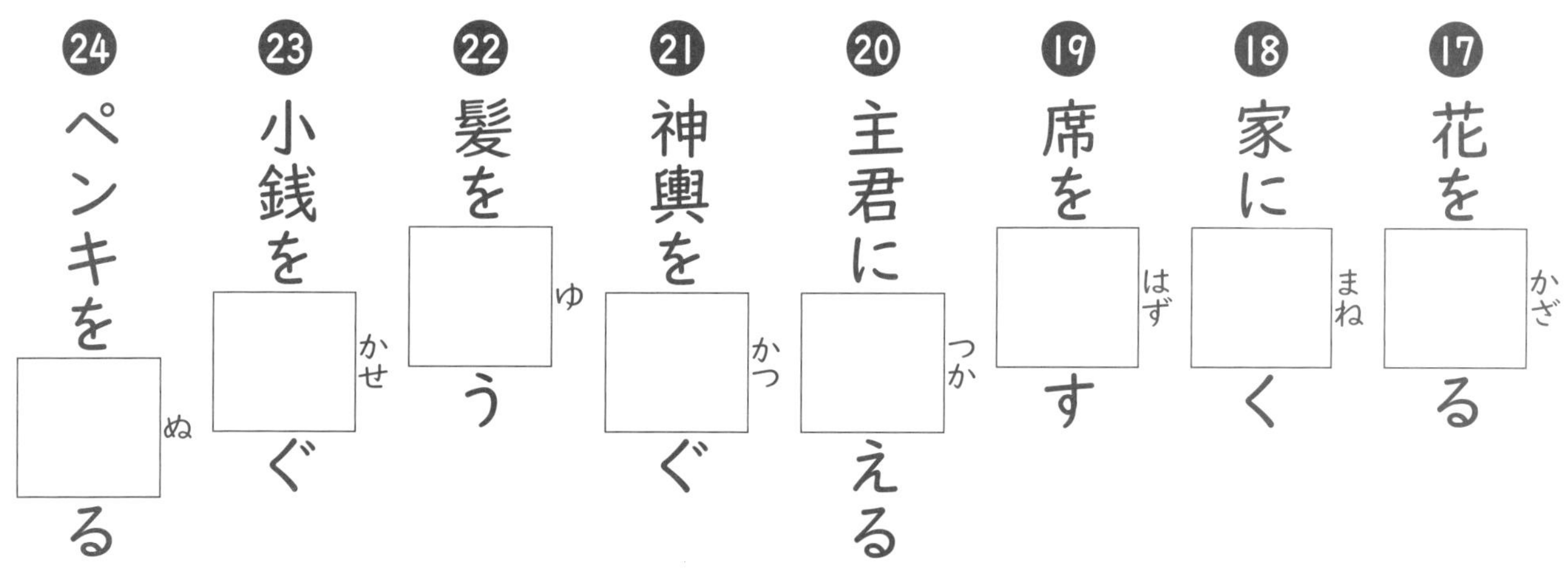

⑰ 花を□（かざ）る

⑱ 家に□（まね）く

⑲ 席を□（はず）す

⑳ 主君に□（つか）える

㉑ 神輿を□（かつ）ぐ

㉒ 髪を□（ゆ）う

㉓ 小銭を□（かせ）ぐ

㉔ ペンキを□（ぬ）る

㉕ 夕日が□（しず）む

㉖ 包丁を□（と）ぐ

㉗ 職を□（じ）す

㉘ ペダルを□（ふ）む

㉙ 先輩に□（あこが）れる

㉚ 役を□（えん）じる

㉛ 景色を□（なが）める

㉜ 美しく□（よそお）う

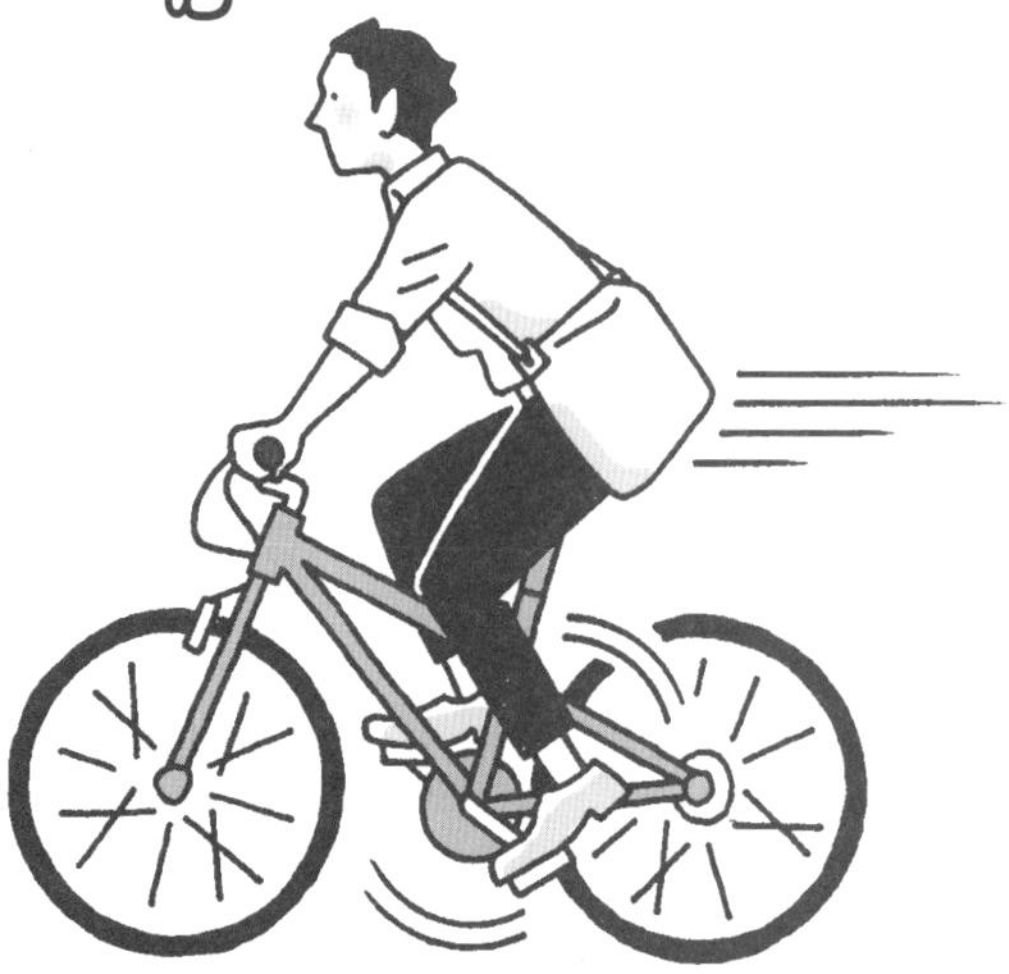

【答え】❶うるお（う）　❷さか（らう）　❸とどこお（る）　❹な（める）　❺あぶ（る）　❻きし（む）
❼おび（える）　❽つつし（む）　❾うらや（む）　❿ほ（れる）　⓫うつむ（く）　⓬ひた（る）
⓭さず（かる）　⓮てなず（ける）　⓯おとし（める）　⓰したた（る）

問題 6

解いた日 ／

よく使う形容詞〈読み・書き〉

右ページは漢字の読み方を、左ページは□に当てはまる漢字を書きましょう。

❶ 美味しい　□□しい

❷ 粗い　□□い

❸ 嘆かわしい　□□かわしい

❹ 勇ましい　□□ましい

❺ 慎ましい　□□ましい

❻ 疎い　□□い

❼ 非道い　□□い

❽ 甚だしい　□□□だしい

---

❾ 眩しい　□□しい

❿ 世知辛い　□□□□い

⓫ 凄まじい　□□まじい

⓬ 忙しない　□□しない

⓭ 脆い　□□い

⓮ 痒い　□□い

⓯ 煩わしい　□□□わしい

⓰ 呆気ない　□□□ない

⓱久　⓲可愛　⓳悩　⓴好　㉑厚　㉒恐　㉓照・臭　㉔著　㉕難
㉖心憎　㉗渋　㉘濃　㉙貴［尊］　㉚欲　㉛狭　㉜嬉

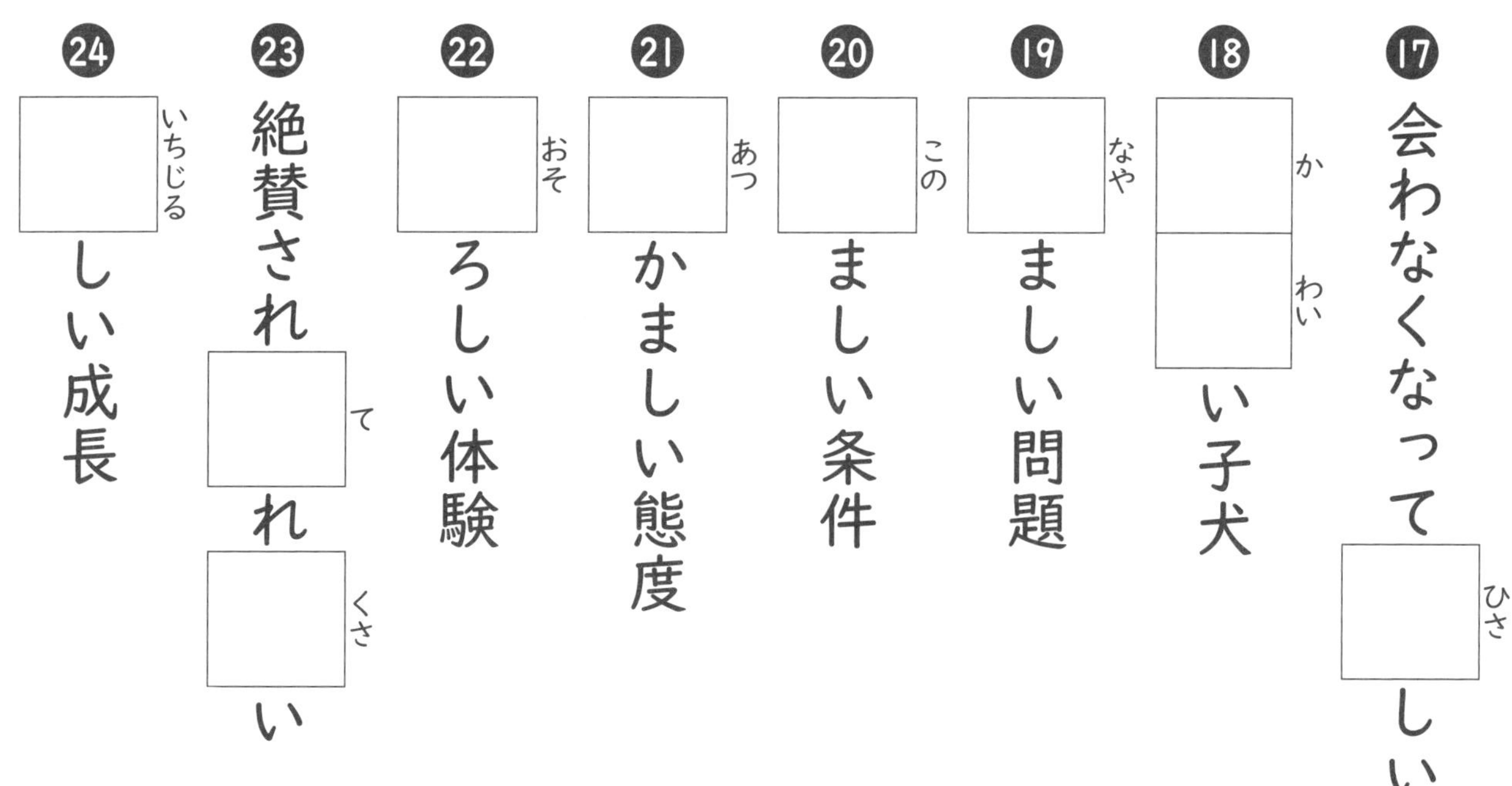

⑰ 会わなくなって□(ひさ)しい

⑱ □(か)□(わい)い子犬

⑲ □(なや)ましい問題

⑳ □(この)ましい条件

㉑ □(あつ)かましい態度

㉒ □(おそ)ろしい体験

㉓ 絶賛され□(て)れ□(くさ)い

㉔ □(いちじる)しい成長

㉕ 目標達成は□(むずか)しい

㉖ □(こころ)□(にく)い演出

㉗ □(しぶ)いお茶

㉘ □(こ)い水割り

㉙ □(とうと)い命

㉚ 地位も名誉も□(ほ)しい

㉛ □(せま)い部屋

㉜ □(うれ)しい知らせ

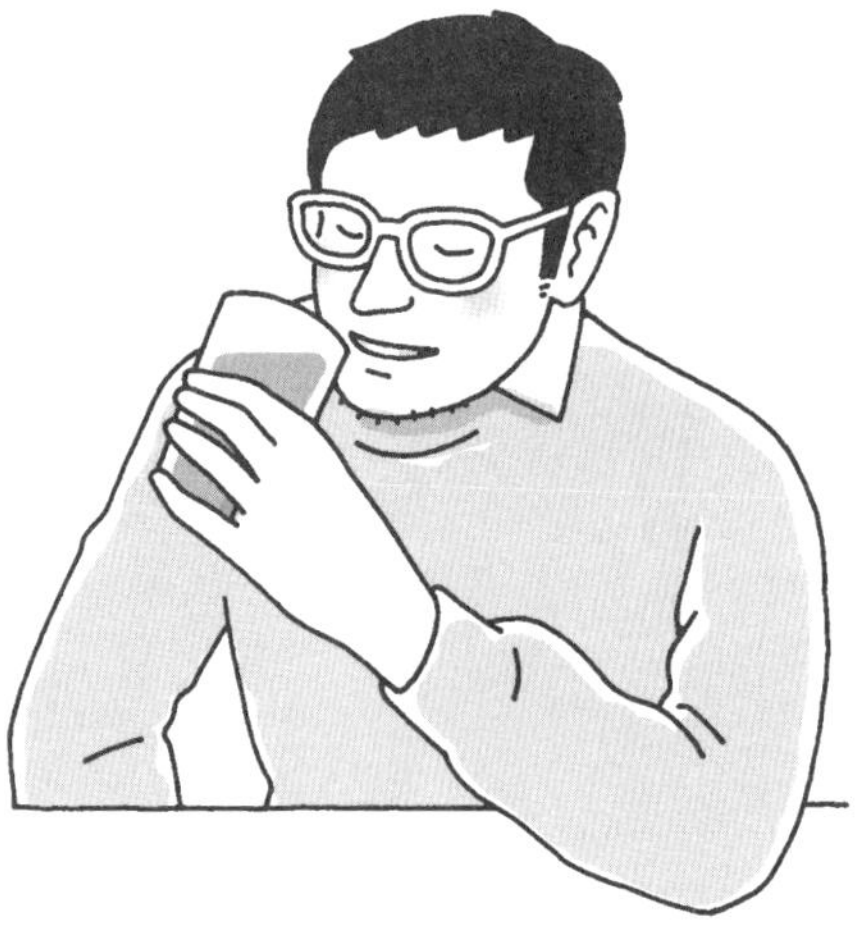

【答え】❶おい（しい）　❷あら（い）　❸なげ（かわしい）　❹いさ（ましい）　❺つつ（ましい）
❻うと（い）　❼ひど（い）　❽はなは（だしい）　❾まぶ（しい）　❿せちがら（い）　⓫すさ（まじい）
⓬せわ（しない）　⓭もろ（い）　⓮かゆ（い）　⓯わずら（わしい）　⓰あっけ（ない）

問題 7

解いた日 ／

よく使う慣用句〈読み・書き〉

次の右ページは――部の漢字の読み方を書きましょう。左ページは□に当てはまる漢字を書きましょう。

❶ 威勢がいい　□□□がいい
❷ 鶴の一声　□□の一声
❸ 天秤に掛ける　□□□□に掛ける
❹ 玉の輿に乗る　玉の□□に乗る
❺ 袂を分かつ　□□□を分かつ
❻ 引導を渡す　□□□□を渡す
❼ 猫も杓子も　猫も□□□□も
❽ 楔を打ち込む　□□□を打ち込む

❾ 縒りを戻す　□りを戻す
❿ 鎬を削る　□□□を削る
⓫ 匙を投げる　□□を投げる
⓬ 旋毛を曲げる　□□□を曲げる
⓭ 熨斗を付ける　□□を付ける
⓮ 一糸纏わず　一糸□□わず
⓯ 矢面に立つ　□□□□に立つ
⓰ 石に齧りついても　石に□□りついても

⓱射　⓲群　⓳尻　⓴襟　㉑泡　㉒目処　㉓音頭　㉔脇目
㉕意表　㉖不徳　㉗姿勢　㉘途方　㉙伝家　㉚二番煎　㉛地獄耳　㉜地団駄［太］

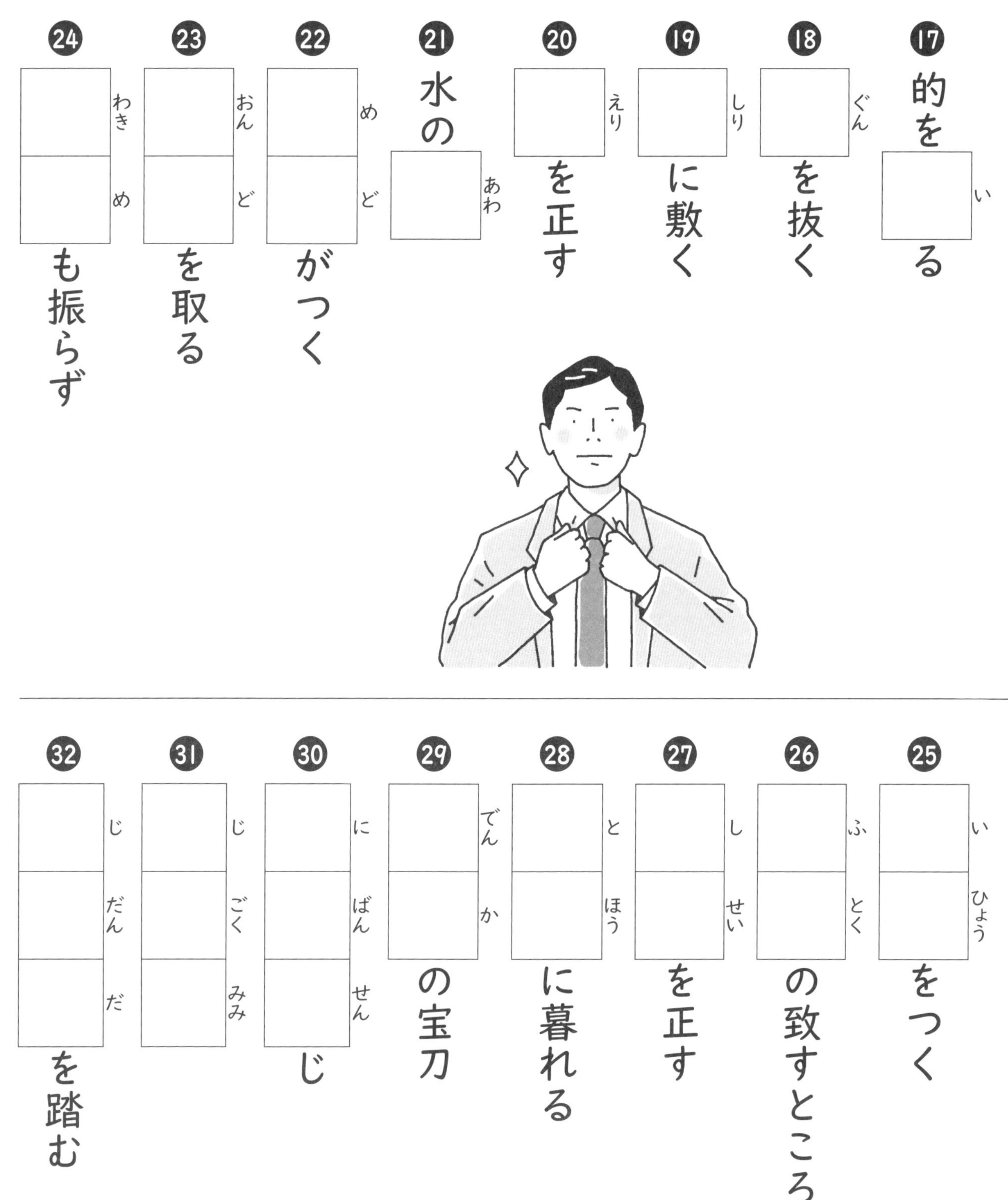

⑰ 的を□（い）る

⑱ □（ぐん）を抜く

⑲ □（しり）に敷く

⑳ □（えり）を正す

㉑ 水の□（あわ）

㉒ □□（め・ど）がつく

㉓ □□（おん・ど）を取る

㉔ □□（わき・め）も振らず

㉕ □□（い・ひょう）をつく

㉖ □□（ふ・とく）の致すところ

㉗ □□（し・せい）を正す

㉘ □□（と・ほう）に暮れる

㉙ □□（でん・か）の宝刀

㉚ □□□（に・ばん・せん）じ

㉛ □□□（じ・ごく・みみ）

㉜ □□□（じ・だん・だ）を踏む

【答え】❶いせい　❷つる　❸てんびん　❹こし　❺たもと　❻いんどう　❼しゃくし　❽くさび
❾よ　❿しのぎ　⓫さじ　⓬つむじ　⓭のし　⓮まと　⓯やおもて　⓰かじ

問題 8

解いた日 ／

よく使う四字熟語〈読み・書き〉

次の右ページは——部の漢字の読み方を、左ページは□に当てはまる漢字を書きましょう。

❶ 賛否両論（りょうろん）
賛成意見と反対意見があること。

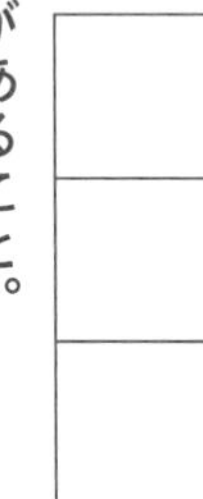

❷ 文武両道（りょうどう）
学芸と武道の両方にすぐれていること。

❸ 縦横無尽（じゅうおう）
物事を自由自在に行うさま。

❹ 暗中模索（あんちゅう）
手がかりがないままに、いろいろとやってみること。

❺ 紆余曲折（きょくせつ）
事情が込み入っていて、解決に手間どること。

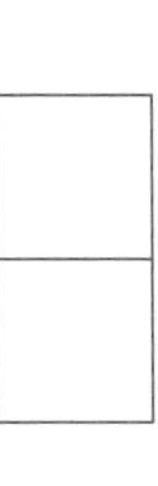

❻ 威風堂堂（どうどう）
態度やたたずまいが威厳に満ちていて見事にみえるさま。

❼ 自然淘汰（しぜん）
時間の経過とともに優良なものが生き残り、劣るものは消えていくこと。

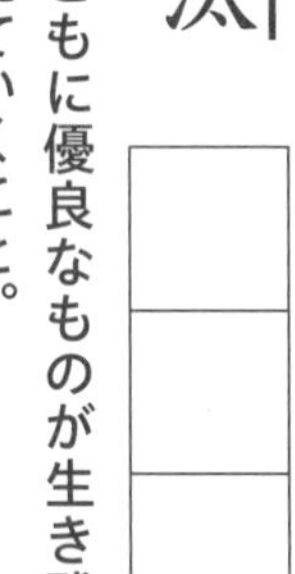

❽ 呉越同舟（どうしゅう）
仲が悪いもの同士や、本来、敵と味方であるもの同士が、同じ場所や境遇にいること。

❾ 朝令暮改（ちょうれい）
命令などが頻繁に変更されること。

❿ 傍若無人（ぶじん）
人前であることを気にせず、勝手気ままに振る舞うさま。

⓫ 判官贔屓（びいき）
弱者や幸薄い者に同情し、味方したり応援したりすること。

⓬ 常套手段（しゅだん）
同じような場合に、いつも用いられる手段。ありふれたやり方。

⓭明・大　⓮義・分　⓯他・願　⓰単・直　⓱体・命　⓲以・伝
⓳風・帆　⓴位・体　㉑起・回　㉒柔・断　㉓奇・天　㉔天真

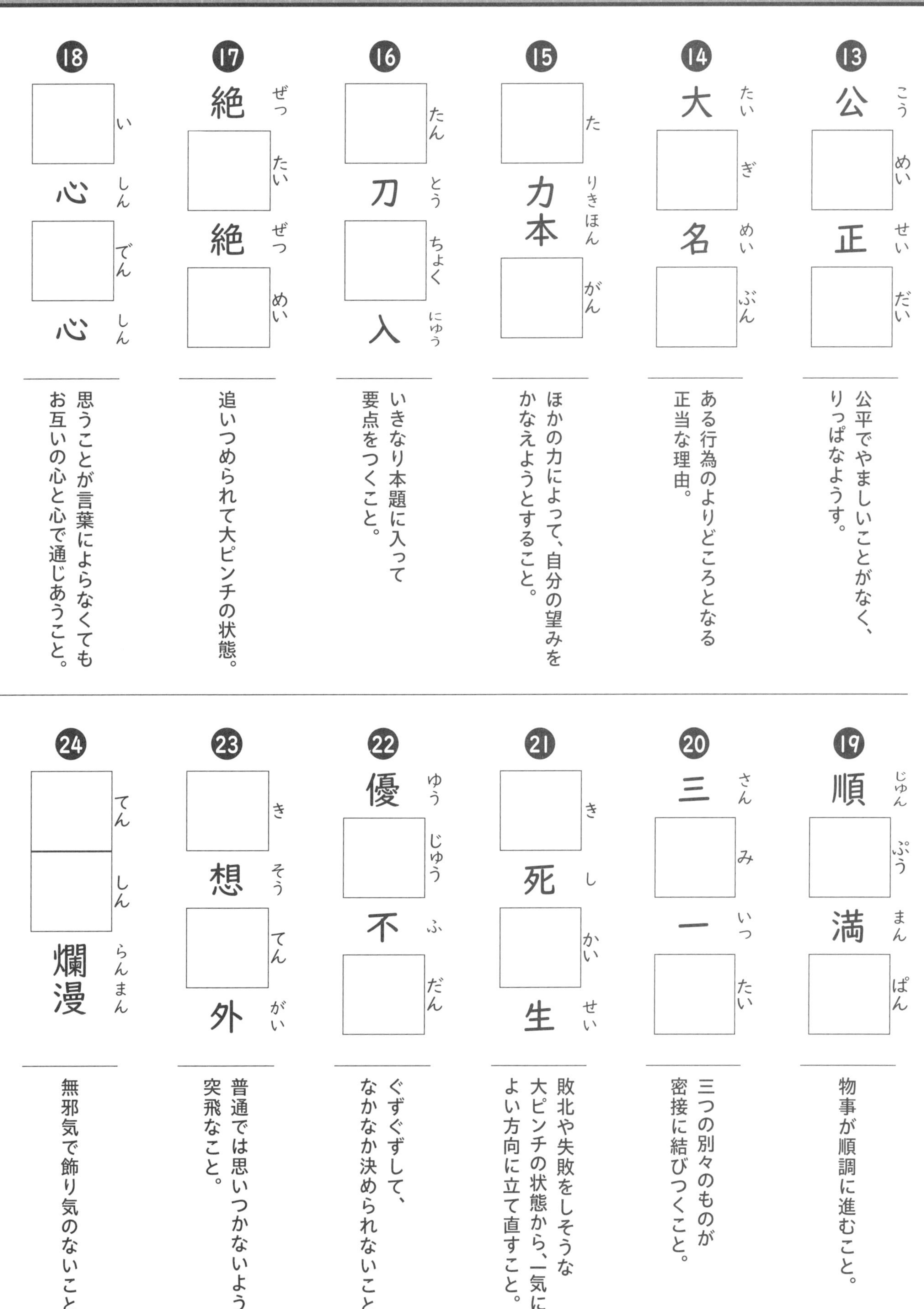

⑬ 公（こう）□（めい）正（せい）□（だい）

公平でやましいことがなく、りっぱなようす。

⑭ 大（たい）□（ぎ）名（めい）□（ぶん）

ある行為のよりどころとなる正当な理由。

⑮ □（た）力本（りきほん）□（がん）

ほかの力によって、自分の望みをかなえようとすること。

⑯ □（たん）刀（とう）□（ちょく）入（にゅう）

いきなり本題に入って要点をつくこと。

⑰ 絶（ぜっ）□（たい）絶（ぜつ）□（めい）

追いつめられて大ピンチの状態。

⑱ □（い）心（しん）□（でん）心（しん）

思うことが言葉によらなくてもお互いの心と心で通じあうこと。

⑲ 順（じゅん）□（ぷう）満（まん）□（ぱん）

物事が順調に進むこと。

⑳ 三（さん）□（み）一（いっ）□（たい）

三つの別々のものが密接に結びつくこと。

㉑ □（き）死（し）□（かい）生（せい）

敗北や失敗をしそうな大ピンチの状態から、一気によい方向に立て直すこと。

㉒ 優（ゆう）□（じゅう）不（ふ）□（だん）

ぐずぐずして、なかなか決められないこと。

㉓ □（き）想（そう）□（てん）外（がい）

普通では思いつかないような突飛なこと。

㉔ □（てん）□（しん）爛漫（らんまん）

無邪気で飾り気のないこと。

【答え】❶さんぴ　❷ぶんぶ　❸むじん　❹もさく　❺うよ　❻いふう　❼とうた　❽ごえつ　❾ぼかい　❿ぼうじゃく　⓫はんがん［ほうがん］　⓬じょうとう

問題 9

解いた日 ／

手紙のことば〈書き〉

次の□に当てはまる漢字を書きましょう。

1. □□（はい・けい）
2. 盛夏の□（こう）、ますます
3. ご□□（けん・しょう）のことと
4. お□（よろこ）び申し上げます。
5. この度は□□（けっ・こう）なお品を
6. □□（ちょう・だい）いたしまして
7. □□（あり・がと）うございました。

---

8. □□（へい・そ）よりお世話になっているうえ
9. □□（か・ぶん）なお心遣いに
10. 心より□□（かん・しゃ）申し上げます。
11. □□（こく・しょ）の折から
12. ご体調など□（くず）されませんよう
13. ご□□（りゅう・い）くださいませ。
14. □□（けい・ぐ）

⑮謹賀　⑯揃　⑰迎　⑱存　⑲無［不］沙汰　⑳許　㉑多幸　㉒祈
㉓寒中　㉔見舞　㉕皆様　㉖過　㉗時節柄　㉘風邪　㉙召　㉚自愛

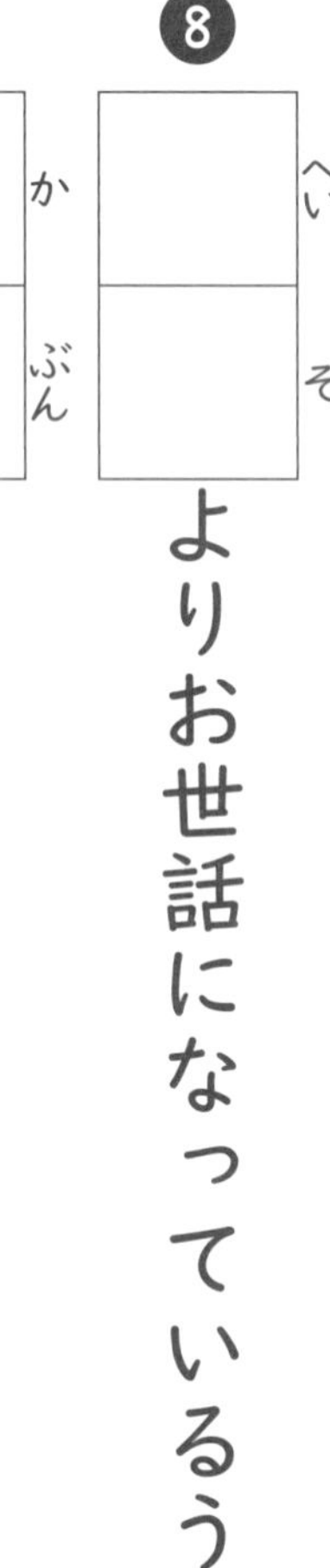

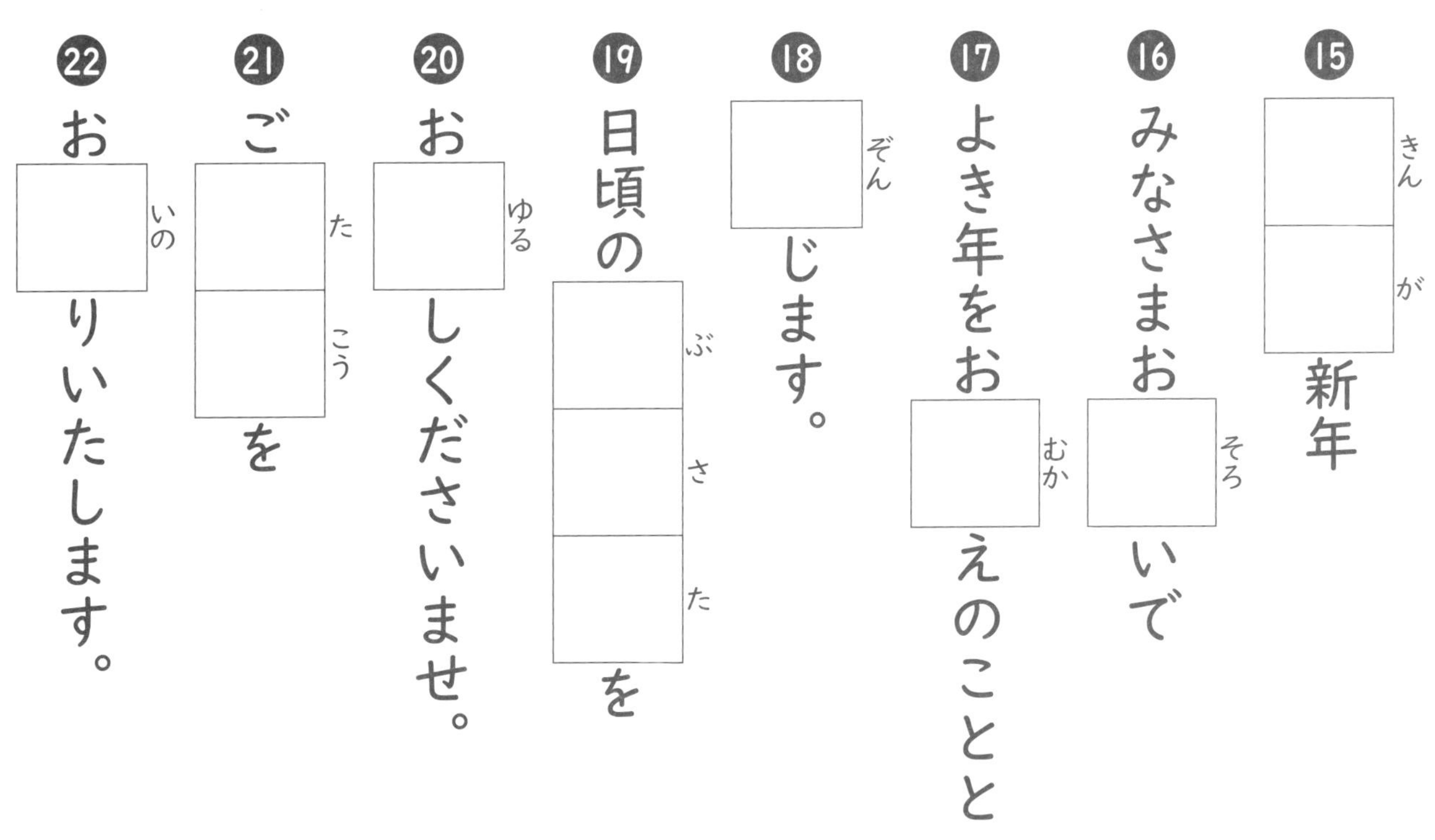

⑮ □□（きんが）新年

⑯ みなさまお□（そろ）いで

⑰ よき年をお□（むか）えのことと

⑱ □（ぞん）じます。

⑲ 日頃の□□□（ぶさた）を

⑳ お□（ゆる）しくださいませ。

㉑ ご□□（たこう）を

㉒ お□（いの）りいたします。

㉓ □□（かんちゅう）

㉔ お□□（みま）い申し上げます

㉕ □□（みなさま）いかが

㉖ お□（す）ごしでしょうか。

㉗ □□□（じせつがら）

㉘ □□（かぜ）など

㉙ □（め）されませんよう

㉚ ご□□（じあい）ください。

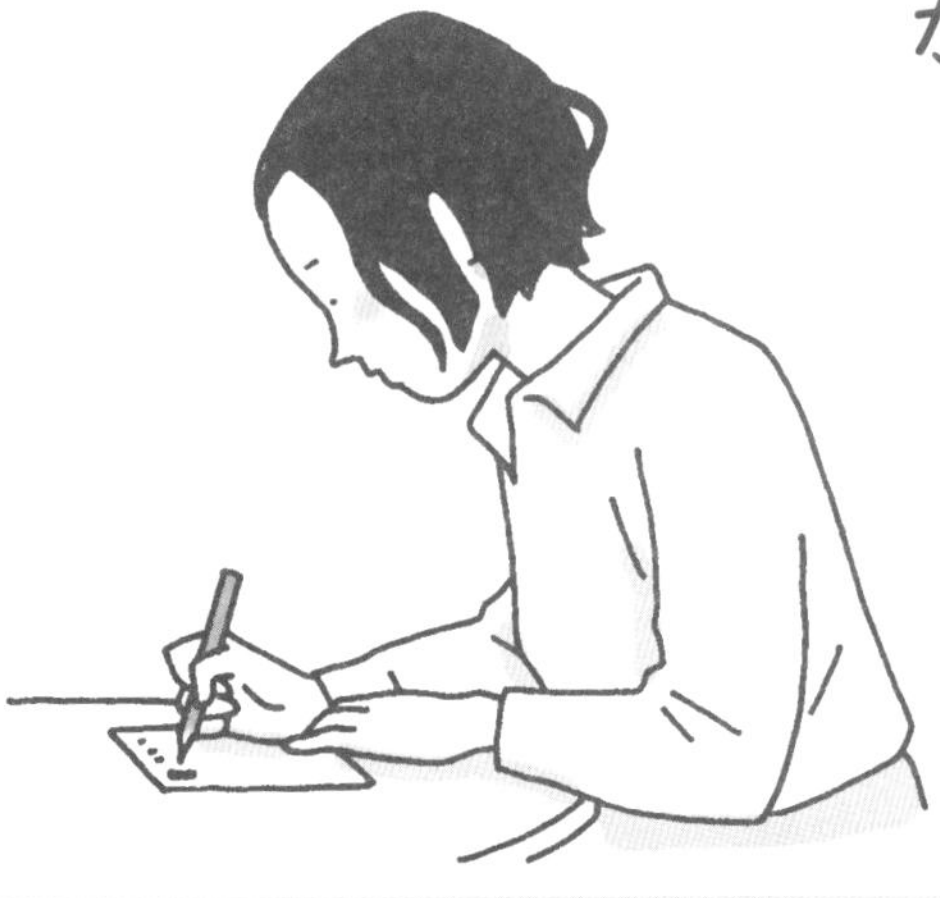

【答え】❶拝啓　❷候　❸健勝　❹喜［慶］　❺結構　❻頂戴　❼有難　❽平素　❾過分　❿感謝　⓫酷暑　⓬崩　⓭留意　⓮敬具

問題 10

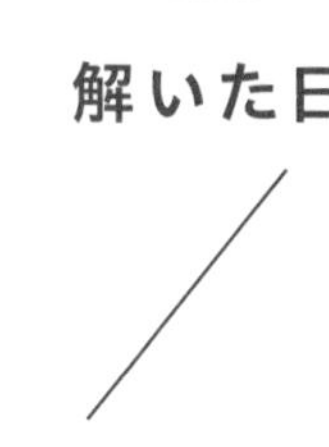

合のつく熟語〈書き〉

合の字が使われている熟語です。次の□に当てはまる漢字を書きましょう。

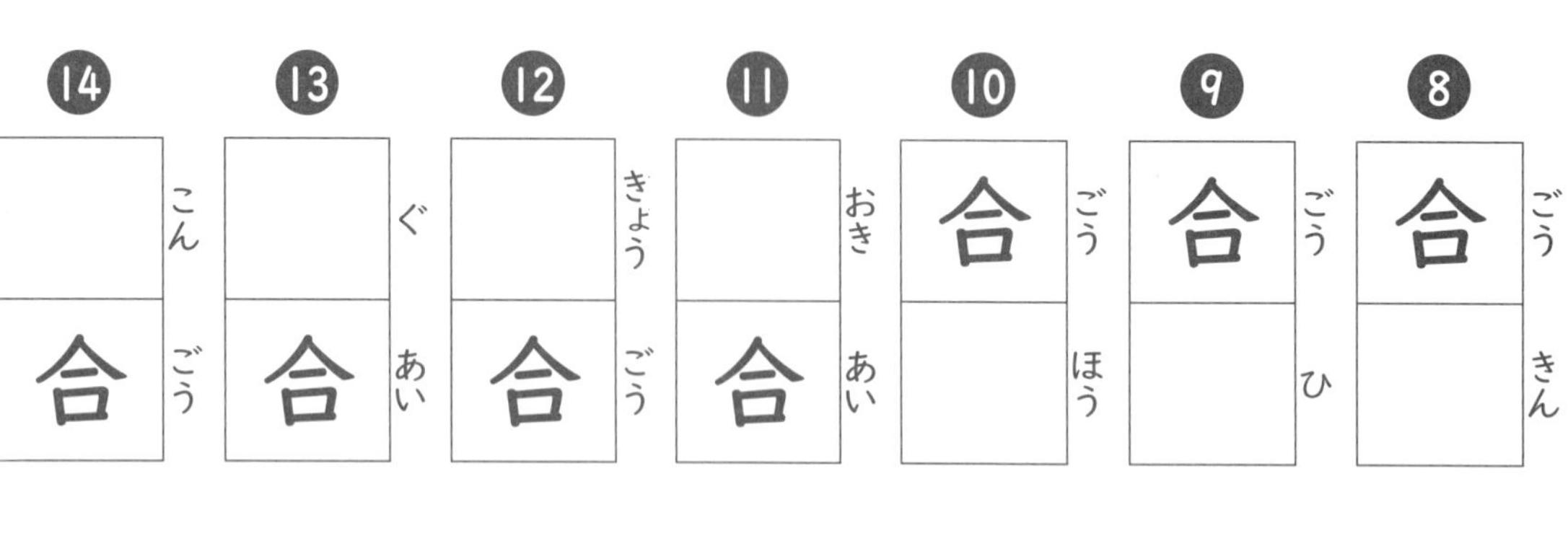

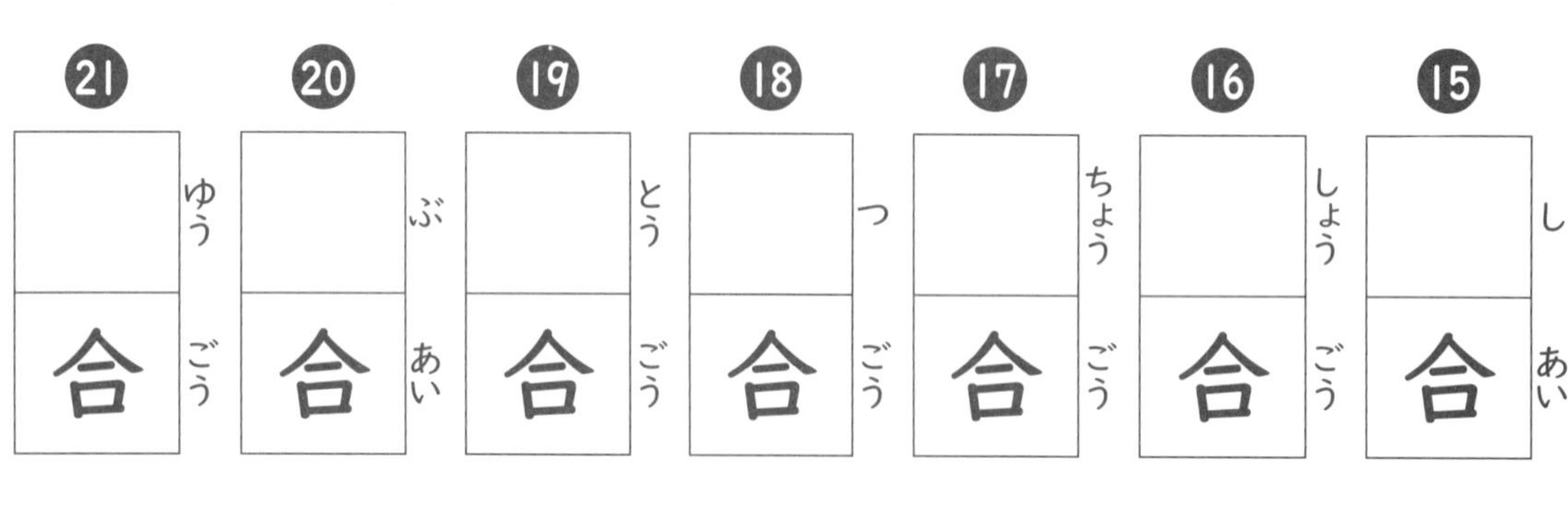

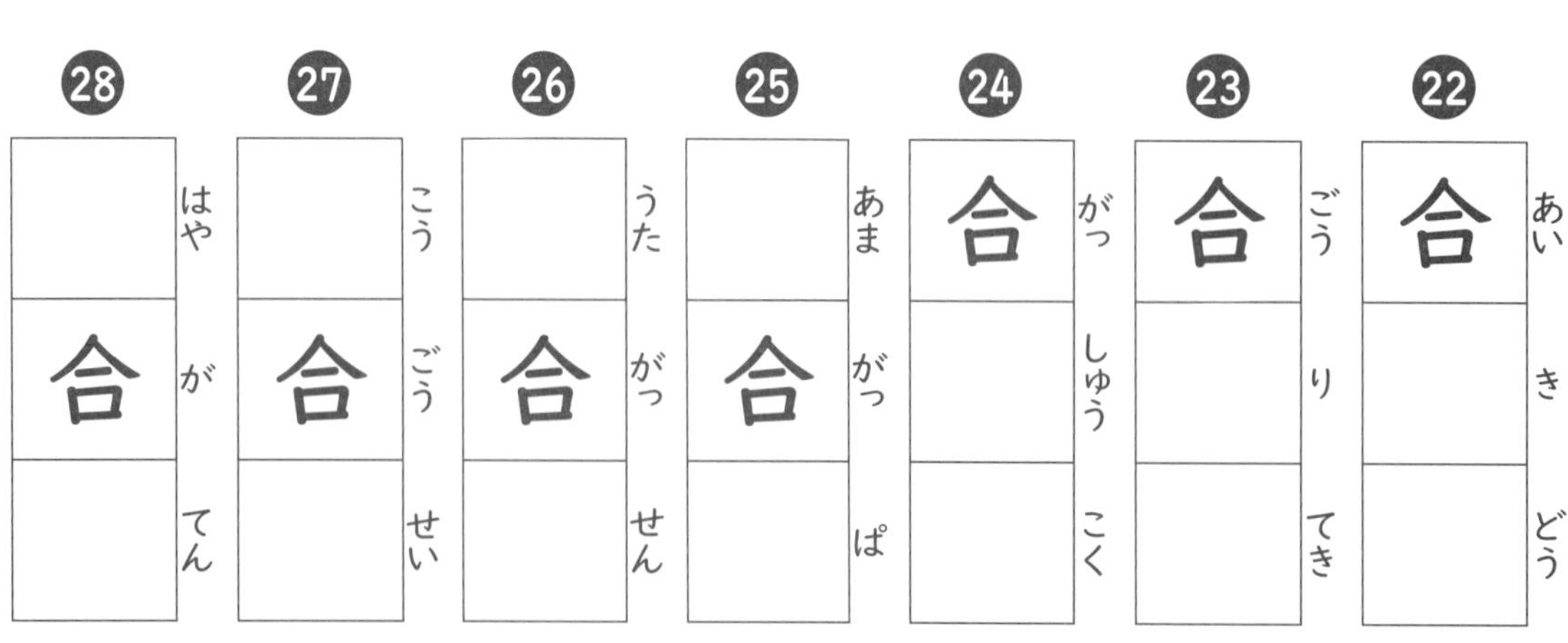

【答え】❶合図 ❷合宿 ❸合唱［掌・従］ ❹合致 ❺合併 ❻合意 ❼合格 ❽合金 ❾合否［皮］ ❿合法［抱］ ⓫沖合 ⓬競合 ⓭具［工］合 ⓮混合 ⓯試［仕］合 ⓰照［承］合 ⓱調合 ⓲都合 ⓳統［投］合 ⓴歩合 ㉑融合 ㉒合気道 ㉓合理的 ㉔合衆国 ㉕雨合羽 ㉖歌合戦 ㉗光合成 ㉘早合点

※一般的と思われる熟語を答えとしています。別解答があるものもあります。

挑戦！ 漢字・熟語パズル①

手ごたえのあるパズルを用意しました。
全部漢字の問題です。じっくり取り組んでください。

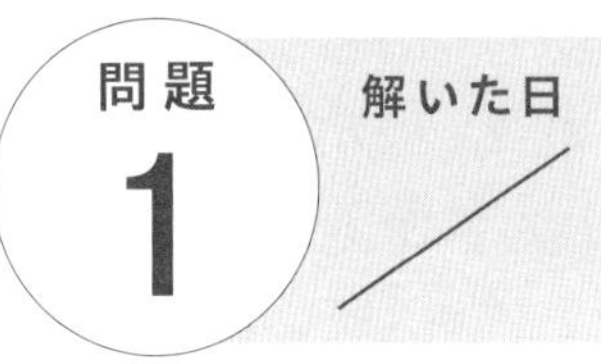

熟語組み立てパズル

❶～❸は二字熟語、❹～❾は三字熟語をバラバラにしたものです。
バラバラになったパーツを組み立てて熟語を作りましょう。

答えは124ページ

❶

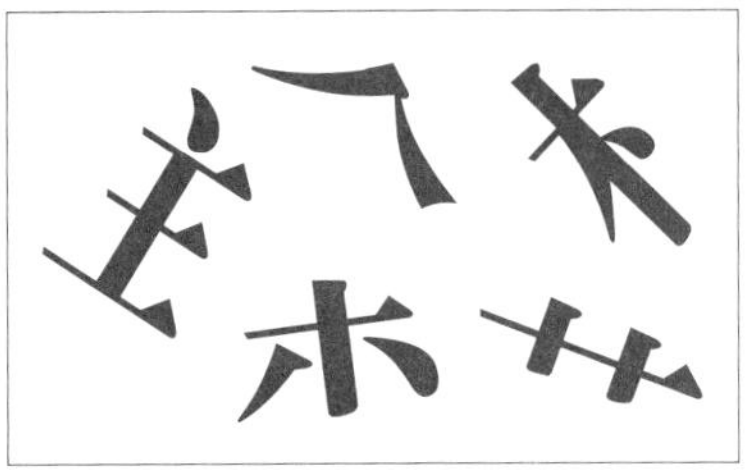

❷

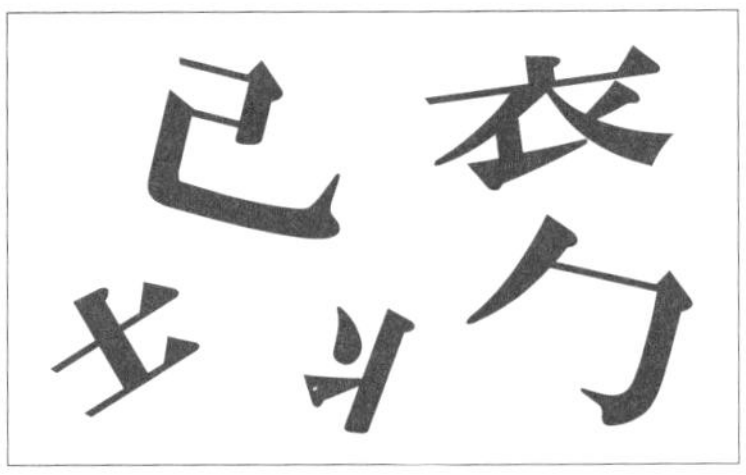

❸

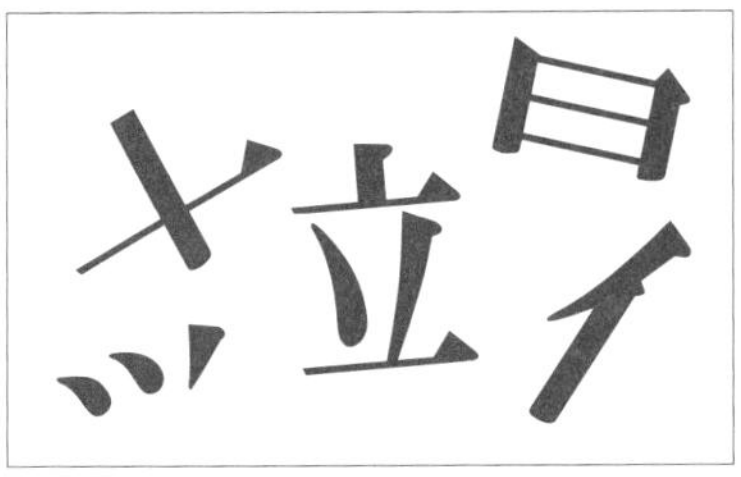

❹

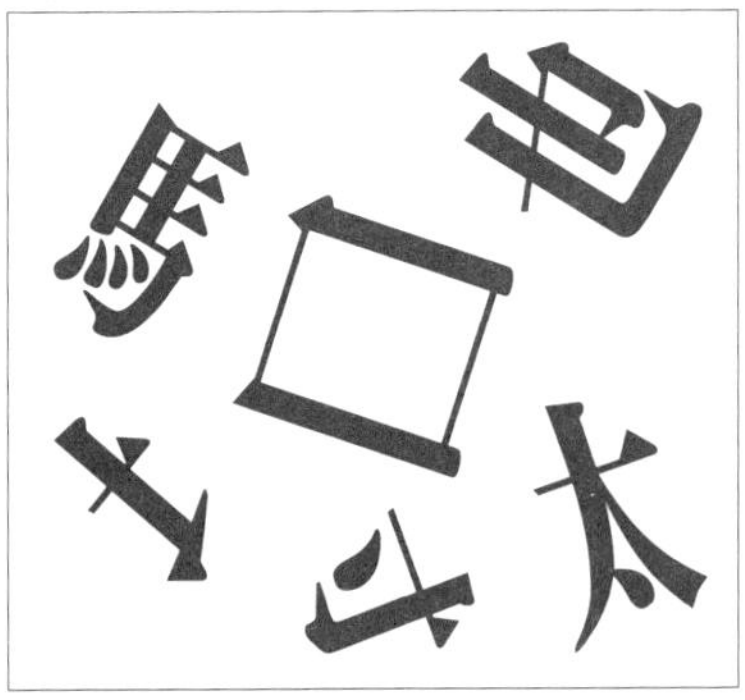

❺

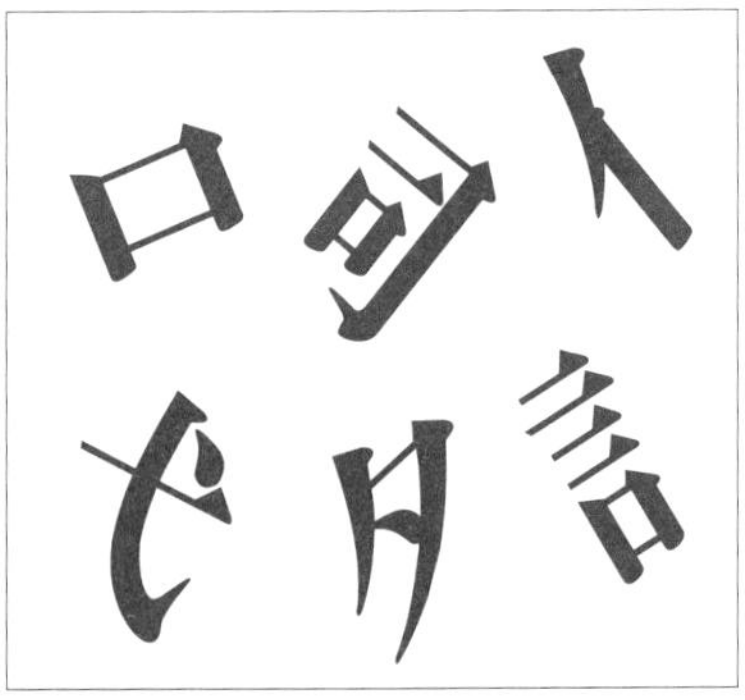

❻

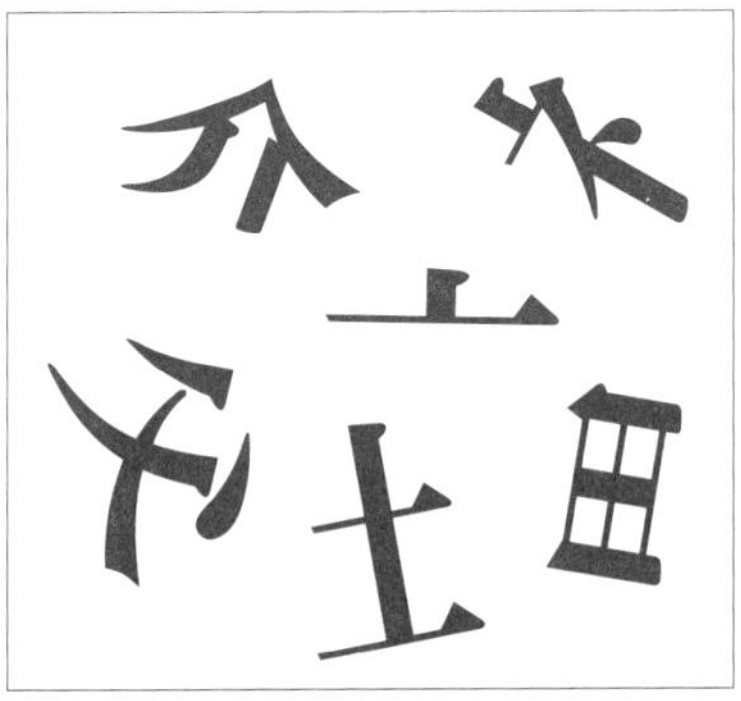

❼

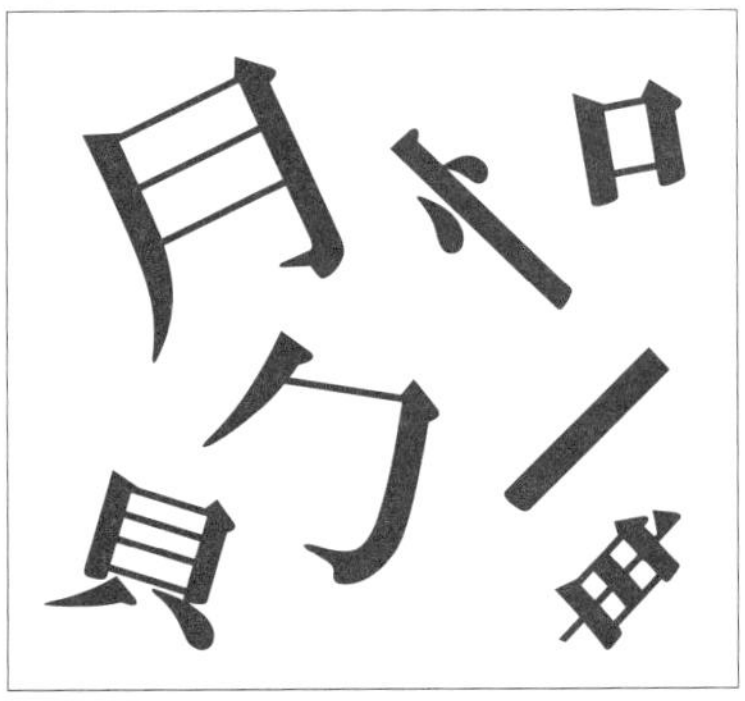

❽

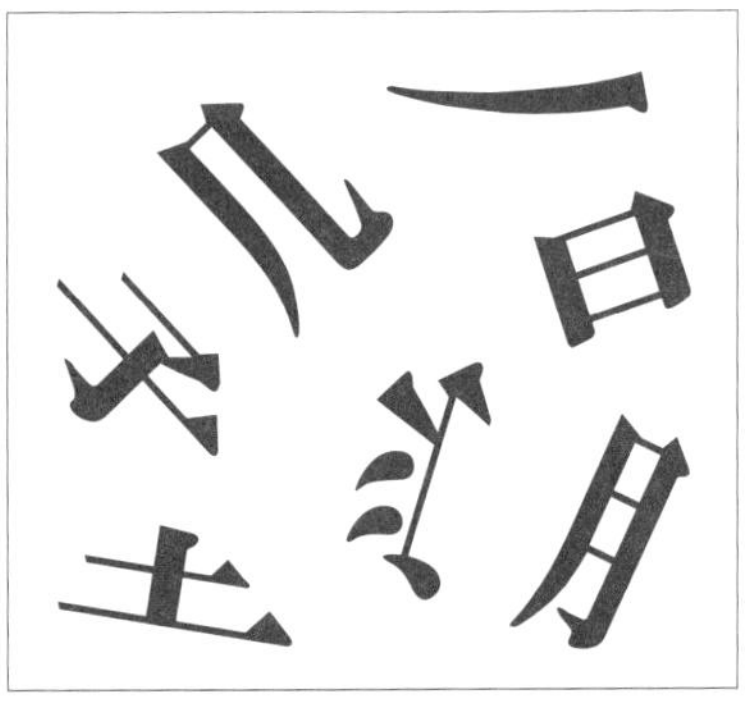

❾

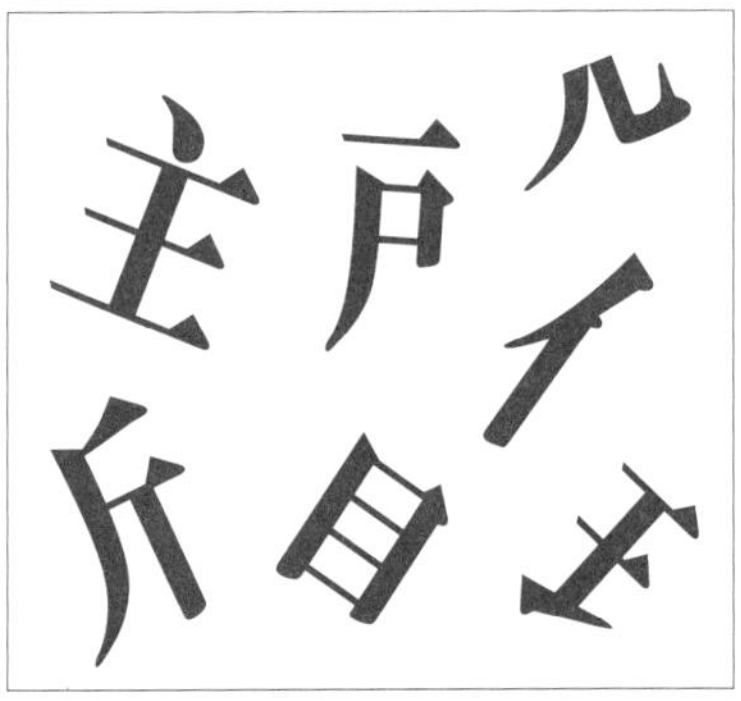

問題
2
解いた日

漢字ナンクロ

1の「新」のように、リストの漢字をマスに入れて、クロスワードを完成させましょう。同じ数字のマスには同じ漢字が入ります。

答えは124ページ

17	分	15	1 新	■	十	■	21	11	6
8	■	6	■	生	5	月	19	■	目
■	13	8	提	■	15	■	談	14	■
22	型	■	20	7	19	数	■	2	立
■	1 新	5	■	順	■	3	10	■	11
2	6	■	競	■	21	者	■	退	7
績	■	総	14	13	3	■	12	20	■
12	現	10	■	11	■	16	裏	■	換
■	4	■	上	18	意	■	15	本	17
名	6	17	23	■	9	心	22	■	16

文字対応表

1	2	3	4	5	6	7	8	9	10	11	12
新											

13	14	15	16	17	18	19	20	21	22	23

リスト

一 学 気 見 後 口 合 質
出 新 人 成 席 前 体 代
大 中 得 日 年 表 力

問題
3

解いた日 ／

漢字つめクロス

リストの漢字をマスに当てはめて、漢字クロスを作りましょう。使わずにリストに残った４つの漢字でできる四字熟語が答えです。

答えは124ページ

	果		■		盤	■	積		雲
婚	■				■	落	■	開	■
	揮	■	行	■	太				
輪	■	一				■	沢	■	信
■	局		■	査	■	着	■		
各	■		島	■	喜		満		■
			■	年	■	料	■		
■	換	■	生		継	■	紫	■	食
			■	無	■	野		活	
率	■		児		業	■	線	■	物

リスト

育	価	会	外	期	客	休	結	原	光
国	子	指	自	車	常	色	生	単	中
柱	調	通	鉄	転	電	動	同	肉	発
番	皮	本	面	陽	乱	列	論		

答え

問題 **4**　解いた日 ／

はみだしクロス

×のついている「本」のように、上と右にはみだしている漢字を、同じタテ列、ヨコ列のマスに入れ、クロスワードを完成させましょう。使わずに残った2つの漢字でできる熟語が答えです。

答えは124ページ

		学		面					料			
~~本~~	品	子	筋	具	字	緑	勝	数	偏			
所	家	果	真	文	用	名	立	大	者			
本		本	元	■	常			■	魚	樹	~~本~~	
棚	■		■	採		■				心	調	
■	電			■		詩	■	拍	■	漢	音	
消		■				■				手	化	頭
■		氷	■	房	■	細		■	亭	製	工	
商		■	腹			■	芸		■	合	結	
	■			■	同		■		港	大	工	漁
	計		■	仮	■			旗	■	会	優	
	■					■	負	■	勇	生	目	議
	在	■	珠	■	高			得		所	額	

答え ［　　｜　　］

問題
5

解いた日 ／

くるくるパーツしりとり

右上からスタートし「黄金→金屏風」のように、パーツをうまく当てはめて時計回りに熟語のしりとりを完成させましょう。できる熟語は2～4字のもので、パーツは回転させずそのままの向きで使います。二重マスが熟語の重なる部分です。最後に、使われずに残ったパーツが答えです。

答えは125ページ

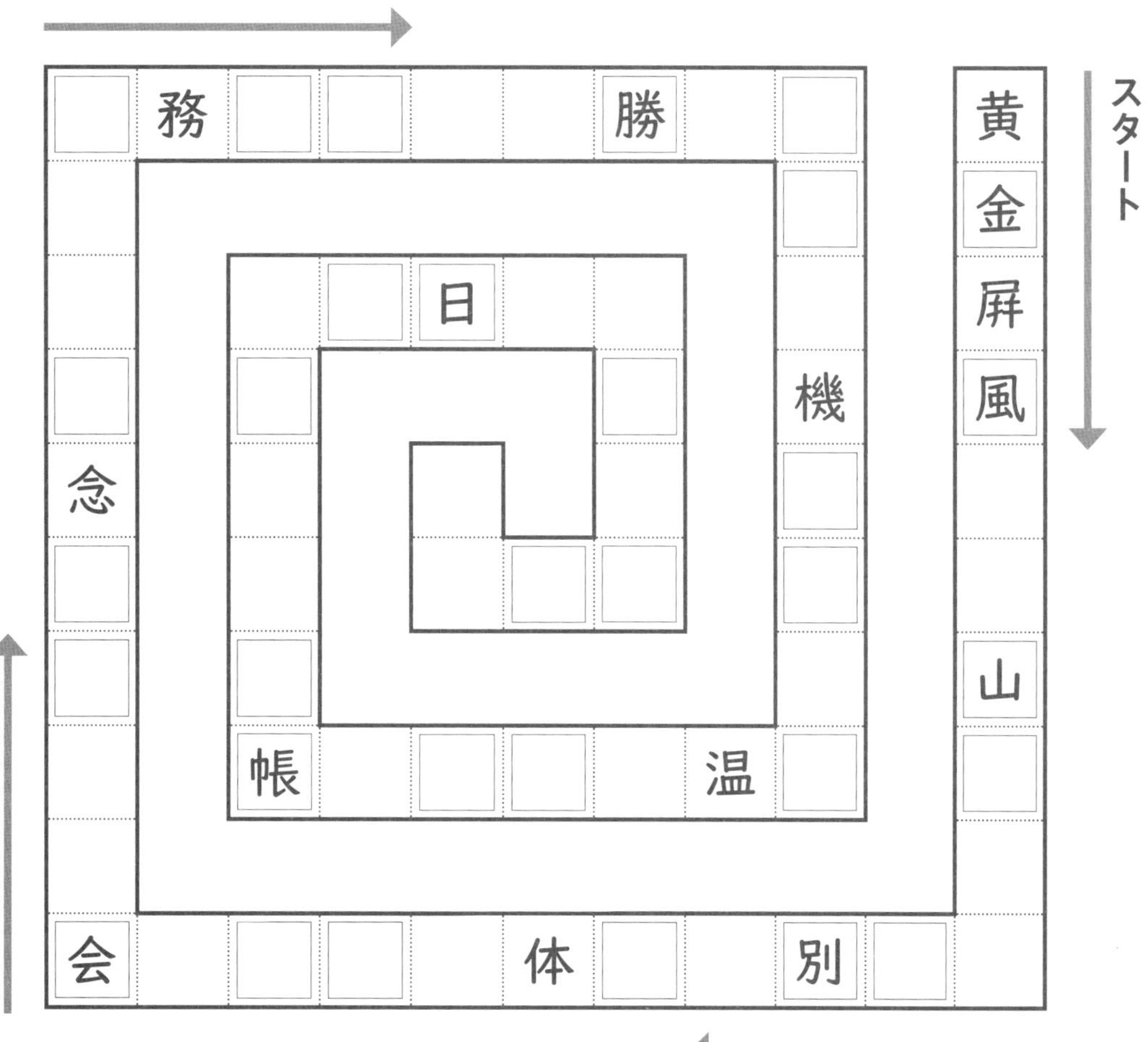

使うパーツ

画計　識標　力視　節調　学期　話電

手必　動行　店先　負事　芸演　進月

情報　新一　名員　関心　道路　紙用　技体

記簿　林火　歩数　目面　脂樹　直筆　工加

感覚を磨いて脳を刺激しよう！

漢字・熟語の問題を解く合間に、毎日の気分転換やふとしたときにやっていただきたい、脳トレアイデアを紹介していきます。

まずは、ふだんあまり意識しない感覚を磨いて、脳を刺激する方法です。とくに、目をつぶり、ふだん最も使う視覚情報を遮断しておこなうことで、感覚が研ぎすまされます。

以下のように空間や時間の感覚を試してみるほか、五感を磨くのもよいでしょう。意識して花や果物のにおいをかいで楽しんだり、布や紙などの手触りをしっかり確認してみたりしてみましょう。

空間の感覚を磨く

腕をおろして目を閉じます。両手の人差し指を立て、ゆっくりと顔の前で指先同士をあわせます。ずれてあわなかったら、何度か挑戦してみます。あわせることができたら、ほかの指でもやってみましょう。

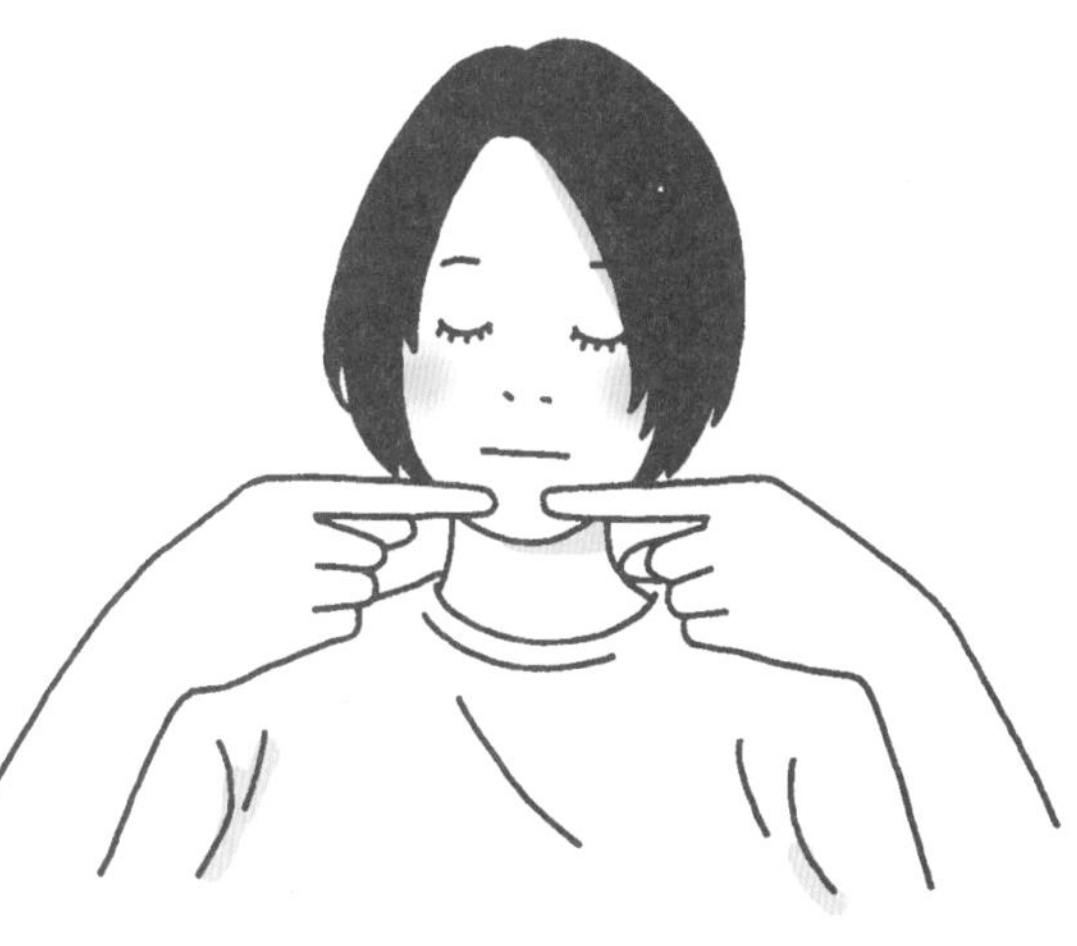

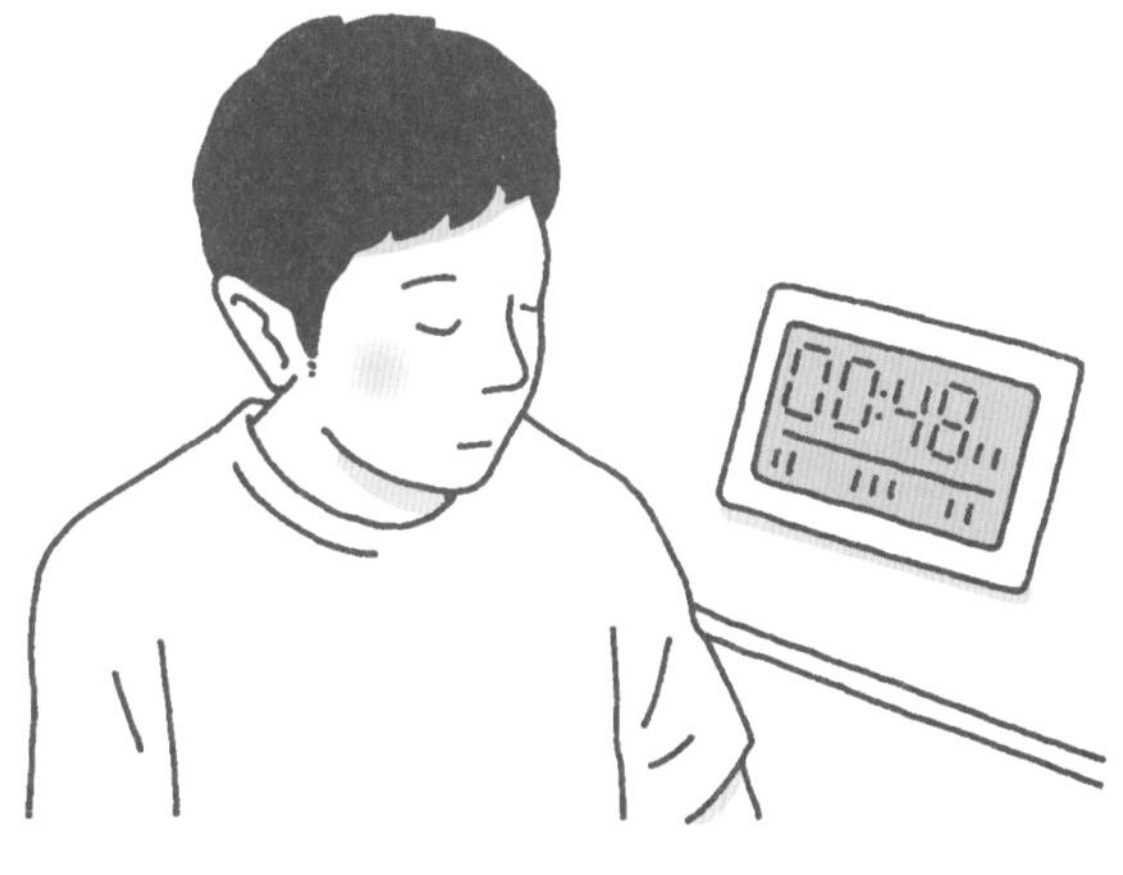

時間の感覚を磨く

秒のわかる時計を用意します。時間を確認してから目を閉じ、1分たったと感じたら目を開けて確認します。どのくらい差があったでしょうか。それを踏まえて、次に3分に挑戦してみましょう。

重さの感覚を磨く

いろいろな大きさのびんや缶詰などを用意します。片手にひとつずつ持ち、目を閉じてどちらが重いか比べましょう。何度か繰り返して重い順に並べて、はかりを使って答え合わせをします。

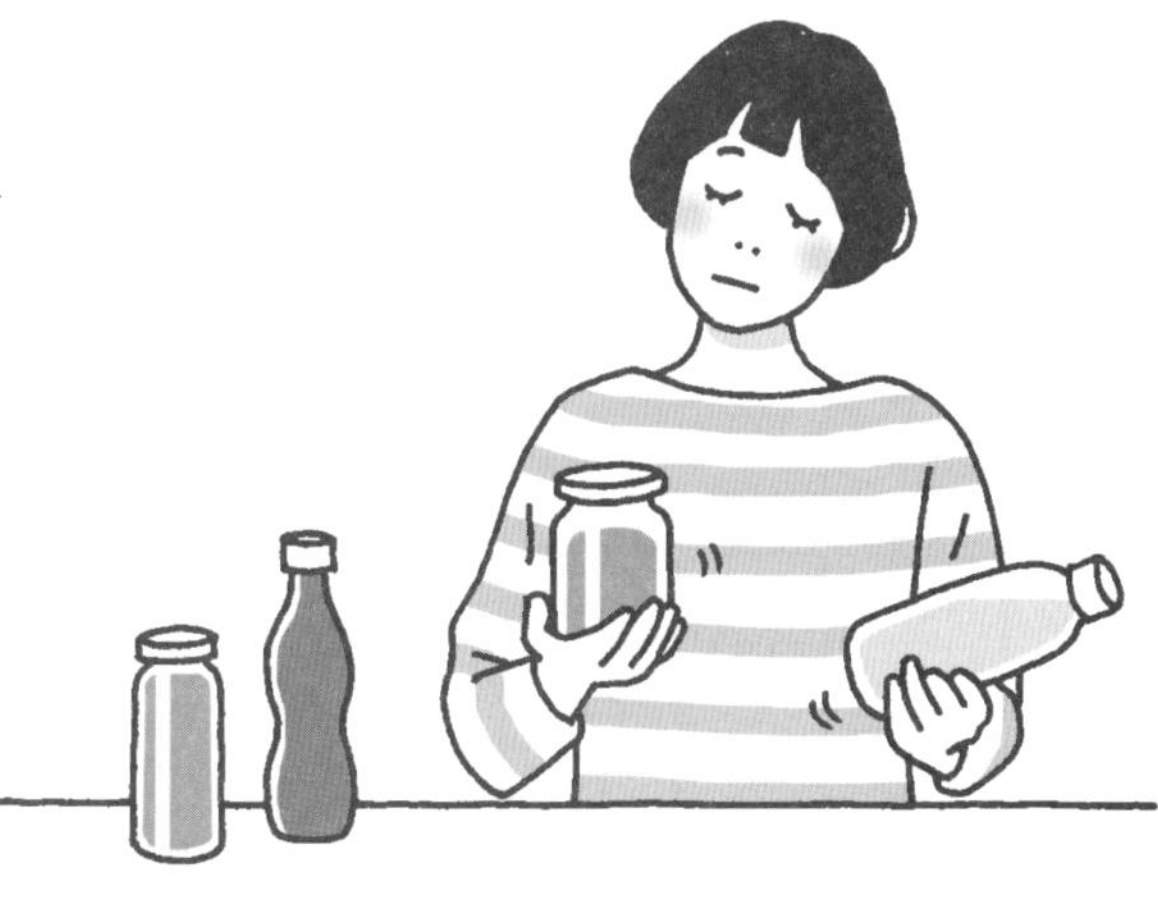

2章

腕まくり！漢字力・語彙力を磨く

漢字の使い分けや、部首の同じ漢字、人にまつわる語彙など、漢字やことばの力を高める問題です。どんどん解いていきましょう！

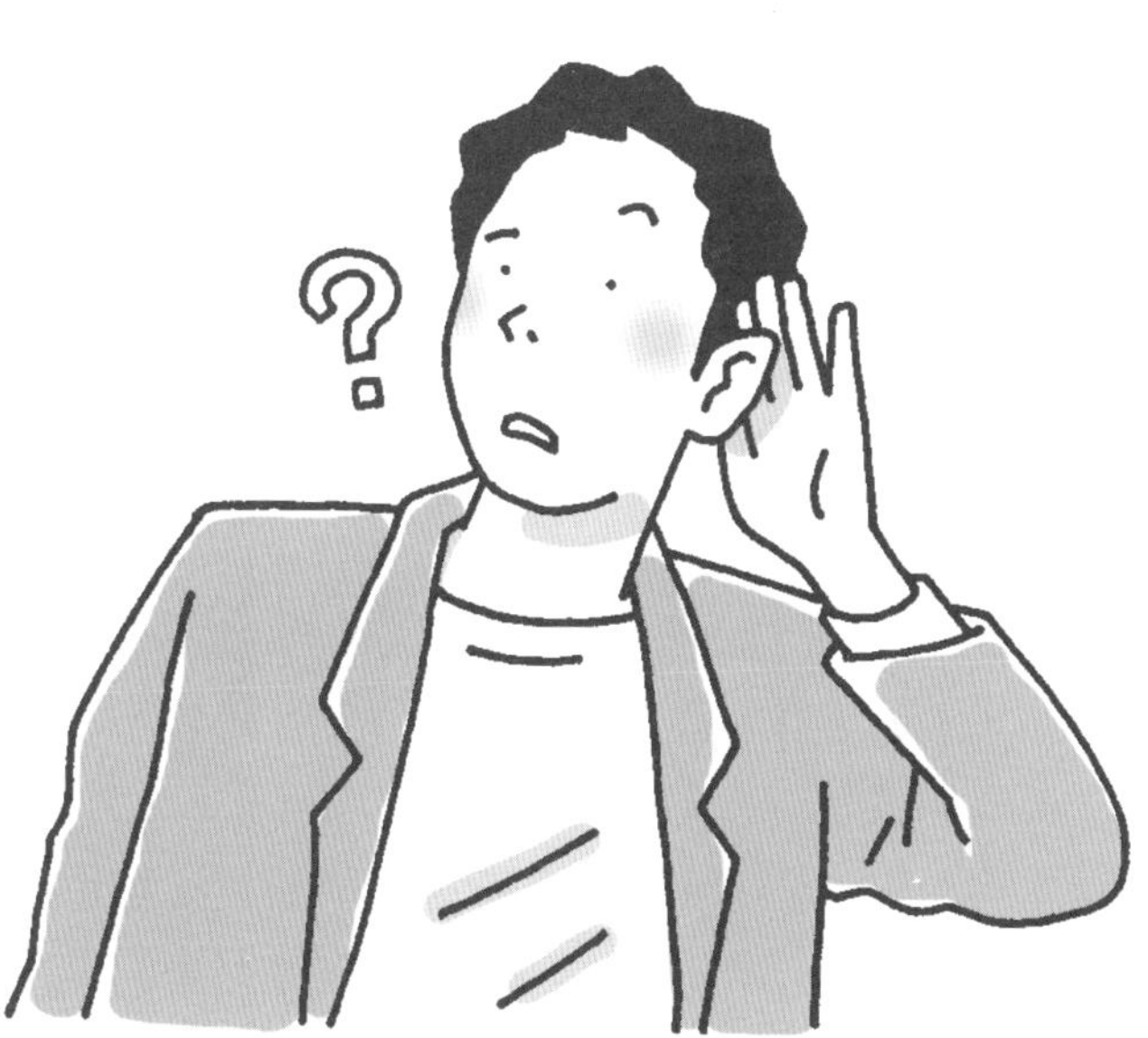

問題 1

解いた日 ／

同訓異字〈書き①〉

訓読みが同じでも漢字が異なるものが同訓異字。次の同訓異字を書き分けましょう。

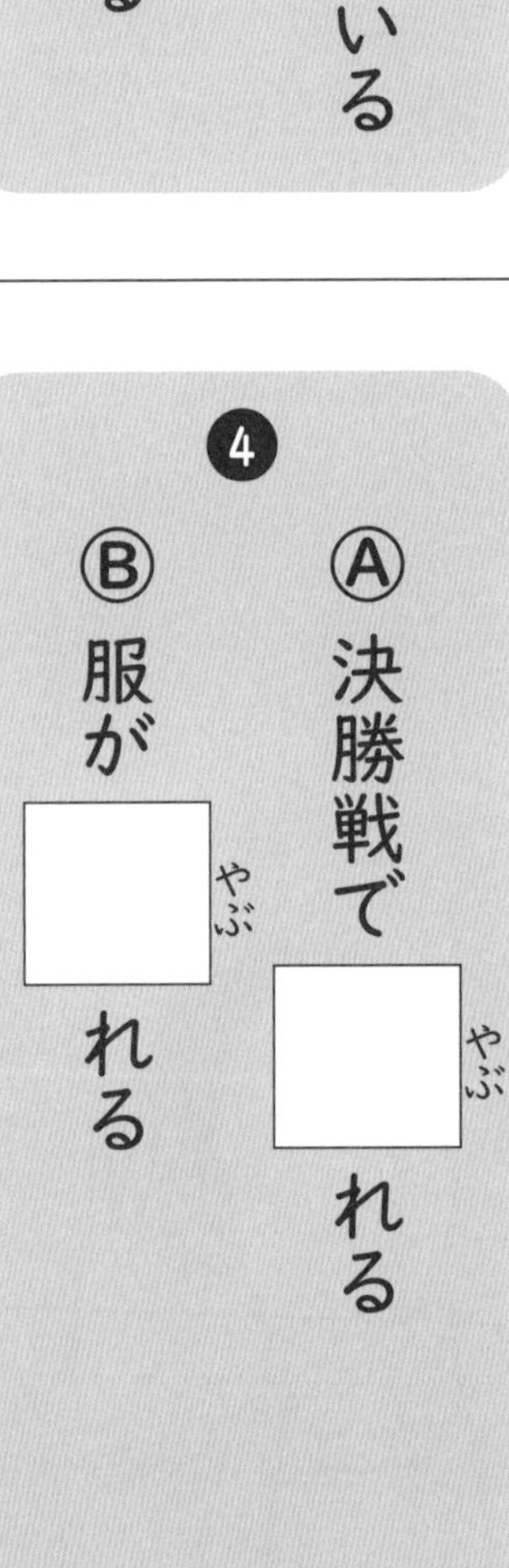

❶

Ⓐ 迷子の子どもが□（な）いている

Ⓑ 鳥の□（な）き声で目覚める

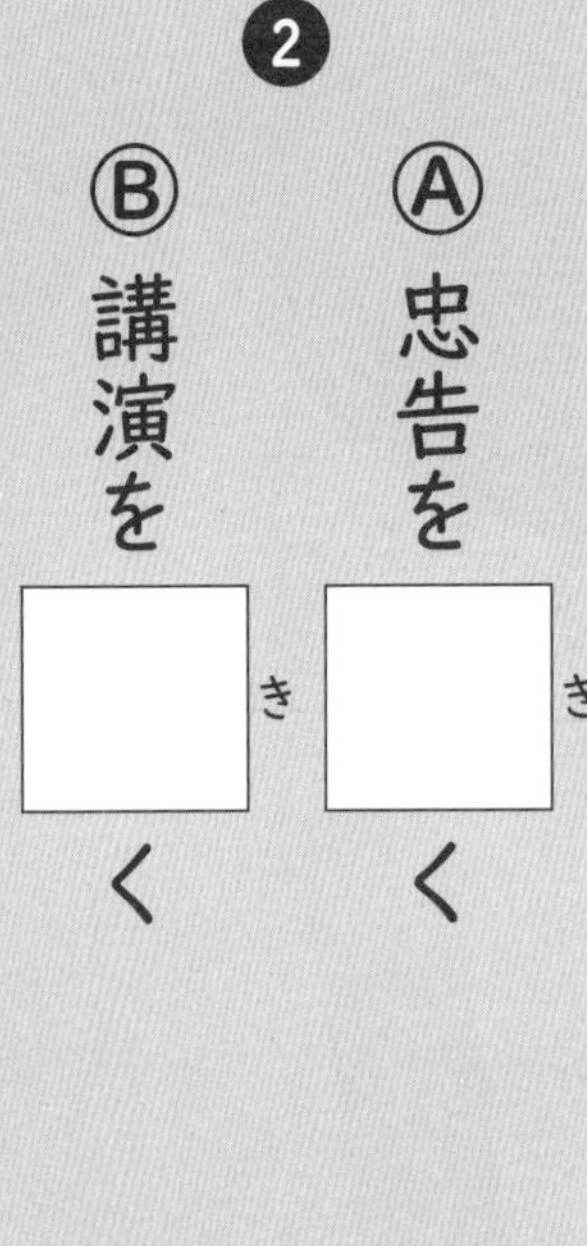

❷

Ⓐ 忠告を□（き）く

Ⓑ 講演を□（き）く

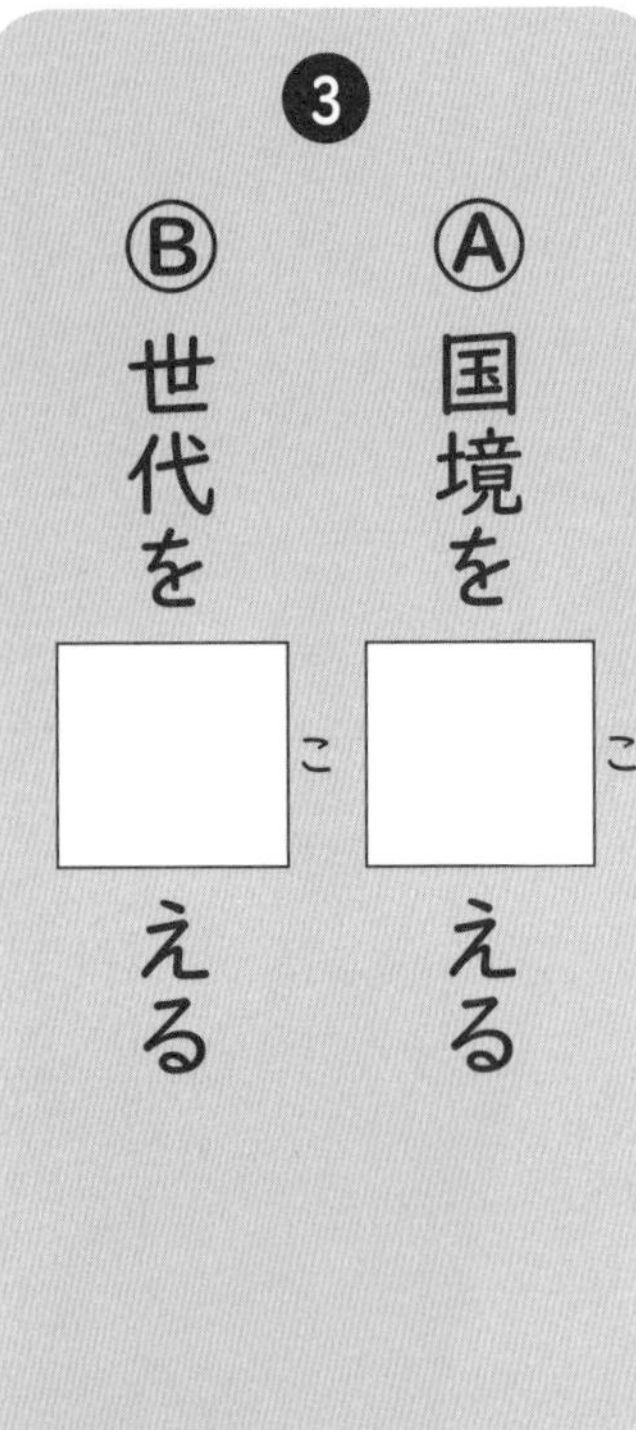

❸

Ⓐ 国境を□（こ）える

Ⓑ 世代を□（こ）える

❹

Ⓐ 決勝戦で□（やぶ）れる

Ⓑ 服が□（やぶ）れる

❺

Ⓐ 隊列を□（ととの）える

Ⓑ 費用を□（ととの）える

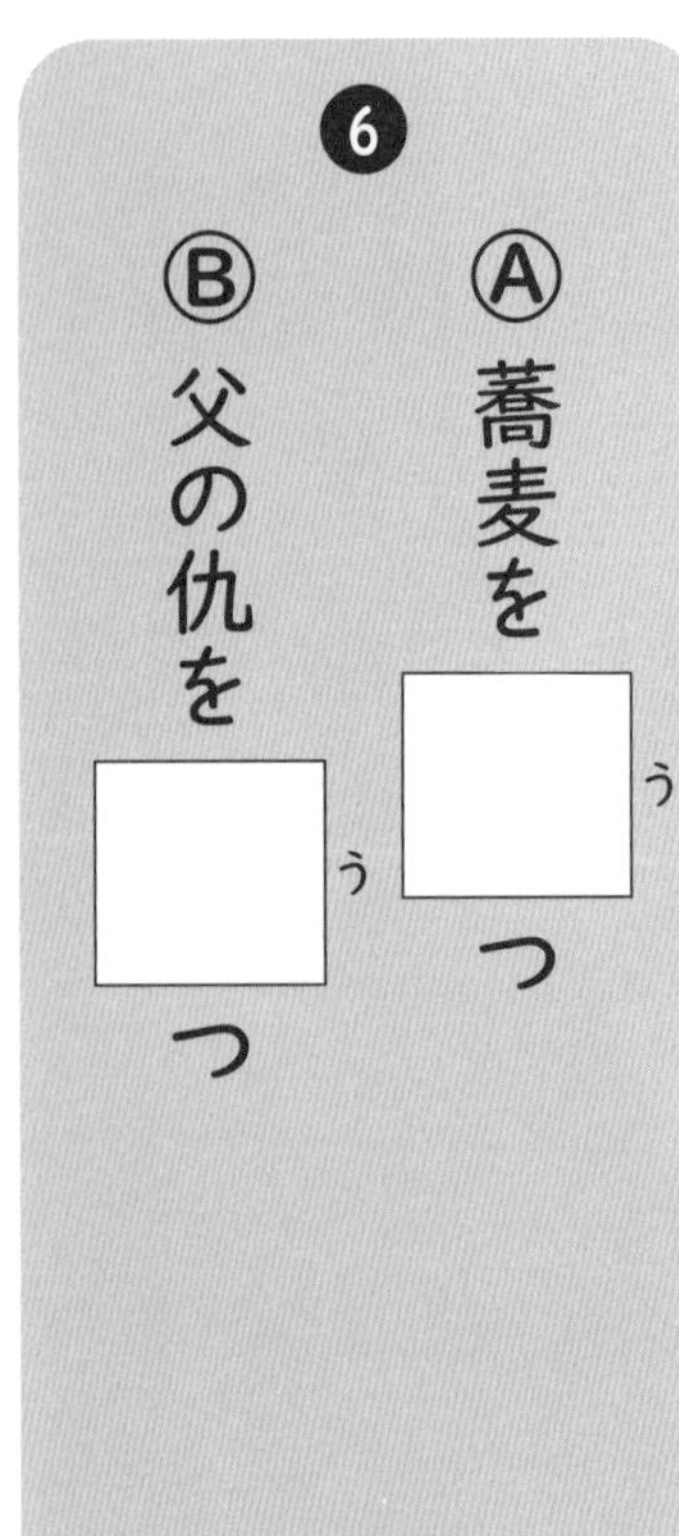

❻

Ⓐ 蕎麦を□（う）つ

Ⓑ 父の仇を□（う）つ

❼Ⓐ明／Ⓑ空／Ⓒ開　❽Ⓐ受／Ⓑ請　❾Ⓐ痛／Ⓑ傷
❿Ⓐ生／Ⓑ産　⓫Ⓐ写／Ⓑ映　⓬Ⓐ変／Ⓑ代／Ⓒ換

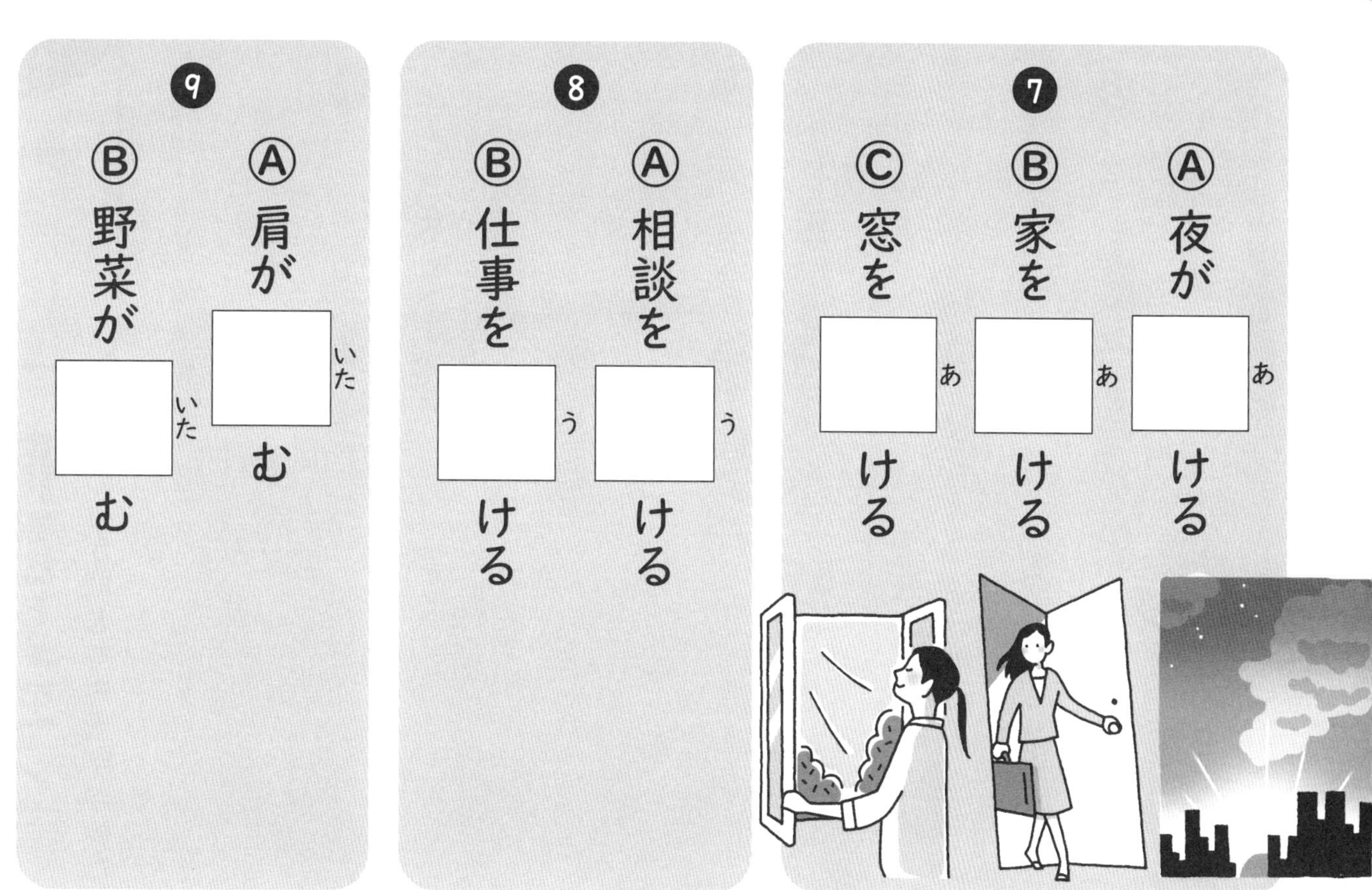

❼
Ⓐ 夜が□（あ）ける
Ⓑ 家を□（あ）ける
Ⓒ 窓を□（あ）ける

❽
Ⓐ 相談を□（う）ける
Ⓑ 仕事を□（う）ける

❾
Ⓐ 肩が□（いた）む
Ⓑ 野菜が□（いた）む

---

❿
Ⓐ 誤解を□（う）む
Ⓑ 赤ちゃんを□（う）む

⓫
Ⓐ 書類を□（うつ）す
Ⓑ ビデオを□（うつ）す

⓬
Ⓐ 顔色を□（か）える
Ⓑ これをもって挨拶に□（か）える
Ⓒ ポイントを商品に□（か）える

【答え】❶Ⓐ泣／Ⓑ鳴［啼］　❷Ⓐ聞／Ⓑ聴　❸Ⓐ越／Ⓑ超
❹Ⓐ敗／Ⓑ破　❺Ⓐ整／Ⓑ調　❻Ⓐ打／Ⓑ討

問題 2

解いた日

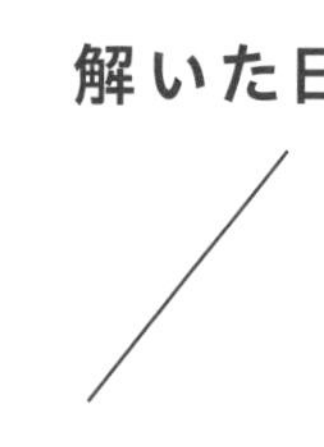

同訓異字〈書き②〉

訓読みが同じでも漢字が異なるものが同訓異字。次の同訓異字を書き分けましょう。

❶
Ⓐ 目を□(はな)す
Ⓑ 魚を川に□(はな)す

❷
Ⓐ 僕は□(あと)から行くよ
Ⓑ 車が通った□(あと)がある

❸
Ⓐ 宝の□(あ)りかを記した地図
Ⓑ □(あ)り余る才能を持った人

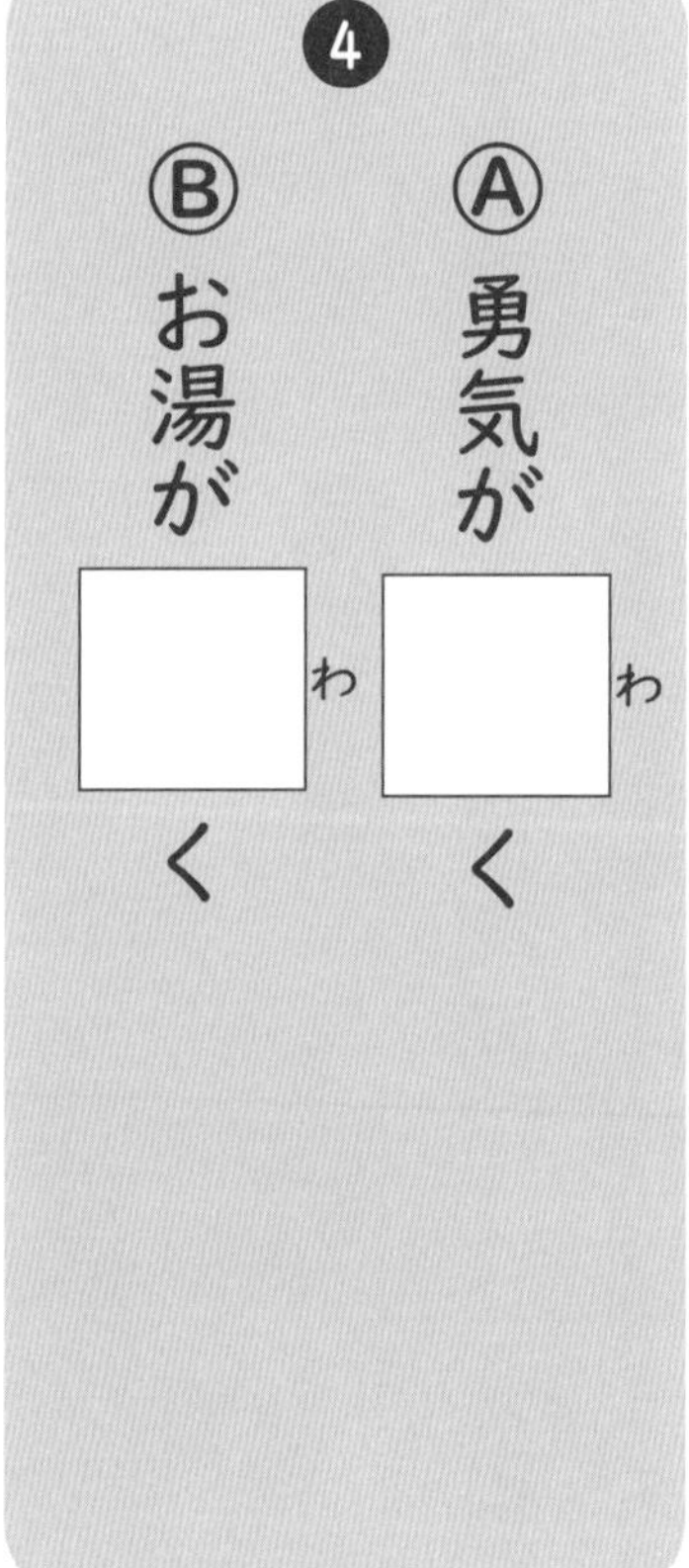

❹
Ⓐ 勇気が□(わ)く
Ⓑ お湯が□(わ)く

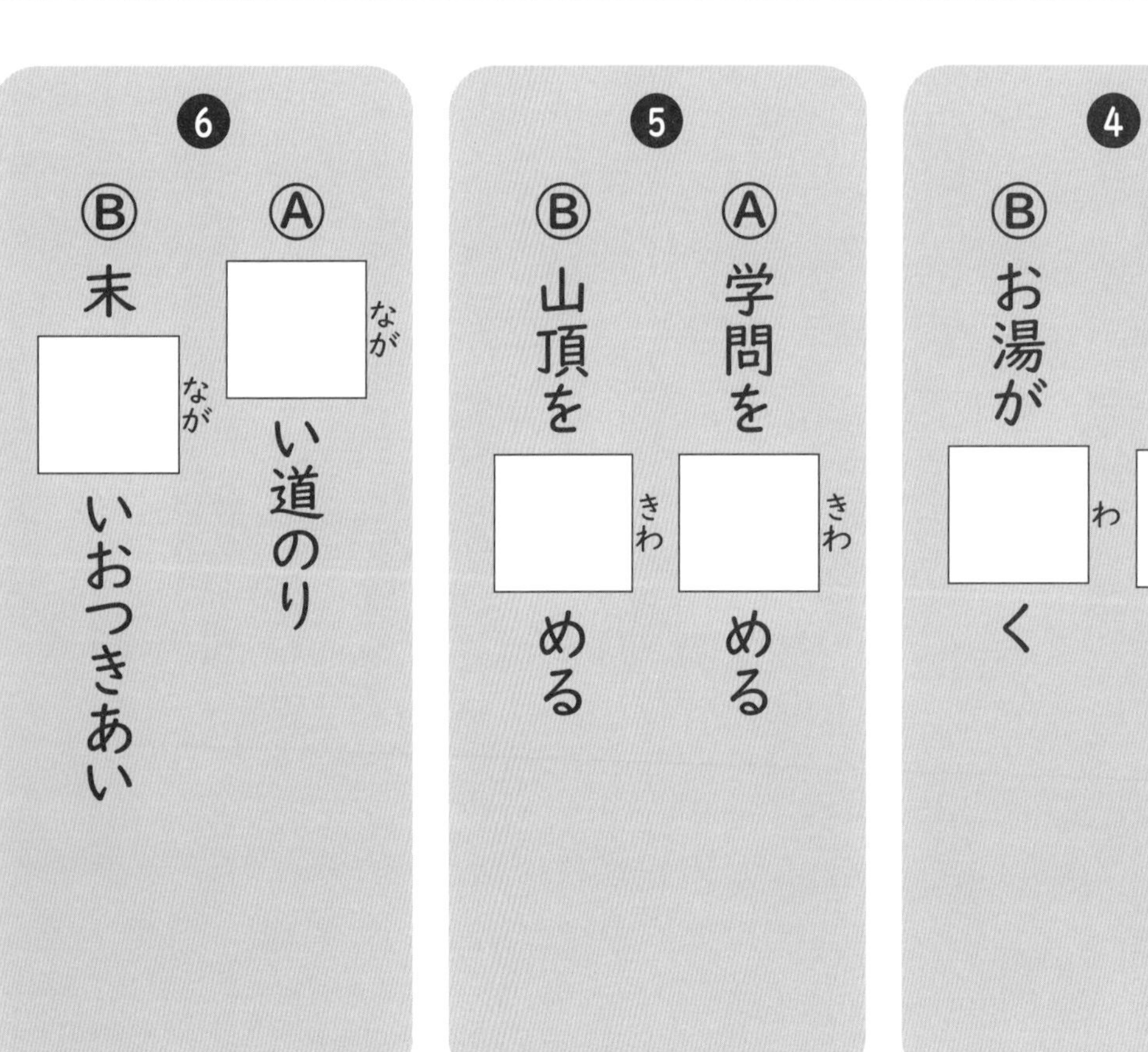

❺
Ⓐ 学問を□(きわ)める
Ⓑ 山頂を□(きわ)める

❻
Ⓐ □(なが)い道のり
Ⓑ 末□(なが)いおつきあい

❼Ⓐ優／Ⓑ易　❽Ⓐ回／Ⓑ周　❾Ⓐ取／Ⓑ撮／Ⓒ執
❿Ⓐ作／Ⓑ造　⓫Ⓐ占／Ⓑ締／Ⓒ閉　⓬Ⓐ接／Ⓑ継

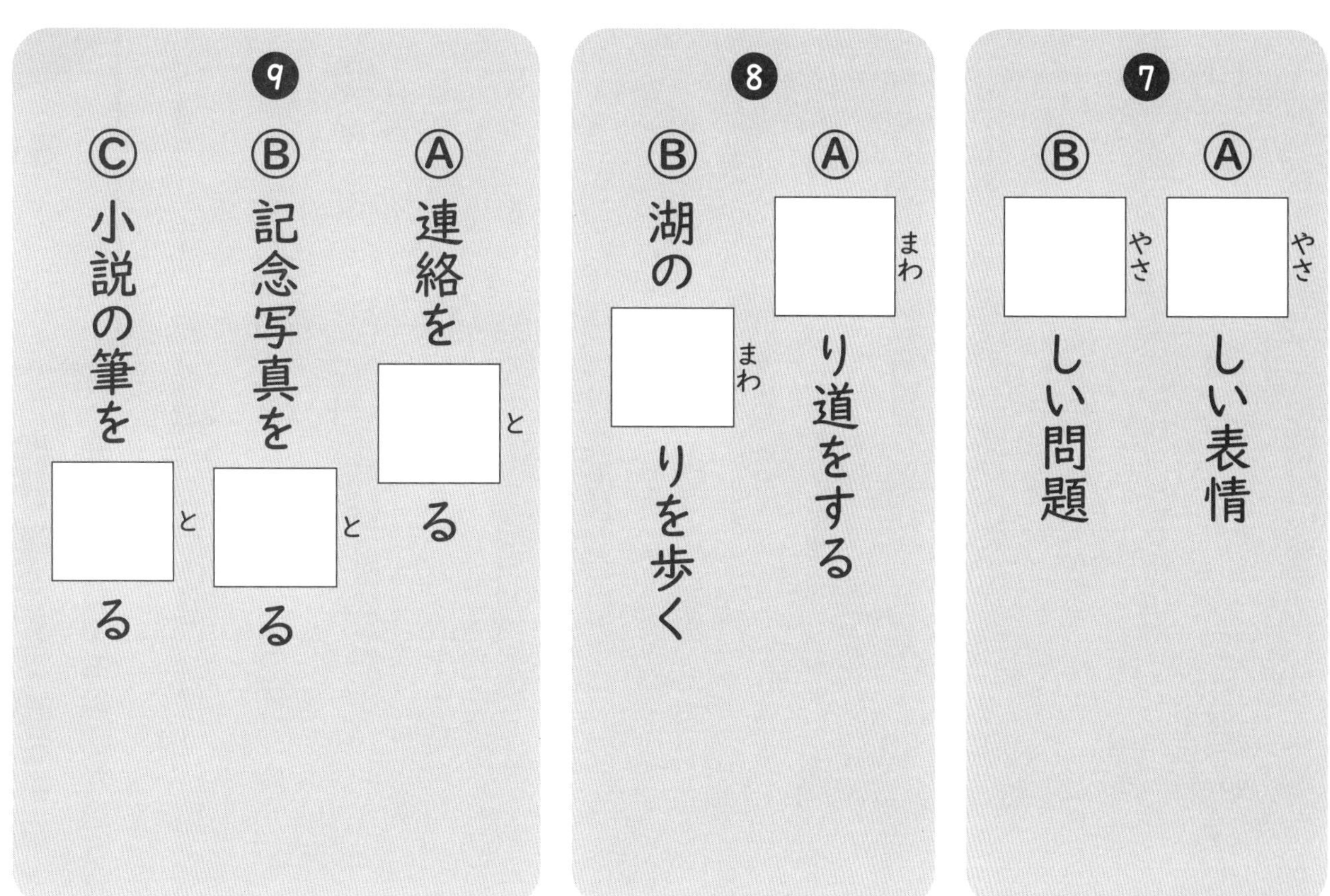

7

Ⓐ □（やさ）しい表情

Ⓑ □（やさ）しい問題

8

Ⓐ □（まわ）り道をする

Ⓑ 湖の□（まわ）りを歩く

9

Ⓐ 連絡を□（と）る

Ⓑ 記念写真を□（と）る

Ⓒ 小説の筆を□（と）る

10

Ⓐ 友達を□（つく）る

Ⓑ 公園を□（つく）る

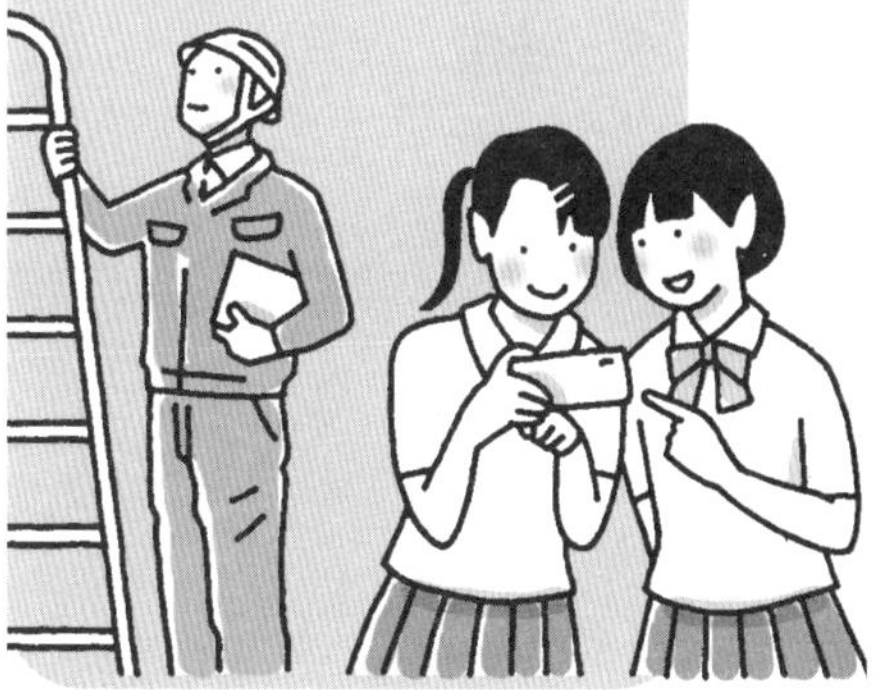

11

Ⓐ 過半数を□（し）める

Ⓑ 帯を□（し）める

Ⓒ カーテンを□（し）める

12

Ⓐ 骨を□（つ）ぐ

Ⓑ 家業を□（つ）ぐ

【答え】❶Ⓐ離／Ⓑ放　❷Ⓐ後／Ⓑ跡［迹］　❸Ⓐ在／Ⓑ有
❹Ⓐ湧［涌］／Ⓑ沸　❺Ⓐ究［窮］／Ⓑ極　❻Ⓐ長／Ⓑ永

問題
3

解いた日
／

同音異義語〈書き①〉

発音が同じでも意味が違う言葉が同音異義語。次の同音異義語を書き分けましょう。

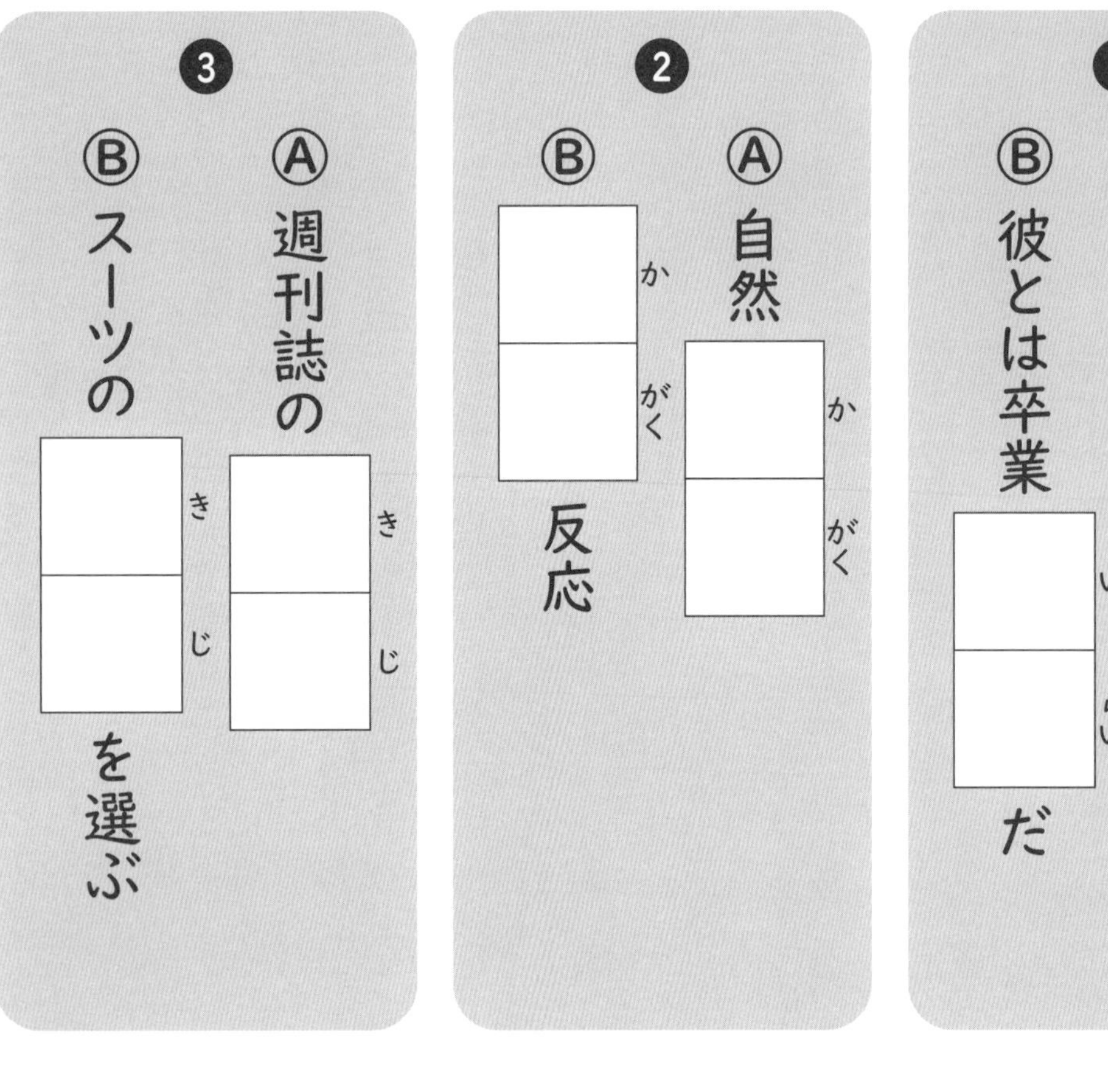

❶
Ⓐ 原稿の［い］［らい］を受ける
Ⓑ 彼とは卒業［い］［らい］だ

❷
Ⓐ 自然［か］［がく］
Ⓑ［か］［がく］反応

❸
Ⓐ 週刊誌の［き］［じ］
Ⓑ スーツの［き］［じ］を選ぶ

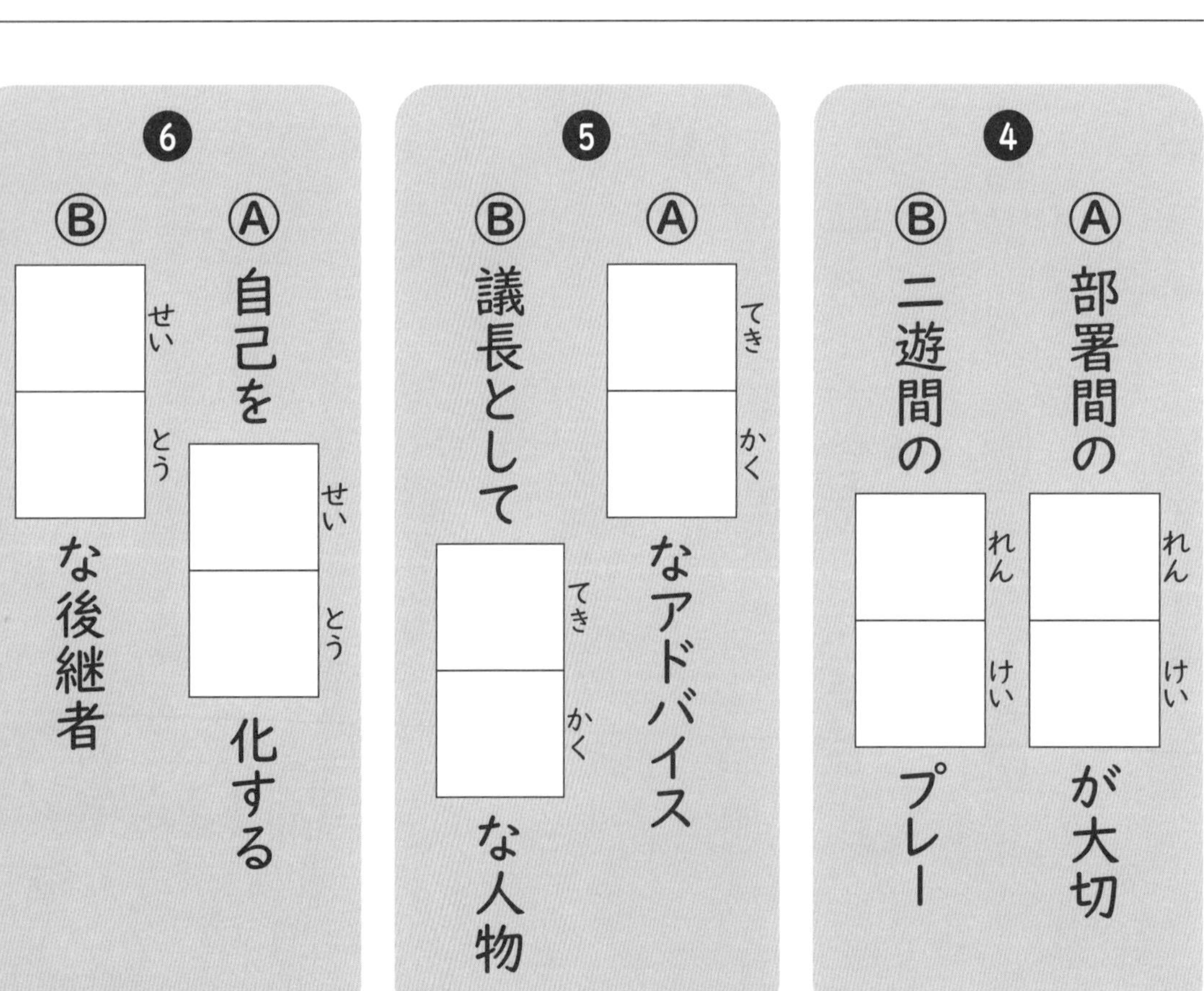

❹
Ⓐ 部署間の［れん］［けい］が大切
Ⓑ 二遊間の［れん］［けい］プレー

❺
Ⓐ［てき］［かく］なアドバイス
Ⓑ 議長として［てき］［かく］な人物

❻
Ⓐ 自己を［せい］［とう］化する
Ⓑ［せい］［とう］な後継者

❼Ⓐ起点／Ⓑ基点　❽Ⓐ無常／Ⓑ無情／Ⓒ無上　❾Ⓐ終了／Ⓑ修了
❿Ⓐ進入／Ⓑ侵入　⓫Ⓐ豊富／Ⓑ抱負　⓬Ⓐ体制／Ⓑ態勢／Ⓒ大勢

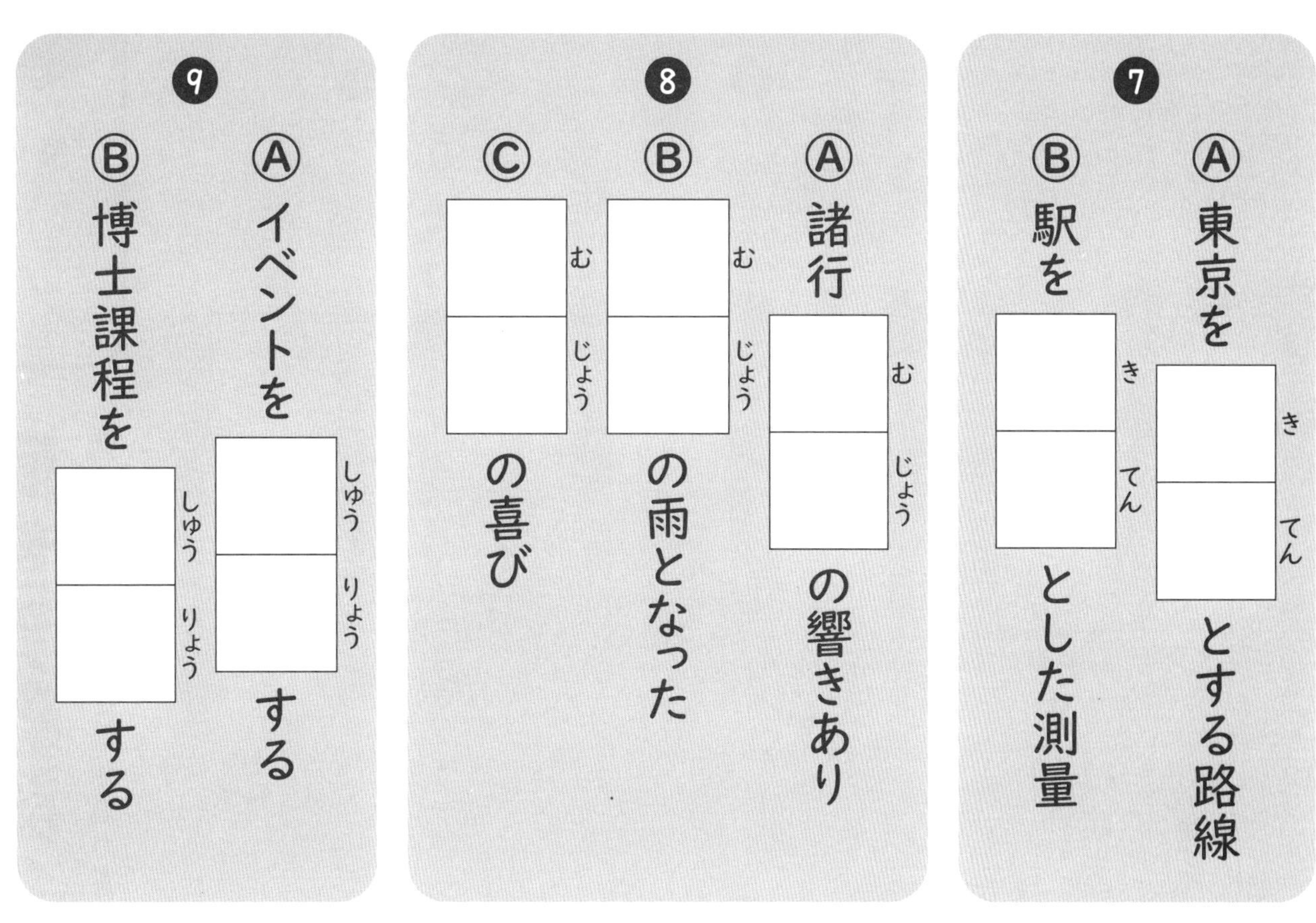

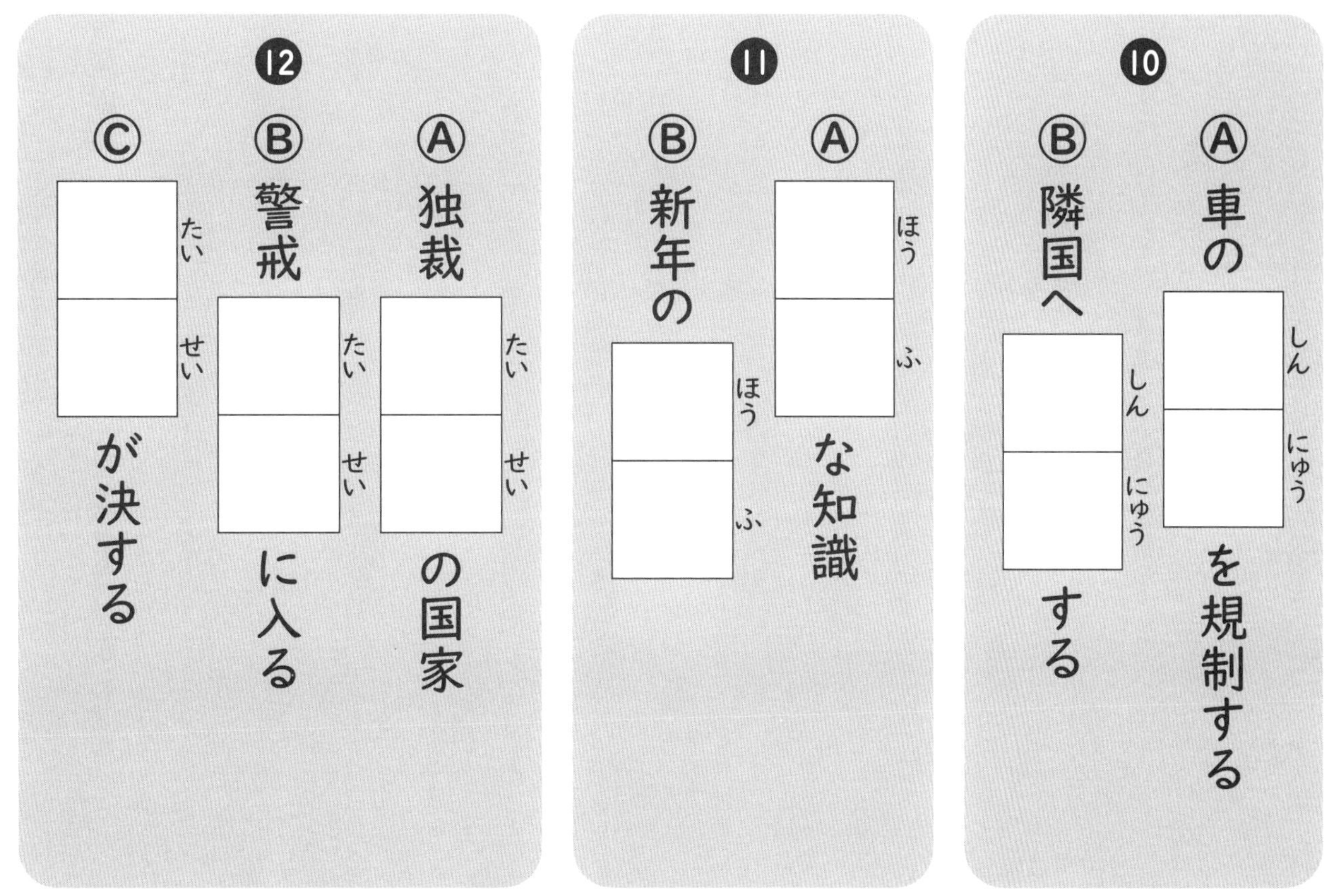

【答え】❶Ⓐ依頼／Ⓑ以来　❷Ⓐ科学／Ⓑ化学　❸Ⓐ記事／Ⓑ生地
❹Ⓐ連携／Ⓑ連係［繋］　❺Ⓐ的確／Ⓑ適格　❻Ⓐ正当／Ⓑ正統

問題
4

解いた日
／

同音異義語〈書き②〉

発音が同じでも意味が違う言葉が同音異義語。次の同音異義語を書き分けましょう。

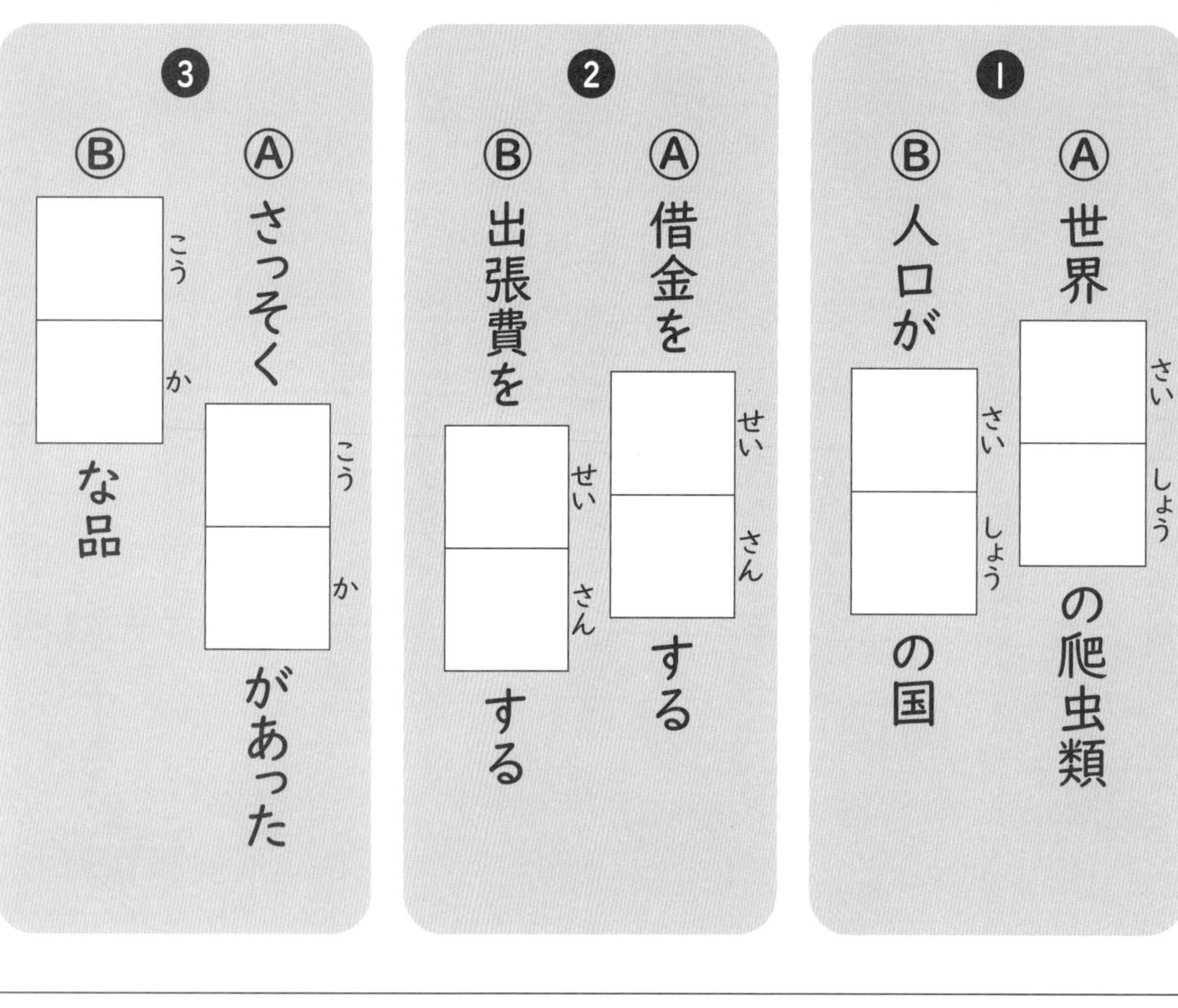

❶
Ⓐ世界［さいしょう］の爬虫類
Ⓑ人口が［さいしょう］の国

❷
Ⓐ借金を［せいさん］する
Ⓑ出張費を［せいさん］する

❸
Ⓐさっそく［こうか］があった
Ⓑ［こうか］な品

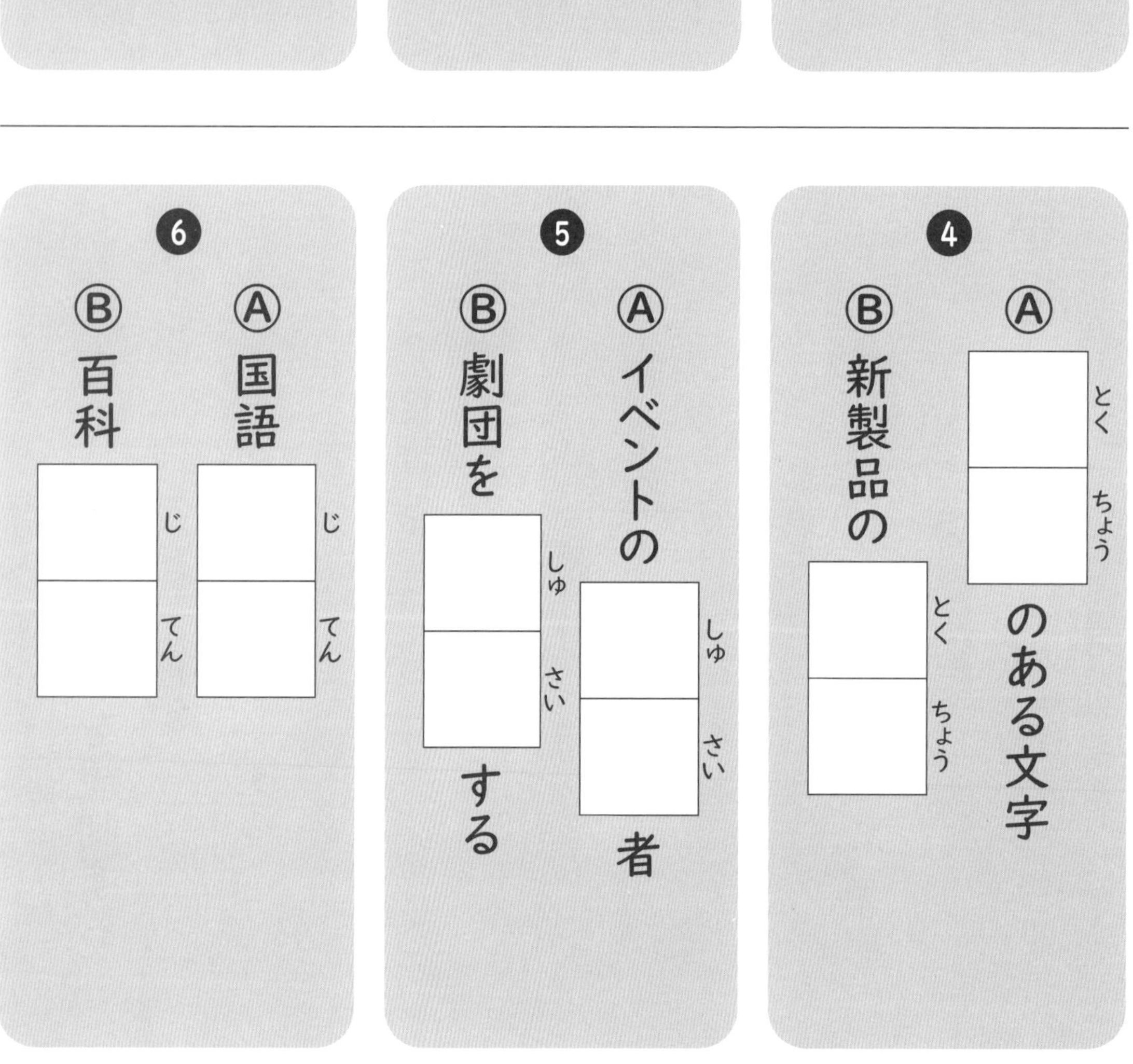

❹
Ⓐ［とくちょう］のある文字
Ⓑ新製品の［とくちょう］

❺
Ⓐイベントの［しゅさい］者
Ⓑ劇団を［しゅさい］する

❻
Ⓐ国語［じてん］
Ⓑ百科［じてん］

❼Ⓐ現状／Ⓑ原状　❽Ⓐ形成／Ⓑ形勢　❾Ⓐ追求／Ⓑ追及／Ⓒ追究［窮］
❿Ⓐ機嫌／Ⓑ期限／Ⓒ起源［原］　⓫Ⓐ施工／Ⓑ施行　⓬Ⓐ協調／Ⓑ強調

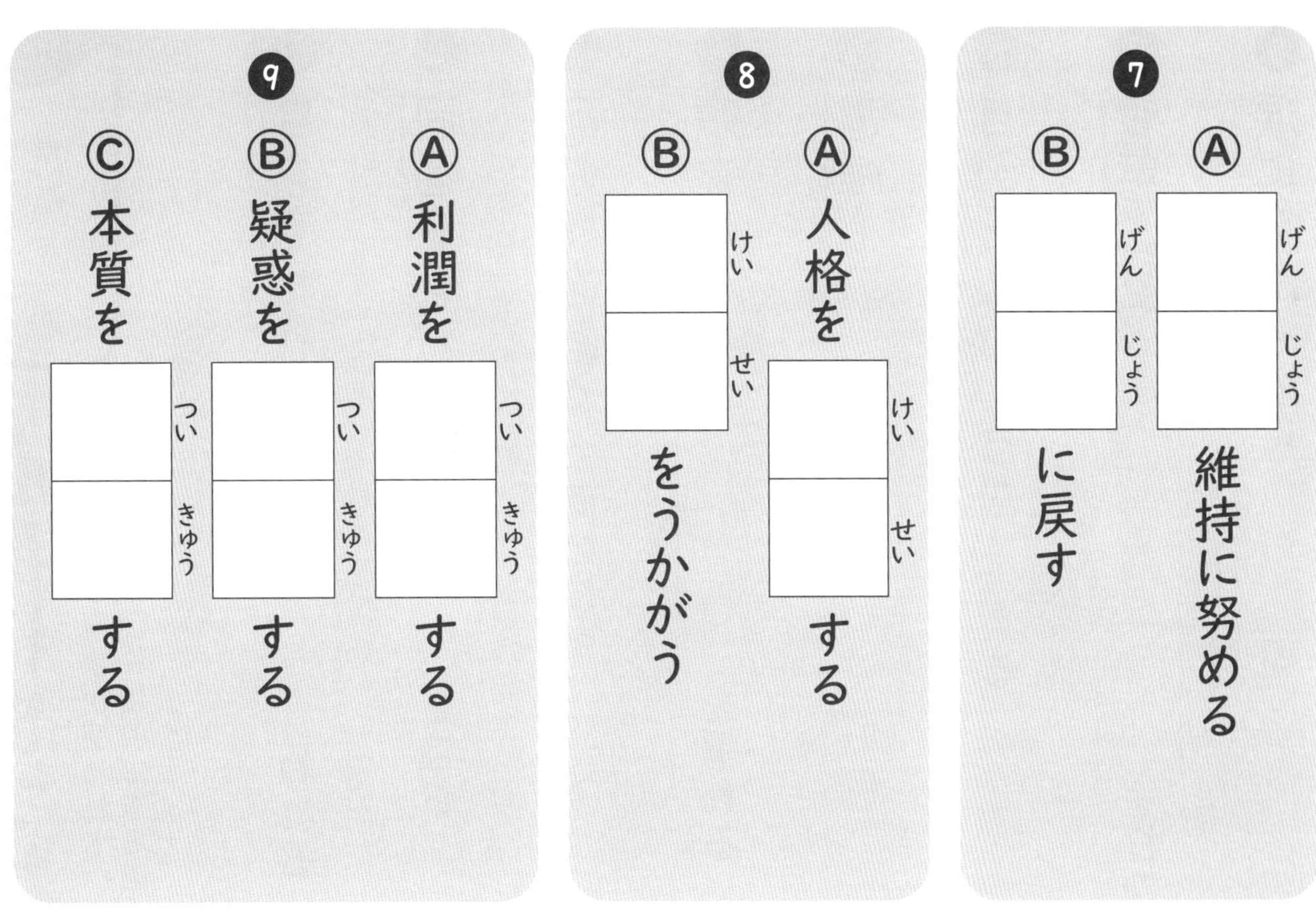

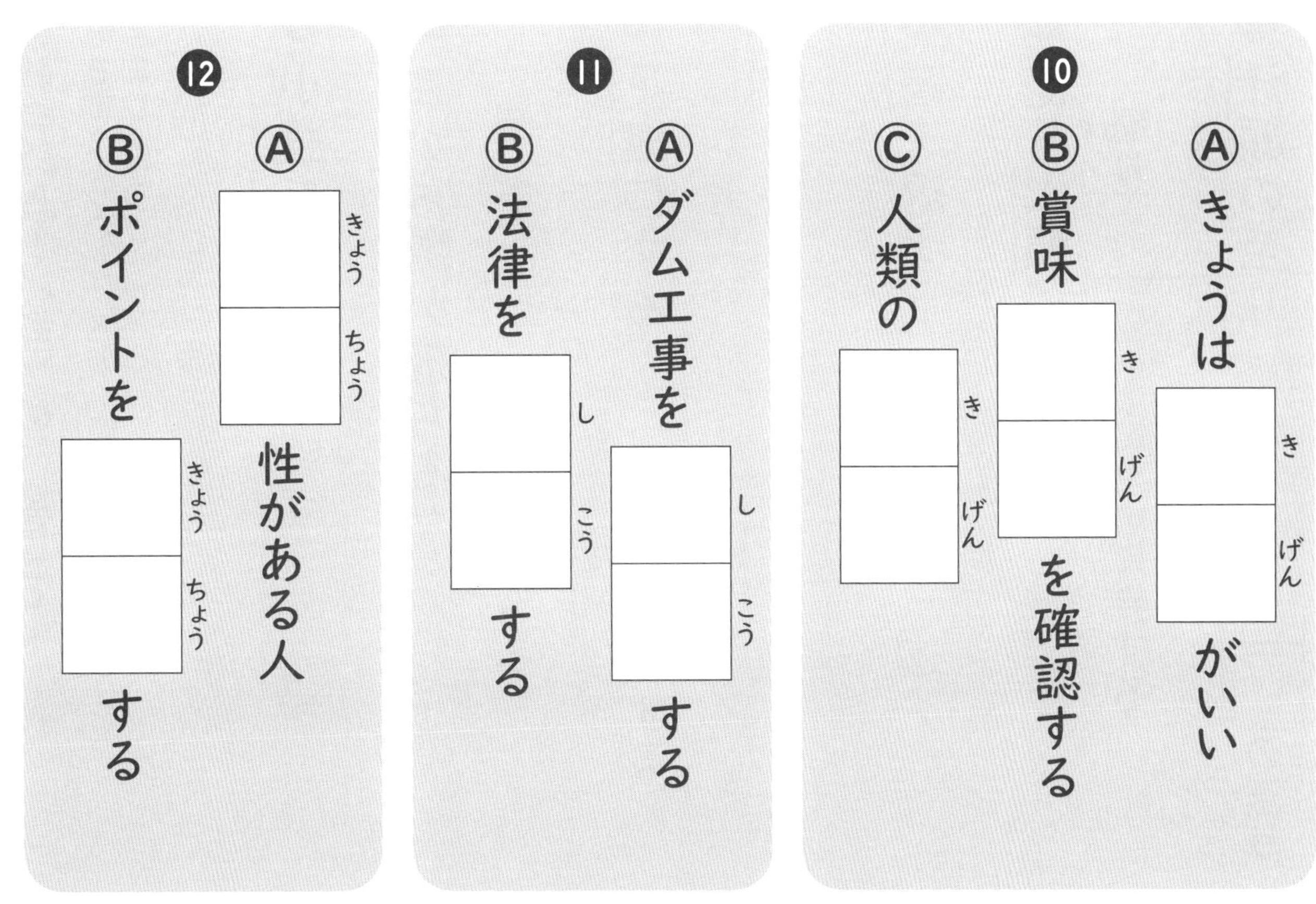

【答え】❶Ⓐ最小／Ⓑ最少　❷Ⓐ清算／Ⓑ精算　❸Ⓐ効果／Ⓑ高価
❹Ⓐ特徴／Ⓑ特長　❺Ⓐ主催／Ⓑ主宰　❻Ⓐ辞典／Ⓑ事典

問題 5

解いた日 ／

心身にまつわる慣用句〈読み・書き〉

体に関する漢字が使われている慣用句です。右ページは──部の漢字の読み方を、左ページは□に当てはまる漢字を書きましょう。

❶ 目を奪われる　目を□□われる
❷ 固唾を呑む　□□□を呑む
❸ 面の皮を剝ぐ　面の皮を□ぐ
❹ 頭を垂れる　□□□を垂れる
❺ 眉唾もの　□□□□もの
❻ 目が冴える　目が□える
❼ 舌鼓を打つ　□□□□□を打つ
❽ 涙に咽ぶ　涙に□□ぶ

❾ 小股を掬う　小股を□□う
❿ 目から鱗が落ちる　目から□□□が落ちる
⓫ 足蹴にする　□□□にする
⓬ 臍で茶を沸かす　□□で茶を沸かす
⓭ 踵を返す　□□□を返す
⓮ 怒り心頭に発する　怒り□□□□に発する
⓯ 汗顔の至り　□□□□の至り

⓰冷　⓱浮　⓲涼　⓳潰　⓴吠　㉑盗　㉒疑　㉓滑
㉔凝　㉕粉　㉖乾　㉗棒　㉘捻　㉙握　㉚及　㉛餅

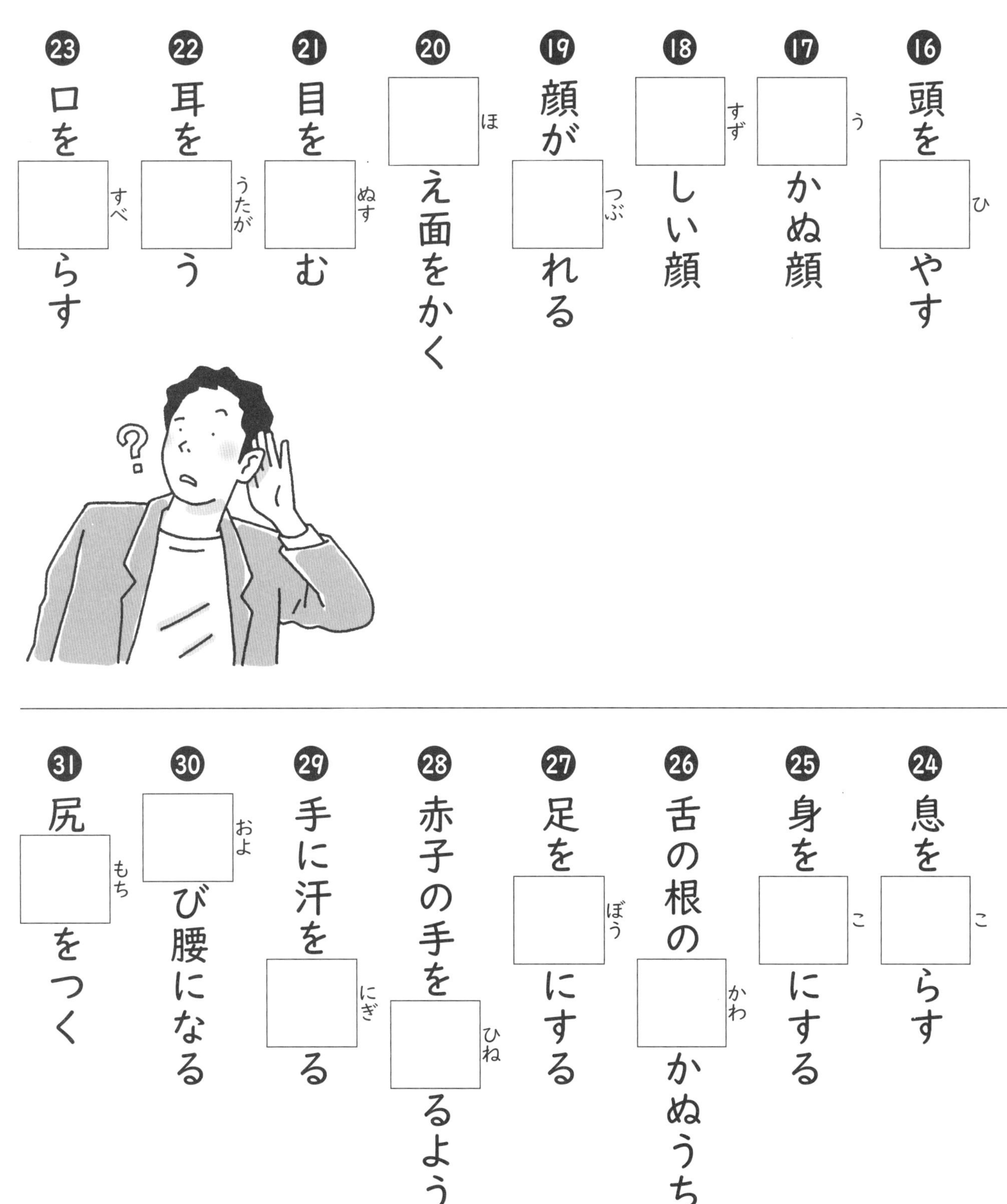

⑯ 頭を□（ひ）やす

⑰ □（う）かぬ顔

⑱ □（すず）しい顔

⑲ 顔が□（つぶ）れる

⑳ □（ほ）え面をかく

㉑ 目を□（ぬす）む

㉒ 耳を□（うたが）う

㉓ 口を□（すべ）らす

㉔ 息を□（こ）らす

㉕ 身を□（こ）にする

㉖ 舌の根の□（かわ）かぬうち

㉗ 足を□（ぼう）にする

㉘ 赤子の手を□（ひね）るよう

㉙ 手に汗を□（にぎ）る

㉚ □（およ）び腰になる

㉛ 尻□（もち）をつく

【答え】❶うば　❷かたず　❸は　❹こうべ　❺まゆつば　❻さ
❼したつづみ　❽むせ　❾すく　❿うろこ　⓫あしげ　⓬へそ　⓭きびす　⓮しんとう　⓯かんがん

問題 6

解いた日 ／

人のようすをあらわす言葉〈読み・書き〉

人の様や気質などをあらわす言葉です。右ページは漢字の読み方を、左ページは□に当てはまる漢字を書きましょう。

❶ 勤勉
勉強や仕事に真剣に励む

❷ 律儀
義理がたい

❸ 怠惰
なまけがち

❹ 純真
邪念がなく清らか

❺ 聡明
理解力が高く、賢い

❻ 韋駄天
足がとても速い人

❼ 風見鶏
周りの雰囲気で態度を変える人

❽ 麒麟児
すぐれた技量や才能をもつ少年

❾ 御転婆
活発で元気な少女

❿ 剽軽者
軽々しくおどける人

⓫ 軽妙洒脱
気が利いて洗練されている

⓬ 明朗闊達
明るくほがらかで度量が大きい

⓭温厚　⓮臆病　⓯下戸　⓰玄人　⓱熱血漢　⓲親分肌　⓳三枚目　⓴風来坊　㉑素封家
㉒竹馬（の）友　㉓一騎当千　㉔意気揚々

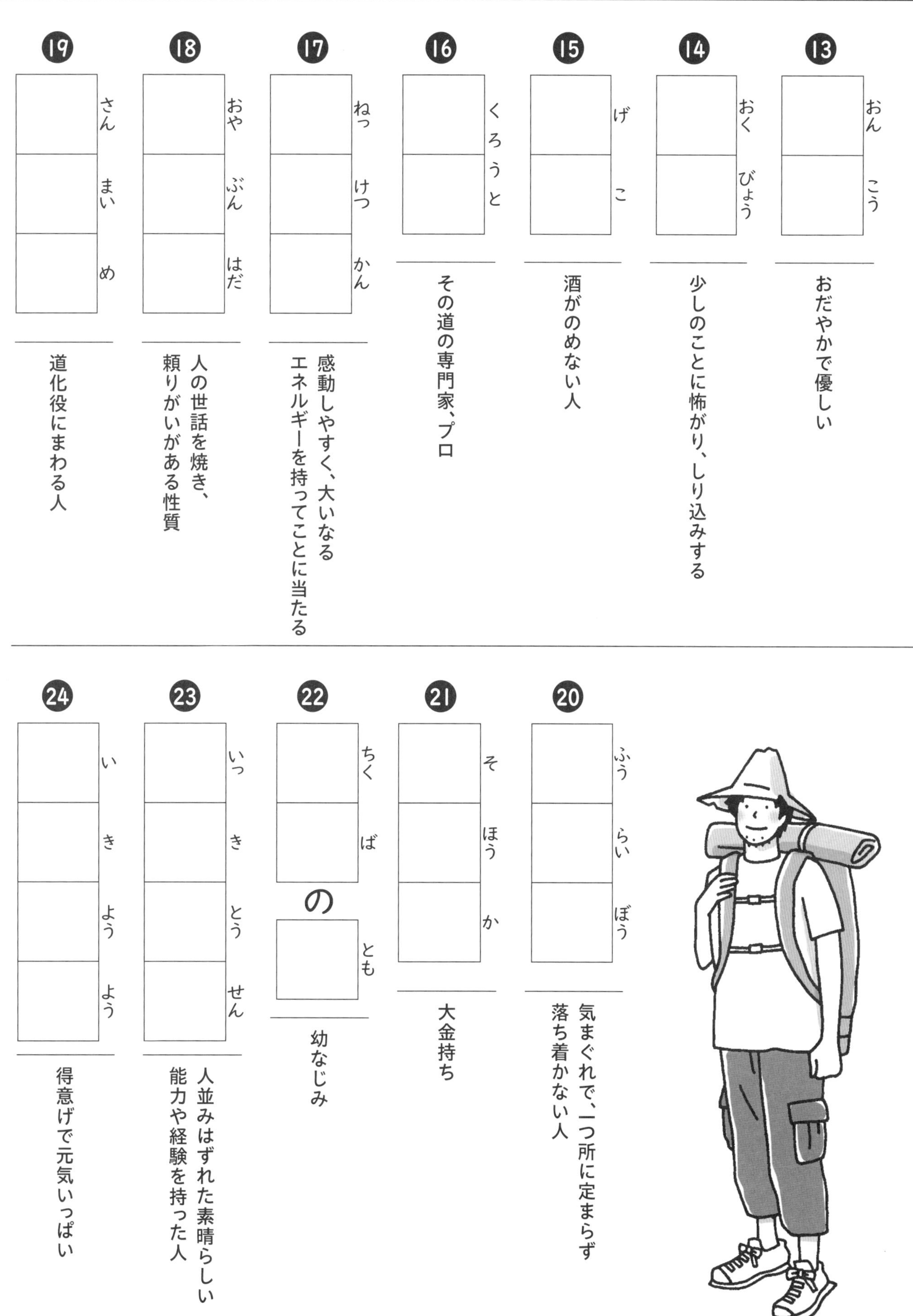

⑬ おん こう
おだやかで優しい

⑭ おく びょう
少しのことに怖がり、しり込みする

⑮ げ こ
酒がのめない人

⑯ くろうと
その道の専門家、プロ

⑰ ねっ けつ かん
感動しやすく、大いなるエネルギーを持ってことに当たる

⑱ おや ぶん はだ
人の世話を焼き、頼りがいがある性質

⑲ さん まい め
道化役にまわる人

⑳ ふう らい ぼう
気まぐれで、一つ所に定まらず落ち着かない人

㉑ そ ほう か
大金持ち

㉒ ちく ば の とも
幼なじみ

㉓ いっ き とう せん
人並みはずれた素晴らしい能力や経験を持った人

㉔ い き よう よう
得意げで元気いっぱい

【答え】❶きんべん　❷りちぎ　❸たいだ　❹じゅんしん　❺そうめい　❻いだてん　❼かざみどり
❽きりんじ　❾おてんば　❿ひょうきんもの　⓫けいみょうしゃだつ　⓬めいろうかったつ

問題
7

解いた日
／

仕事にまつわる言葉〈読み・書き〉

職業や地位、仕事にまつわる言葉です。右ページは漢字の読み方を、左ページは□に当てはまる漢字を書きましょう。

❶海女
❷巫女
❸棋士
❹舞妓
❺女形
❻庭師
❼床山
❽俳人

❾鳶職
❿殺陣師
⓫翻訳家
⓬厩務員
⓭添乗員
⓮准教授
⓯理学療法士
⓰盲導犬訓練士

⓱秘書　⓲左官　⓳牧師　⓴神父　㉑騎手　㉒看護師　㉓裁判官　㉔格闘家　㉕養蜂家
㉖警察官　㉗司法書士　㉘公認会計士　㉙航空管制官　㉚不動産鑑定士　㉛労働基準監督官
㉜放射線取扱主任者

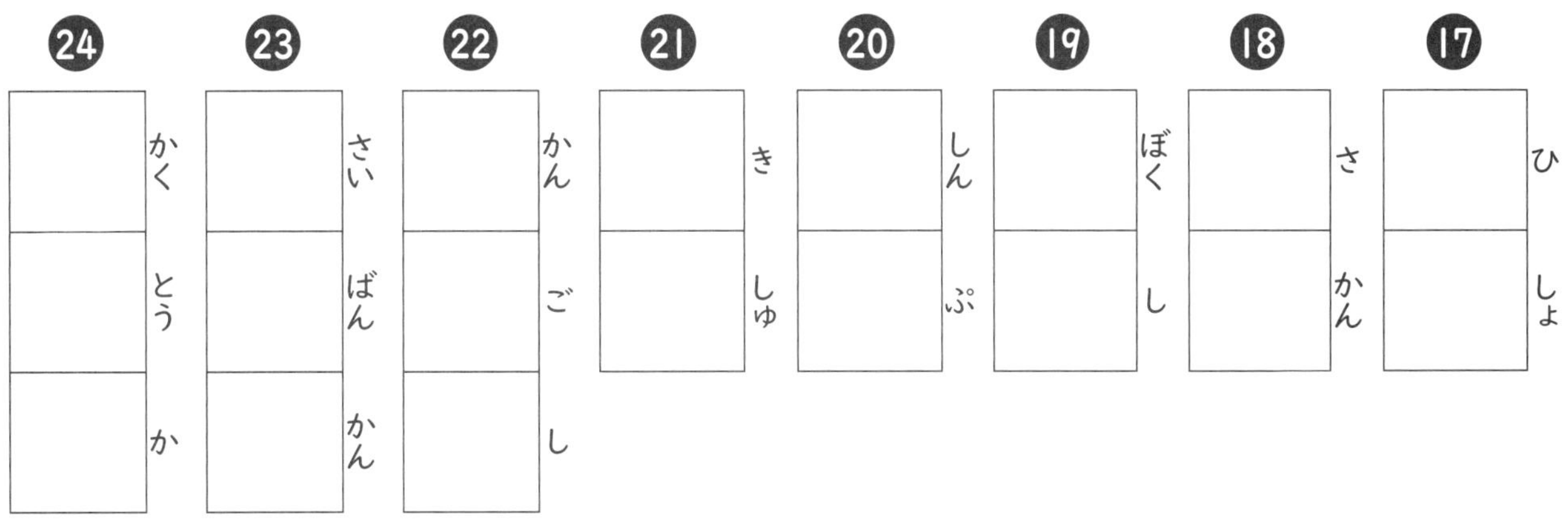

㉕ よう ほう か

㉖ けい さつ かん

㉗ し ほう しょ し

㉘ こう にん かい けい し

㉙ こう くう かん せい かん

㉚ ふ どう さん かん てい し

㉛ ろう どう き じゅん かん とく かん

㉜ ほう しゃ せん とり あつかい しゅ にん しゃ

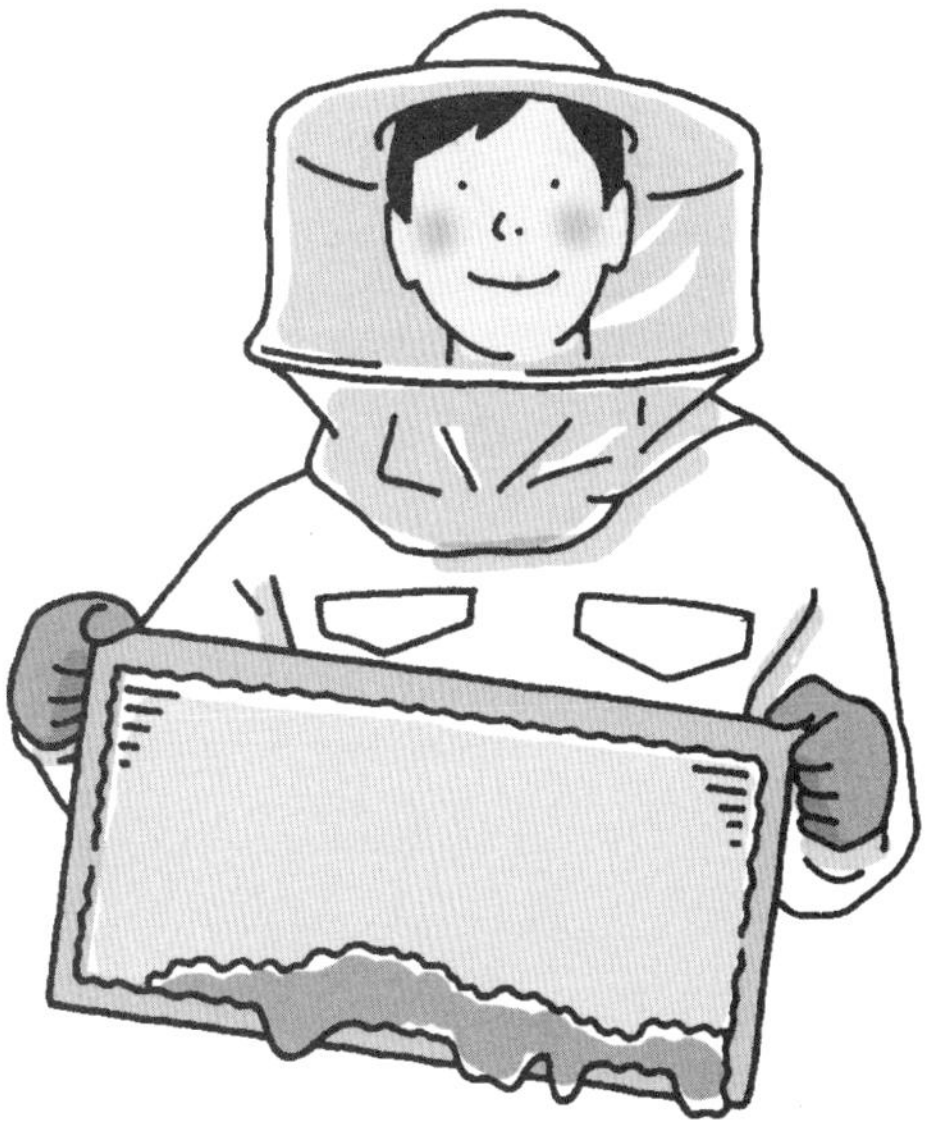

【答え】❶あま ❷みこ ❸きし ❹まいこ ❺おやま ❻にわし ❼とこやま ❽はいじん ❾とびしょく ❿たてし ⓫ほんやくか ⓬きゅうむいん ⓭てんじょういん ⓮じゅんきょうじゅ ⓯りがくりょうほうし ⓰もうどうけんくんれんし

問題 8

解いた日 ／

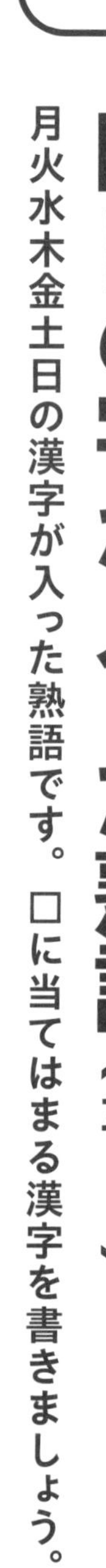

曜日の字が入った熟語〈書き〉

月火水木金土日の漢字が入った熟語です。□に当てはまる漢字を書きましょう。

1

- □月（みつ・げつ）
- □月（さい・げつ）
- 月□（げっ・しゃ）
- □月（まん・げつ）
- □□月（きゅう・しょう・がつ）
- □月□（かん・げつ・かい）
- 月□□□（げっ・か・び・じん）
- □月□□（さ・みだ・れ・しき）

2

- □火（せい・か）
- □火（ちん・か）
- 火□（ひ・だね）
- 火□（ひ・ばち）
- □火□（しょう・か・せん）
- □火□（どう・か・せん）
- □□火□（ふう・りん・か・ざん）
- 火□□□（か・き・げん・きん）

3

- □水（ぎょう・ずい）
- 水□（すい・じゅん）
- 水□（すい・そ）
- □水（ちょう・ず）
- □□水（かれ・さん・すい）
- 水□□（すい・さい・が）
- □水□□（たん・すい・か・ぶつ）
- □□□水（こう・うん・りゅう・すい）

❹(木)版／積(木)／雑(木)林／(木)綿豆腐／(木)琴／(木)霊／(木)賃宿／寄(木)細工　❺敷(金)／(金)箔／試(金)石／共同募(金)／(金)網／(金)髪／(金)屏風／(金)融緩和　❻(土)手／(土)壌／風(土)記／北方領(土)／粘(土)／(土)産／(土)壇場／郷(土)玩具　❼昨(日)／吉(日)／(日)和見／青天白(日)／(日)没／(日)傘[暈]／大晦(日)／皆既(日)食[蝕]

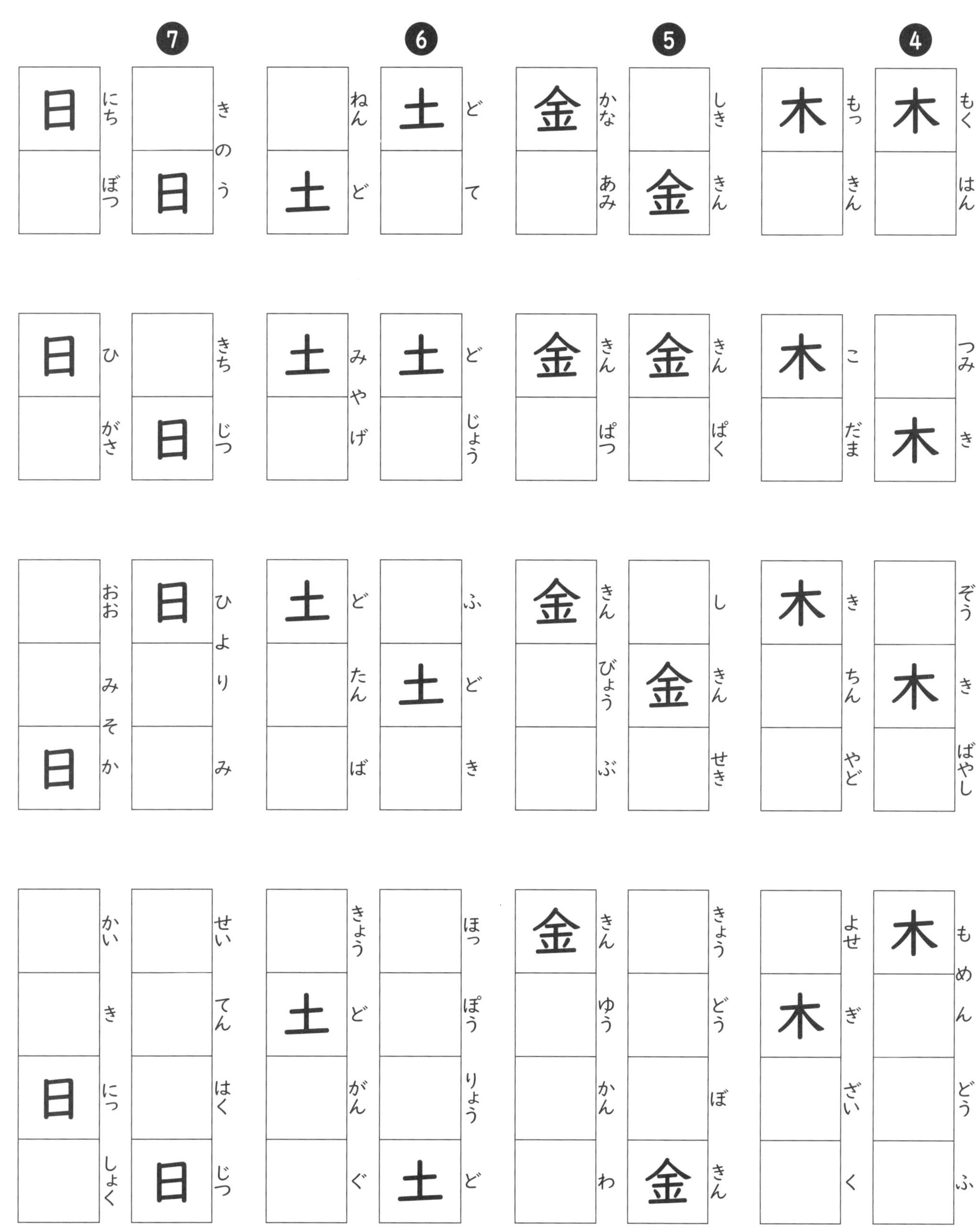

【答え】❶蜜（月）／（月）謝／旧正（月）／（月）下美人／歳（月）／満（月）／観（月）会／五（月）雨式
❷聖（火）／（火）種／消（火）栓／風林（火）山／鎮（火）／（火）鉢／導（火）線／（火）気厳禁
❸行（水）／（水）素／枯山（水）／炭（水）化物／（水）準／手（水）／（水）彩画／行雲流（水）

問題
9
解いた日
／

手ごわい副詞〈読み・書き〉

主として用言を修飾し、状態や程度を表すのが副詞です。右ページは漢字の読み方を、左ページは□に当てはまる漢字を書きましょう。

❶ 寧ろ　□□ろ
❷ 何れ　□□れ
❸ 極力　□□□□□□
❹ 然程　□□□
❺ 元来　□□□□
❻ 且つ　□つ
❼ 予て　□□て
❽ 一概に　□□□□に

❾ 挙って　□□って
❿ 宛ら　□□□ら
⓫ 剰え　□□□□え
⓬ 呉呉も　□□□□も
⓭ 愚図愚図　□□□□
⓮ 確り　□□□り
⓯ 況して　□して
⓰ 縦しんば　□しんば

⓱是非（とも）　⓲無下（に）　⓳案（の）定　⓴危（うく）　㉑未（だに）　㉒奇（しくも）　㉓得（てして）
㉔辛（うじて）　㉕断（じて）　㉖折（しも）　㉗一際　㉘折角　㉙毛頭　㉚逐次　㉛勿論　㉜実（にも）

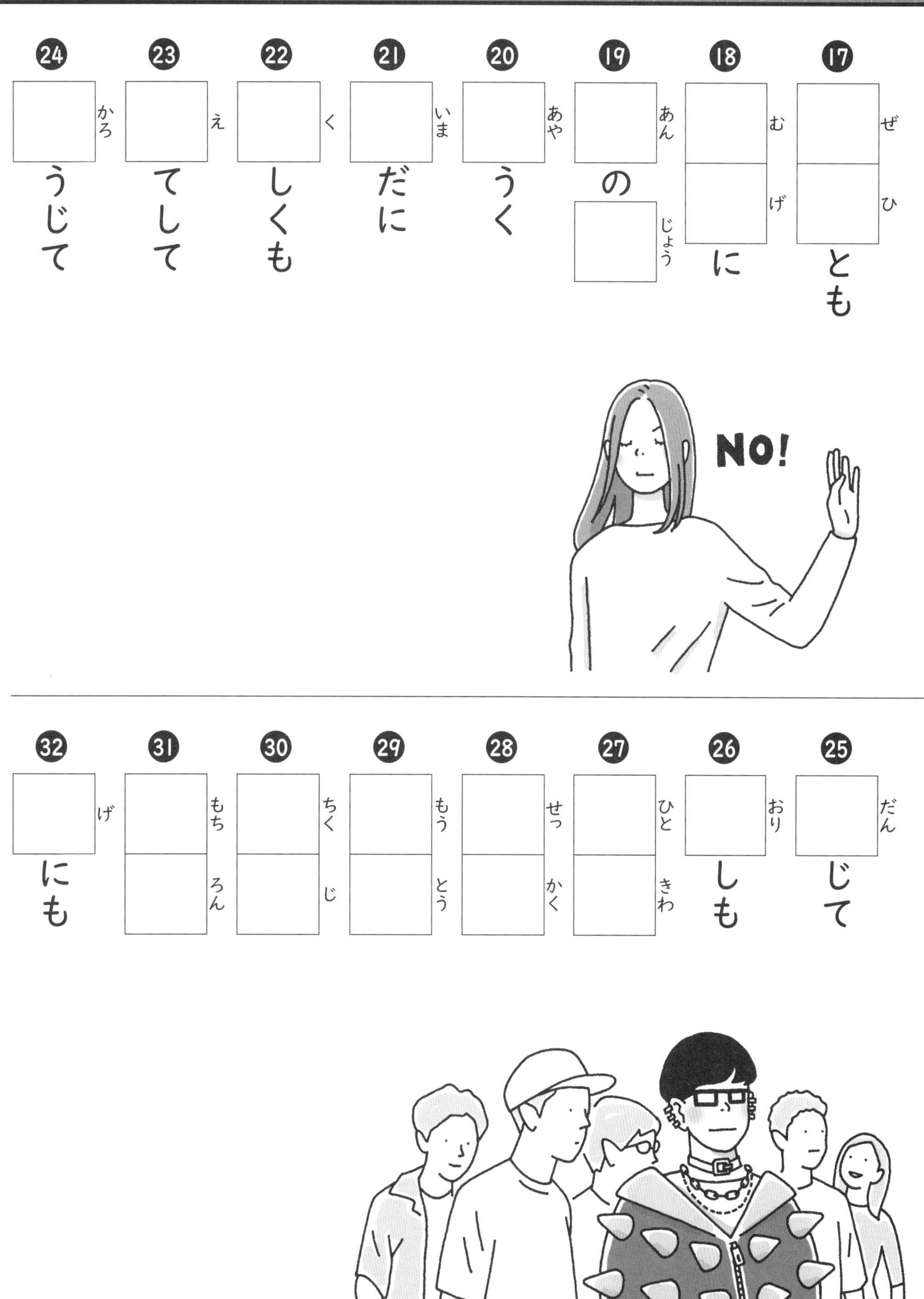

⑰ □（ぜ）□（ひ）とも

⑱ □（む）□（げ）に

⑲ □（あん）の□（じょう）

⑳ □（あや）うく

㉑ □（いま）だに

㉒ □（く）しくも

㉓ □（え）てして

㉔ □（かろ）うじて

㉕ □（だん）じて

㉖ □（おり）しも

㉗ □（ひと）□（きわ）

㉘ □（せっ）□（かく）

㉙ □（もう）□（とう）

㉚ □（ちく）□（じ）

㉛ □（もち）□（ろん）

㉜ □（げ）にも

【答え】❶むし（ろ）　❷いず（れ）　❸きょくりょく　❹さほど　❺がんらい　❻か（つ）　❼かね（て）　❽いちがい（に）　❾こぞ（って）　❿さなが（ら）　⓫あまつさ（え）　⓬くれぐれ（も）　⓭ぐずぐず　⓮しっか（り）　⓯ま（して）　⓰よ（しんば）

問題
10

解いた日
／

形が似ている漢字〈書き〉

次の□に当てはまる漢字を書きましょう。

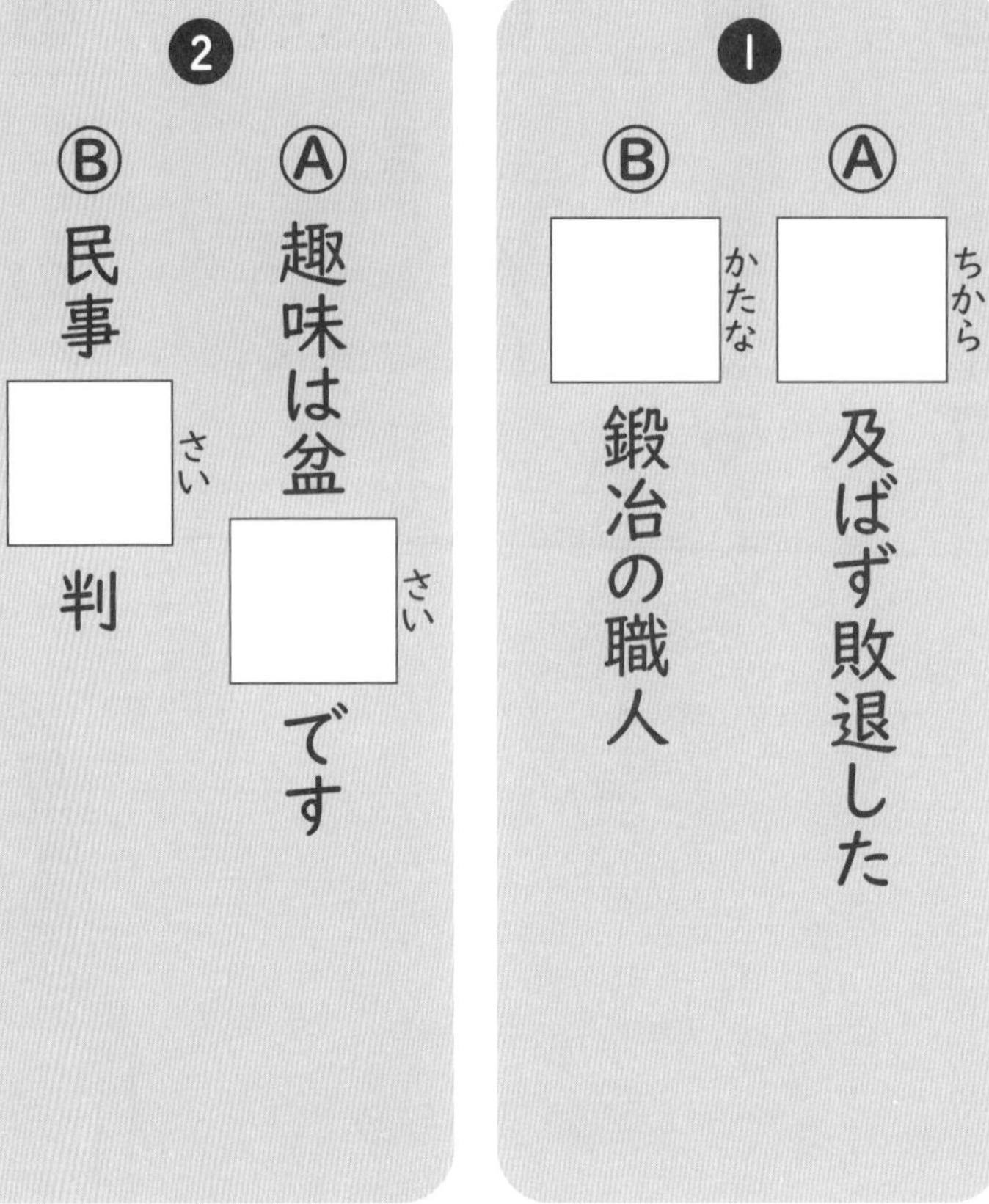

❶
Ⓐ □（ちから）及ばず敗退した
Ⓑ □（かたな）鍛冶の職人

❷
Ⓐ 趣味は盆□（さい）です
Ⓑ 民事□（さい）判

❸
Ⓐ □（しゅう）業式の日
Ⓑ 短□（らく）的な考え

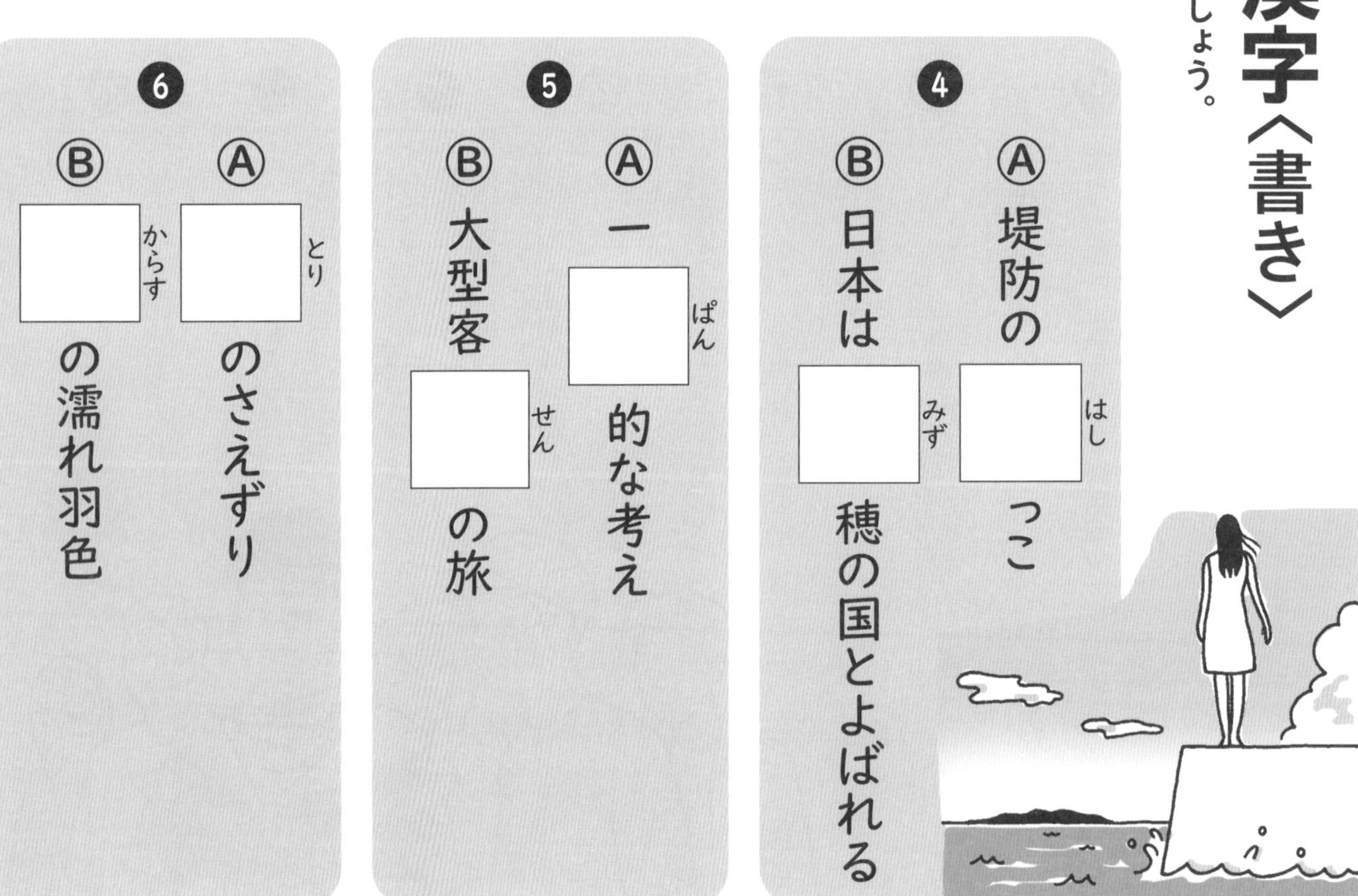

❹
Ⓐ 堤防の□（はし）っこ
Ⓑ 日本は□（みず）穂の国とよばれる

❺
Ⓐ 一□（ぱん）的な考え
Ⓑ 大型客□（せん）の旅

❻
Ⓐ □（とり）のさえずり
Ⓑ □（からす）の濡れ羽色

❼Ⓐ憶／Ⓑ億／Ⓒ臆　❽Ⓐ技／Ⓑ枝　❾Ⓐ釘／Ⓑ針
❿Ⓐ遺／Ⓑ遣　⓫Ⓐ斤／Ⓑ斥　⓬Ⓐ識／Ⓑ職／Ⓒ織

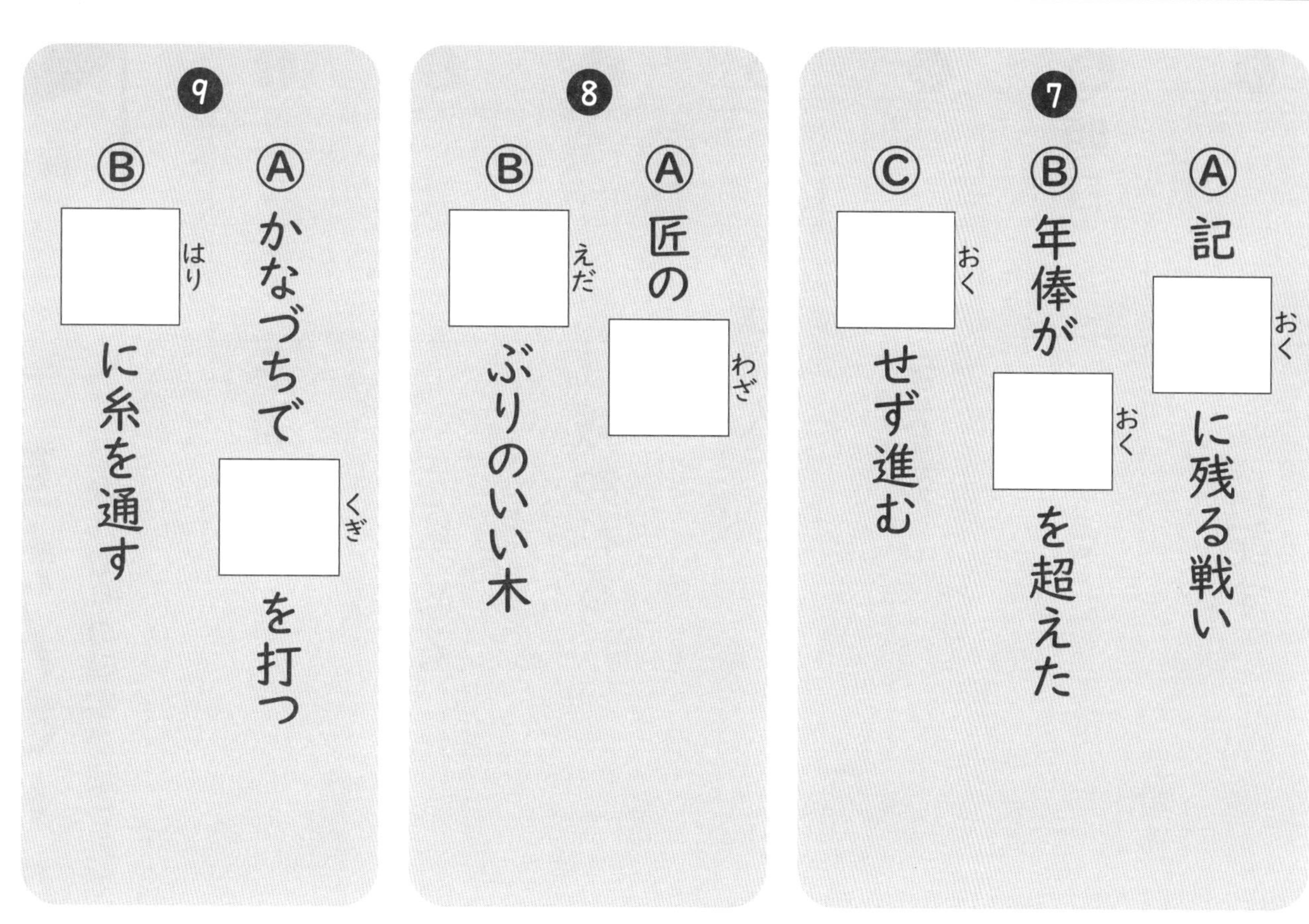

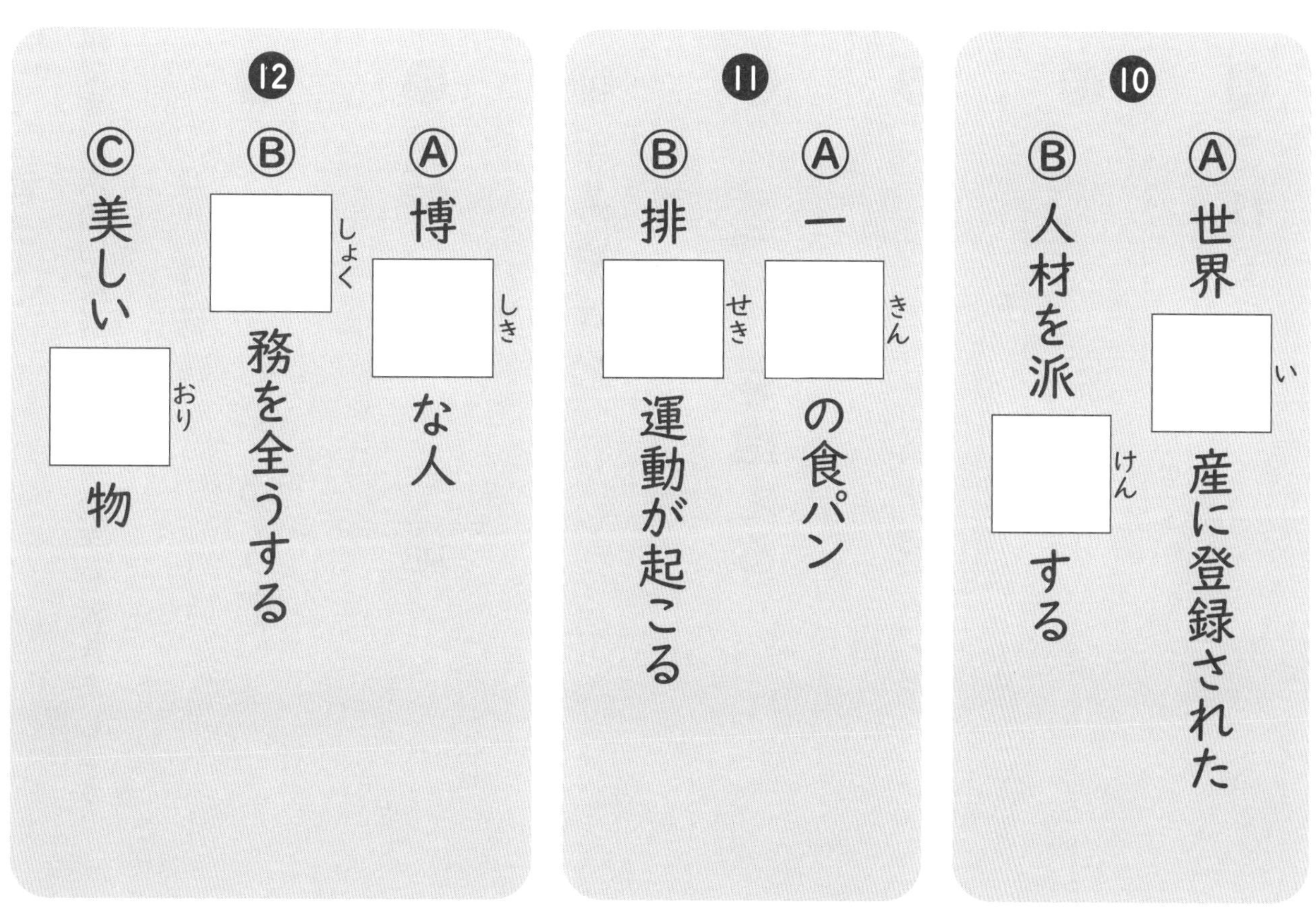

【答え】❶Ⓐ力／Ⓑ刀　❷Ⓐ栽／Ⓑ裁　❸Ⓐ終／Ⓑ絡
❹Ⓐ端／Ⓑ瑞　❺Ⓐ般／Ⓑ船　❻Ⓐ鳥／Ⓑ烏

問題 11

解いた日 ／

草かんむりの漢字〈書き〉

草かんむりの漢字が使われている言葉です。次の□に当てはまる漢字を書きましょう。

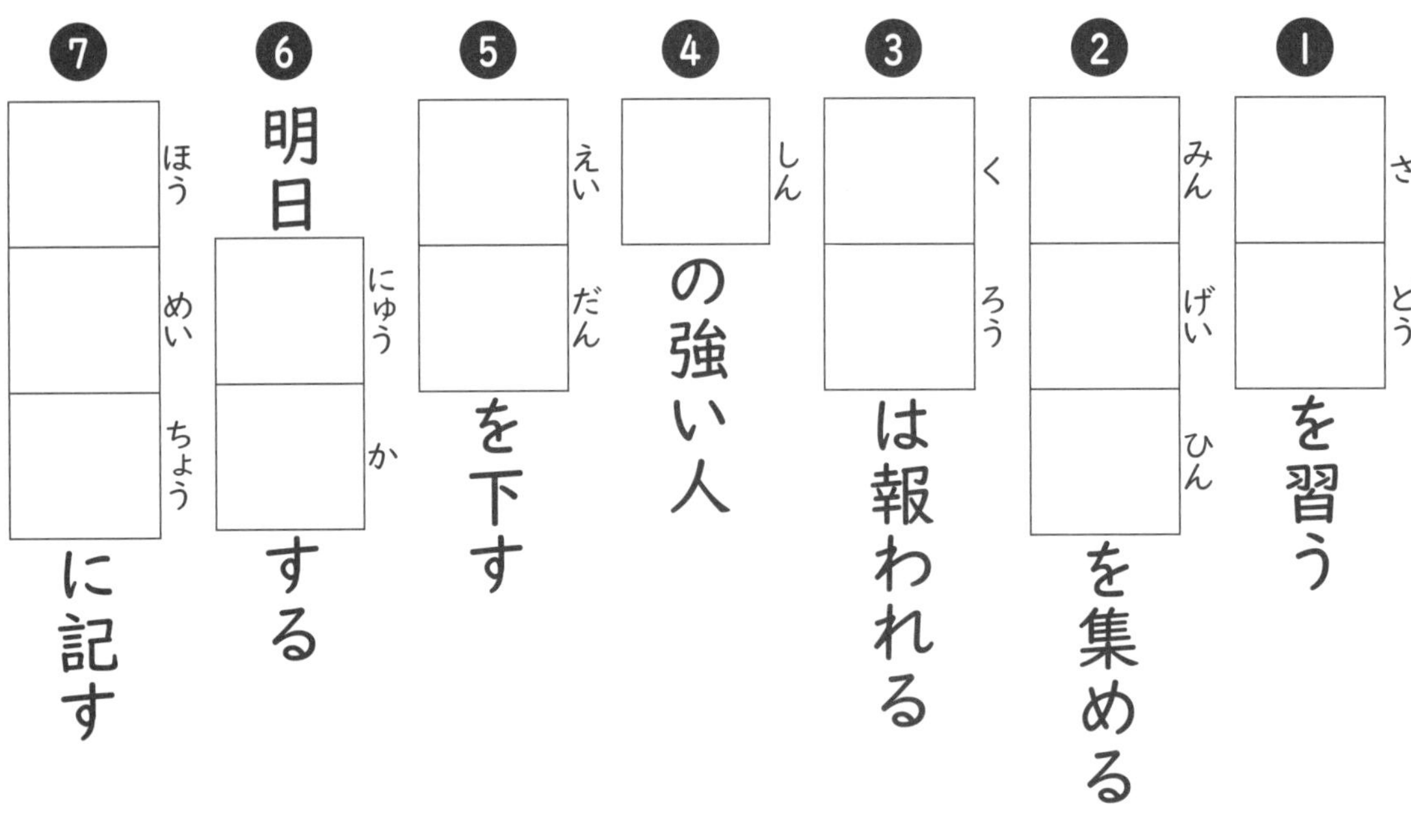

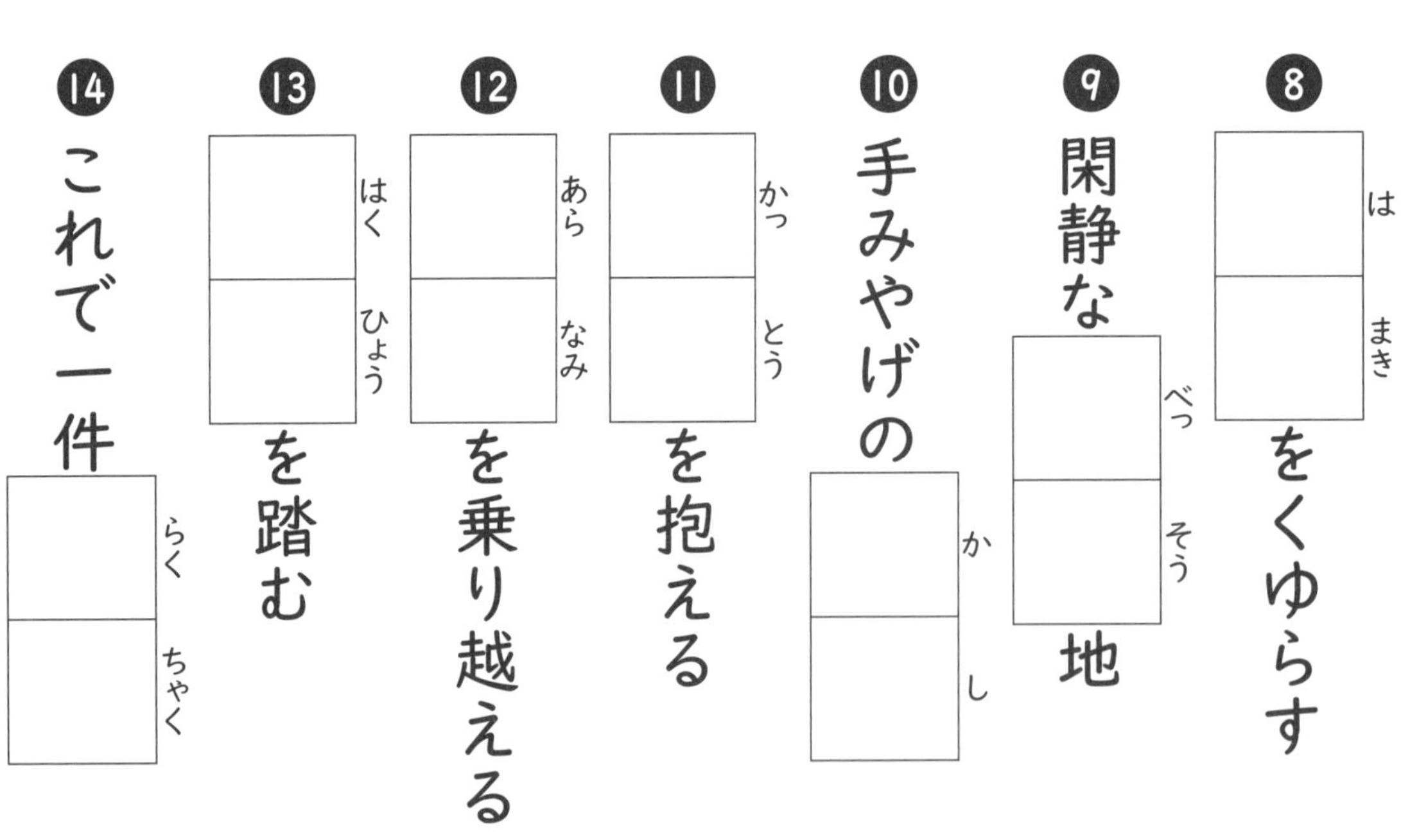

⓯苗　⓰薪　⓱睡蓮　⓲松茸　⓳芋版　⓴芝生　㉑牧草　㉒茎
㉓若気　㉔蒸留［溜］酒　㉕備蓄　㉖埋蔵　㉗推薦状　㉘華麗　㉙蒔絵　㉚花束

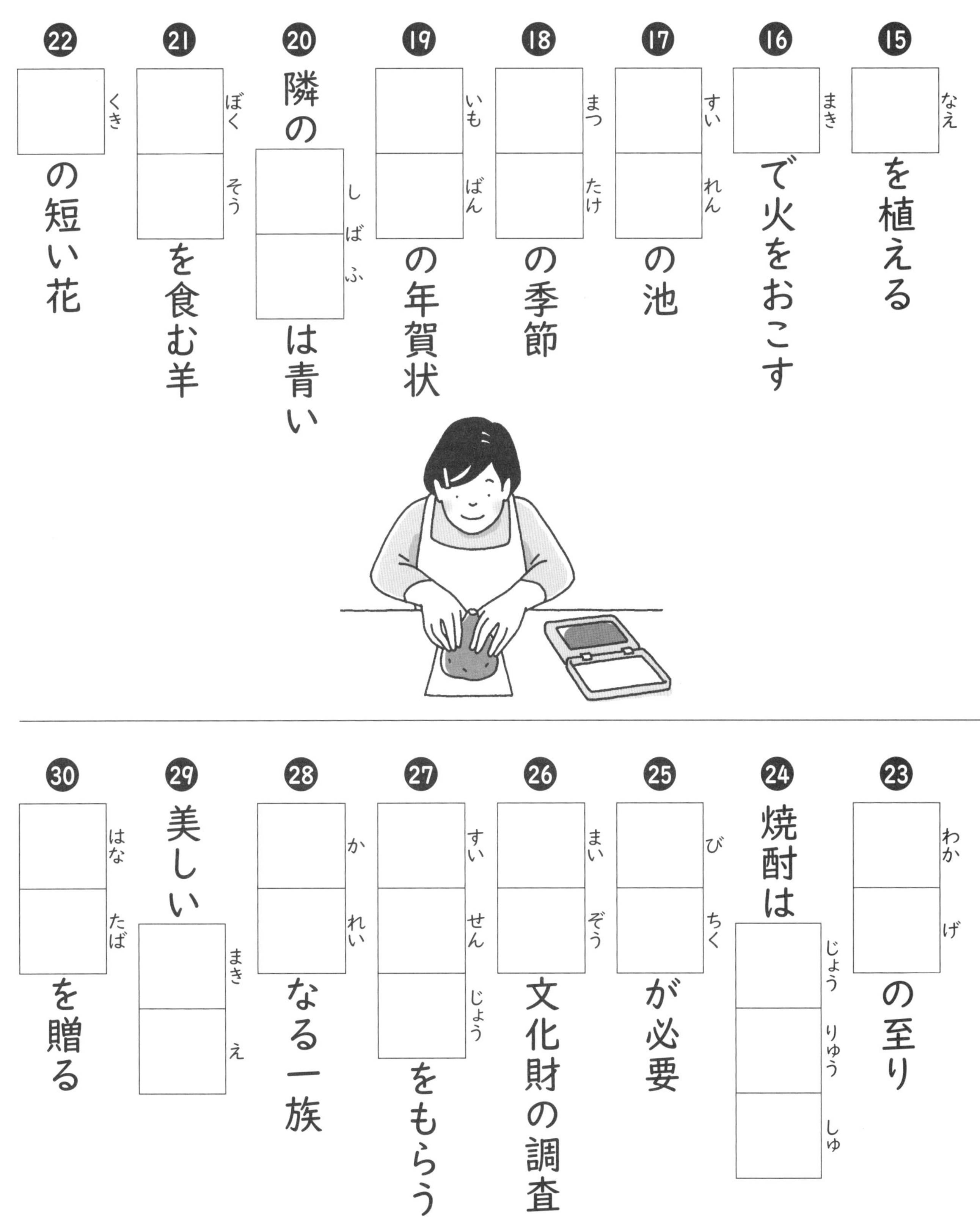

⑮ □（なえ）を植える

⑯ □（まき）で火をおこす

⑰ □□（すい・れん）の池

⑱ □□（まつ・たけ）の季節

⑲ □□（いも・ばん）の年賀状

⑳ 隣の□□（しば・ふ）は青い

㉑ □□（ぼく・そう）を食む羊

㉒ □（くき）の短い花

㉓ □□（わか・げ）の至り

㉔ 焼酎は□□□（じょう・りゅう・しゅ）

㉕ □□（び・ちく）が必要

㉖ □□（まい・ぞう）文化財の調査

㉗ □□□（すい・せん・じょう）をもらう

㉘ □□（か・れい）なる一族

㉙ 美しい□□（まき・え）

㉚ □□（はな・たば）を贈る

【答え】❶茶道　❷民芸品　❸苦労　❹芯　❺英断　❻入荷　❼芳名帳　❽葉巻　❾別荘　❿菓子　⓫葛藤　⓬荒波　⓭薄氷　⓮落着

問題 12

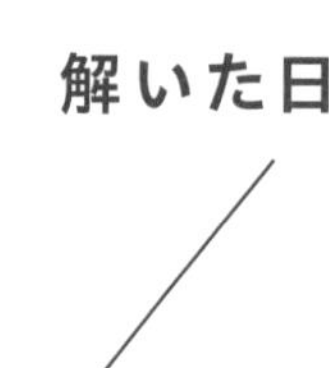
解いた日 ／

さんずいの漢字〈書き〉

さんずいの漢字が使われている言葉です。次の□に当てはまる漢字を書きましょう。

❶ □□（うんが）を船で巡る

❷ □□（いりえ）の多い海岸

❸ □□（ちすい）のためのダム

❹ □□（せいりゅう）と言われる川

❺ 冬は□□（にちぼつ）が早い

❻ □（おき）をいく船

❼ □□（しおさい）が聞こえる

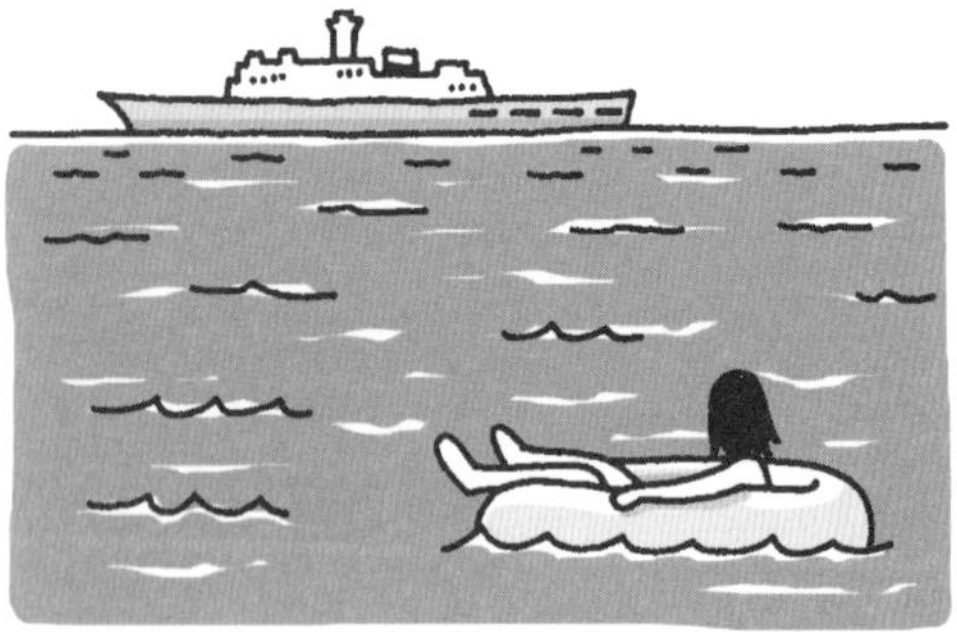

❽ □□（りょうし）料理が評判の宿

❾ エネルギーの□□（しょうひ）

❿ イベントは□□（せいきょう）だ

⓫ 勝利が□□（のうこう）となる

⓬ 面白い□□（まんが）

⓭ □□（じゅんたく）な予算

⓮ 今こそ□□（けつだん）のとき

⓯渋滞　⓰注射　⓱汎用性　⓲瀬戸際　⓳激励　⓴潔白　㉑源泉　㉒渓谷
㉓貯水池　㉔防波堤　㉕沸点　㉖巨漢　㉗添削　㉘滋養強壮　㉙泡沫候補　㉚満場一致

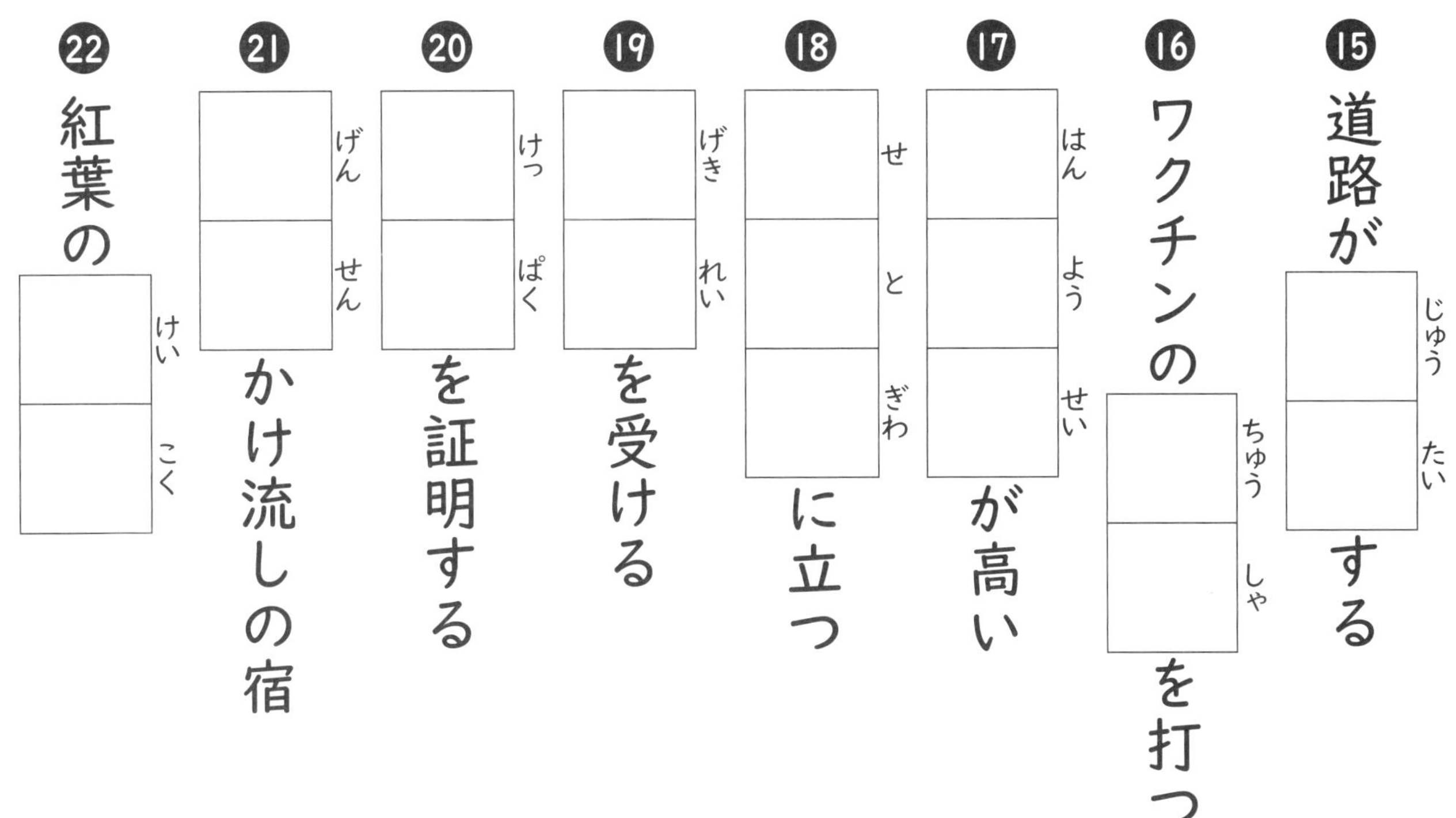

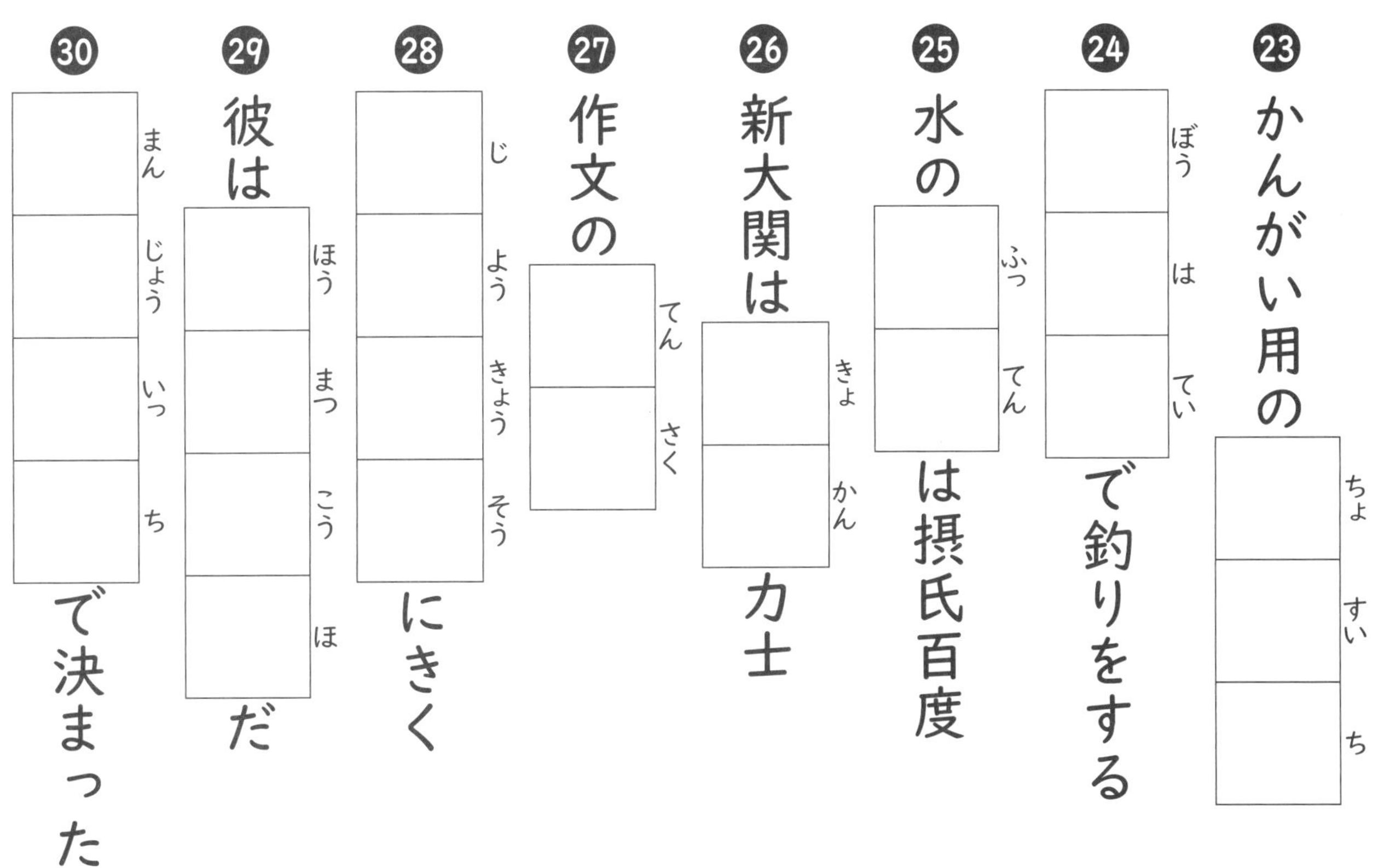

【答え】❶運河 ❷入江 ❸治水 ❹清流 ❺日没 ❻沖 ❼潮騒 ❽漁師 ❾消費 ❿盛況 ⓫濃厚 ⓬漫画 ⓭潤沢 ⓮決断

問題
13

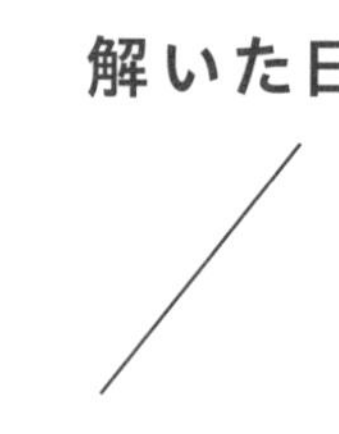
解いた日
／

山のつく漢字〈書き〉

山のつく漢字が使われている言葉です。次の□に当てはまる漢字を書きましょう。

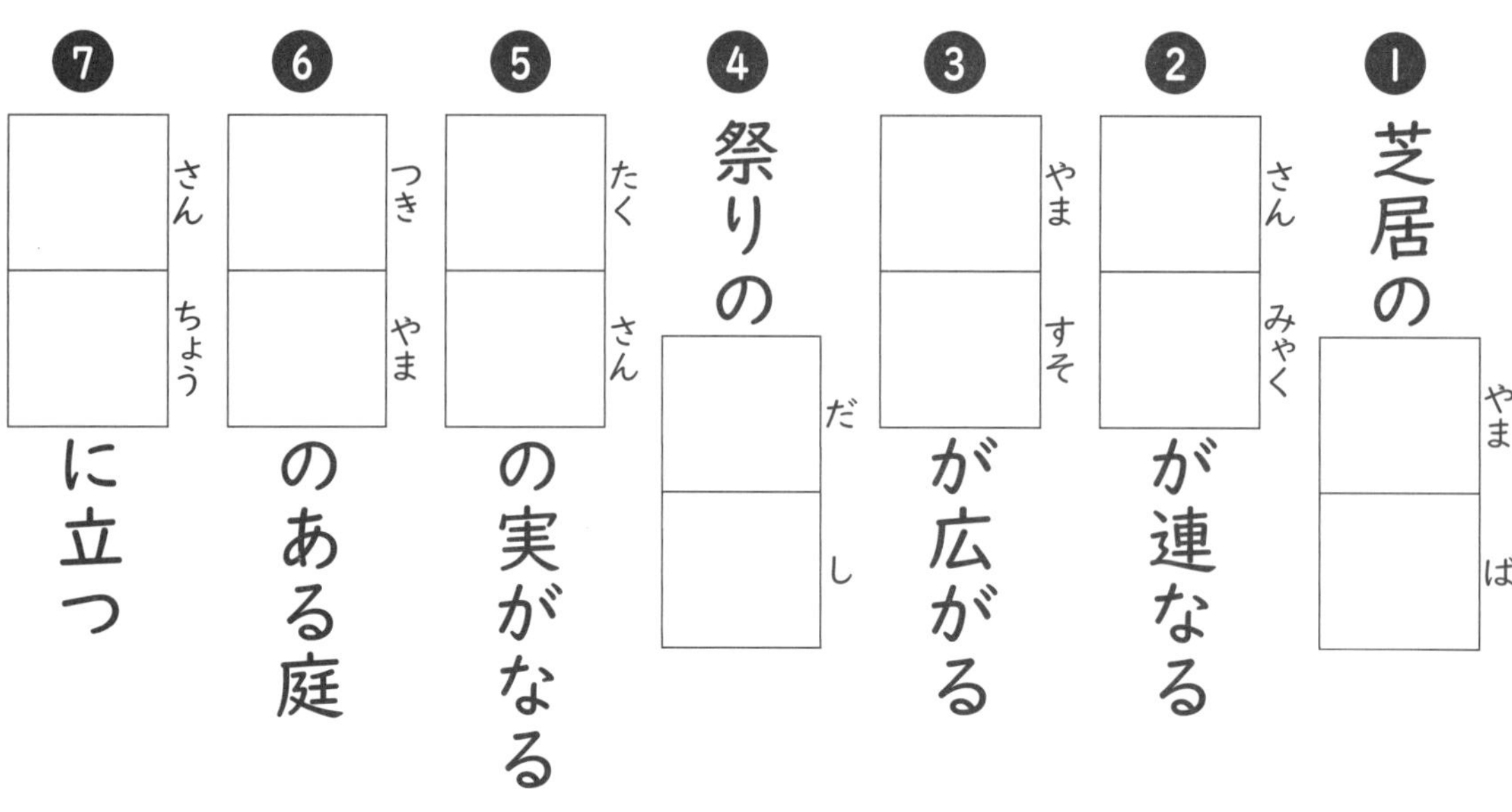

❶ 芝居の□□（やまば）

❷ □□（さんみゃく）が連なる

❸ □□（やますそ）が広がる

❹ 祭りの□□（だし）

❺ □□（たくさん）の実がなる

❻ □□（つきやま）のある庭

❼ □□（さんちょう）に立つ

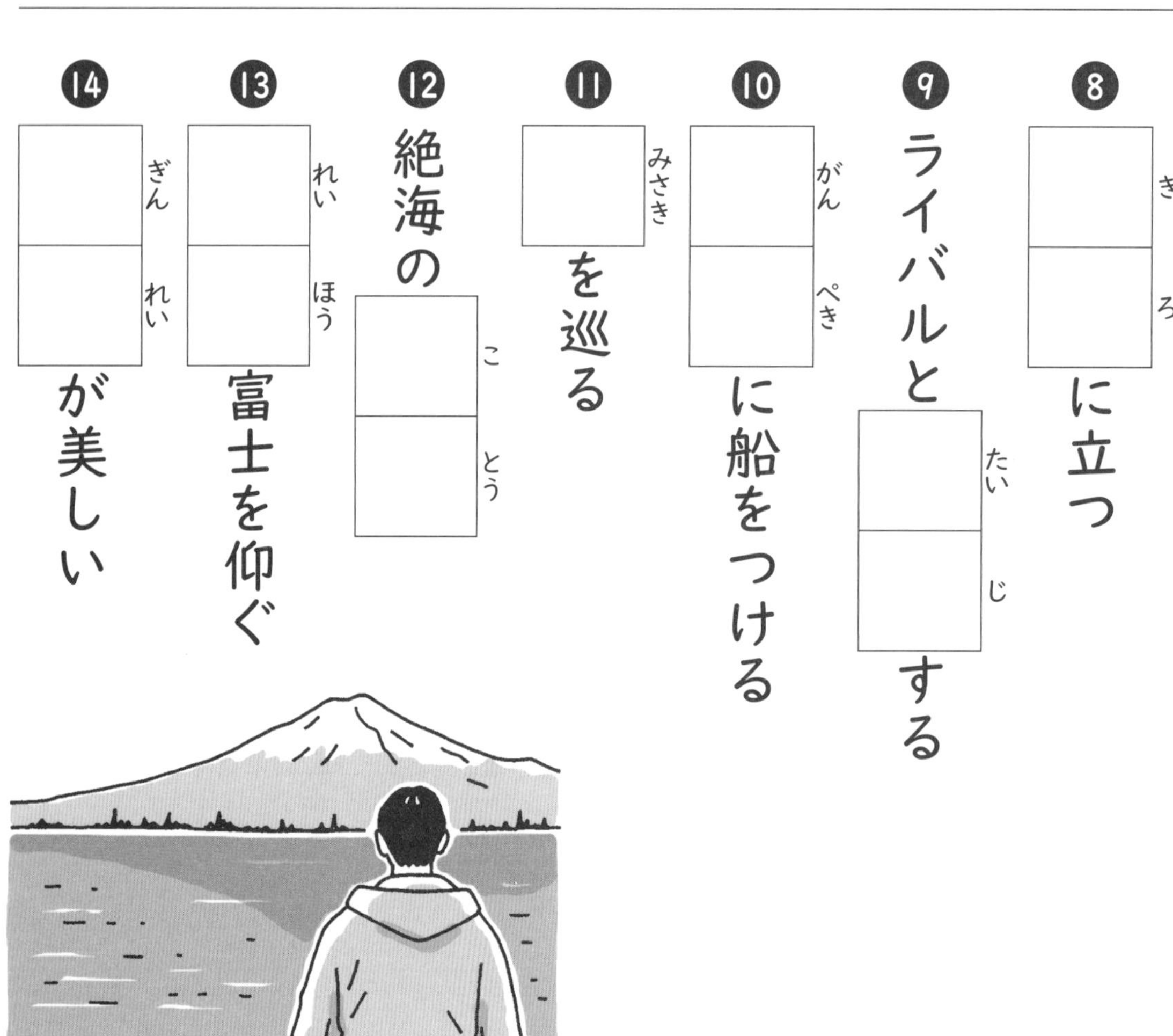

❽ □□（きろ）に立つ

❾ ライバルと□□（たいじ）する

❿ □□（がんぺき）に船をつける

⓫ □（みさき）を巡る

⓬ 絶海の□□（ことう）

⓭ □□（れいほう）富士を仰ぐ

⓮ □□（ぎんれい）が美しい

⓯崩壊　⓰崇高　⓱富嶽　⓲微笑　⓳岳父　⓴幽玄　㉑花嵐　㉒催眠術　㉓岩盤浴
㉔物見遊山　㉕山岳地帯　㉖断崖絶壁　㉗山紫水明　㉘岡目八目　㉙文金高島田

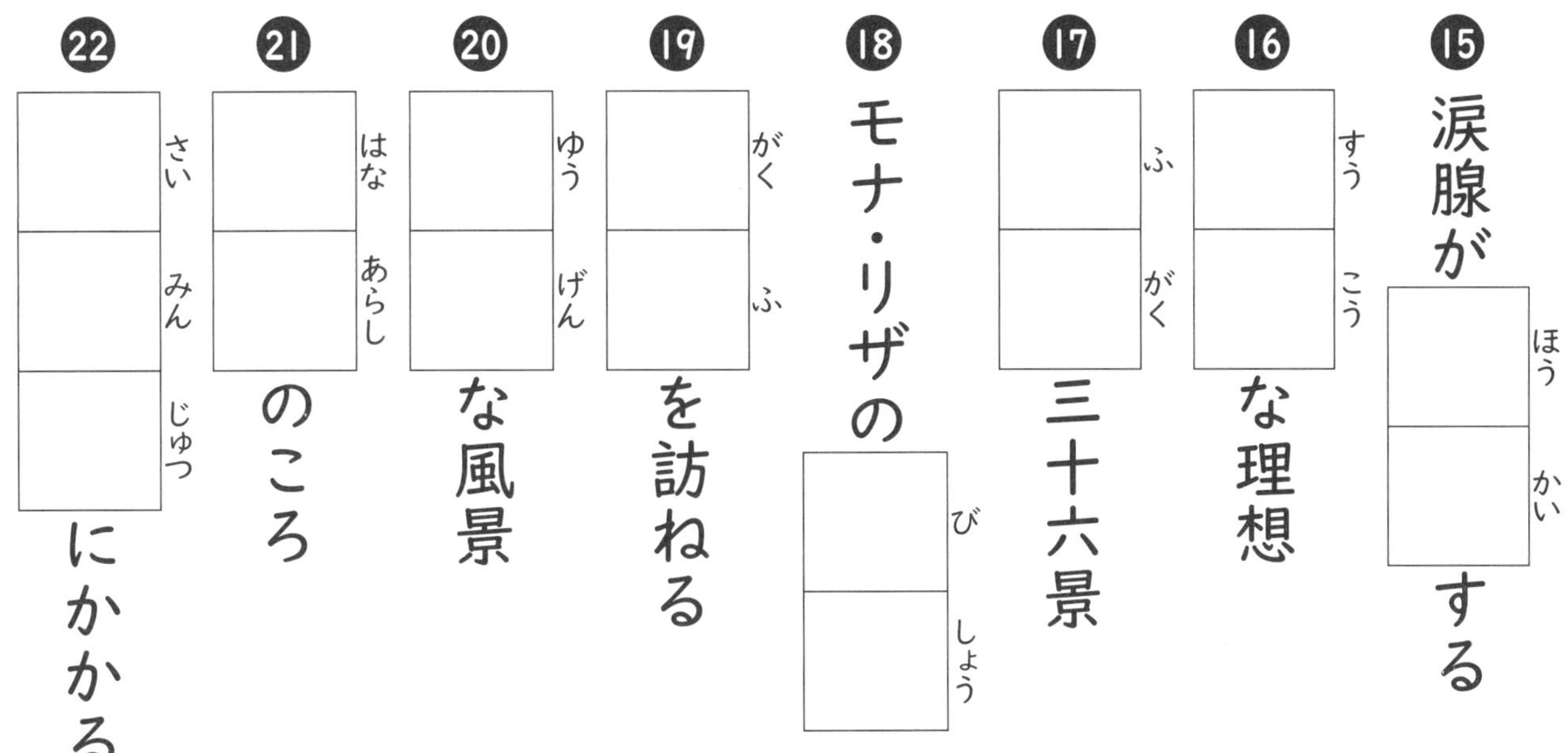

⑮ 涙腺が□□（ほうかい）する

⑯ □□（すうこう）な理想

⑰ □□（ふがく）三十六景

⑱ モナ・リザの□□（びしょう）

⑲ □□（がくふ）を訪ねる

⑳ □□（ゆうげん）な風景

㉑ □□（はなあらし）のころ

㉒ □□□（さいみんじゅつ）にかかる

㉓ □□□（がんばんよく）で汗を流す

㉔ □□□□（ものみゆさん）で出かける

㉕ □□□□（さんがくちたい）を歩く

㉖ □□□□（だんがいぜっぺき）のロケ地

㉗ まさに□□□□（さんしすいめい）の地

㉘ □□□□（おかめはちもく）で外からだと形勢がよくわかる

㉙ 花嫁の髪形は□□□□□（ぶんきんたかしまだ）

【答え】❶山場　❷山脈　❸山裾　❹山車　❺沢山　❻築山　❼山頂
❽岐路　❾対峙　❿岸壁　⓫岬［崎］　⓬孤島　⓭霊峰　⓮銀嶺

手ごたえのあるパズルを用意しました。
全部漢字の問題です。じっくり取り組んでください。

問題 1　解いた日 ／

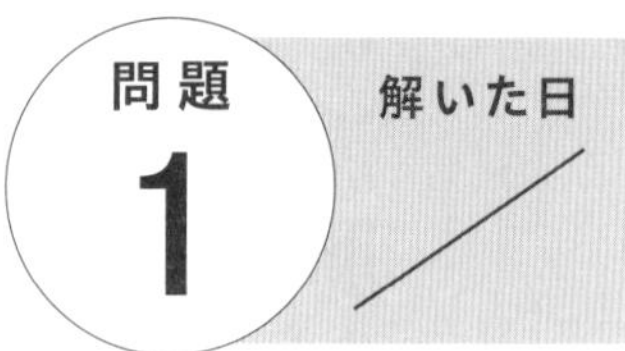

熟語しりとり

しりとりの要領で、指定された漢字を組み合わせて二字熟語を６つ作りましょう。しりとりの最初と最後の漢字は一度しか使いません。うまくつながるようマスをうめてください。 答えは125ページ

❶（使う漢字）子 好 石 良 宝 調

改□ → □□ → □□ → □□ → □□ → □□

❷（使う漢字）野 養 式 原 分 形

栄□ → □□ → □□ → □□ → □□ → □□

❸（使う漢字）念 業 記 務 簿 力

帳□ → □□ → □□ → □□ → □□ → □□

❹（使う漢字）安 気 引 眠 退 球

□□ → □治 → 治□ → □□ → □□ → □□

❺（使う漢字）用 得 永 費 心 遠

□□ → □出 → 出□ → □□ → □□ → □□

❻（使う漢字）突 湯 参 煙 熱 人

□□ → □加 → 加□ → □□ → □□ → □□

問題 2 解いた日 ／

漢字ナンクロ

1の「空」のように、リストの漢字をマスに入れて、クロスワードを完成させましょう。同じ数字のマスには同じ漢字が入ります。

答えは125ページ

急	■	9	16	9	得	■	19	13	月
10	21	生	■	10	■	7	面	■	17
直	■	4	上	■	架	■	2	町	■
2	20	■	1 空	14	1 空	論	■	6	11
■	作	22	■	化	■	15	14	場	■
13	16	■	中	11	校	■	6	■	8
記	■	1 空	17	■	7	資	12	企	16
21	選	■	18	轄	■	8	■	3	■
■	20	料	14	■	9	家	22	■	版
4	権	■	職	5	室	■	19	墨	3

文字対応表

1	2	3	4	5	6	7	8	9	10	11
空										

12	13	14	15	16	17	18	19	20	21	22

リスト

員 下 画 外 学 管 間 業
~~空~~ 系 工 自 手 水 地 調
転 入 本 無 用 理

問題 3　解いた日 ／

はみだしクロス

×のついている「土」と「柄」のように、上と右にはみだしている漢字を、同じタテ列、ヨコ列のマスに入れ、クロスワードを完成させましょう。使わずに残ったふたつの漢字でできる熟語が答えです。

答えは 125 ページ

音		大				手						
団	体	物	地	事	家	本	数	人	明			
金	限	~~土~~	図	定	評	条	直	業	後			
	屏		■		情		■	照		通	風	
属	■	土		柄	■		勉	■	日	~~柄~~	勤	
		■	形	■	握		■	聡		波	明	
■				鑑	■	当		■		信	動	
串	■		■			■				営	物	日
			渉	■		外	■	界	■	論	交	
	■	換	■	民		■	素			子	目	
■	門	■	隙		■	総		■		的	間	
			■		字		■	善		無	意	活
敵	■		断		■		芋	■	識	力	判	山

答え | | |

問題 4　解いた日 ／

くるくるパーツしりとり

右上からスタートし「驚異→異端児」のように、パーツをうまく当てはめて時計回りに熟語のしりとりを完成させましょう。できる熟語は２～４字のもので、パーツは回転させずそのままの向きで使います。二重マスが熟語の重なる部分です。最後に、使われずに残ったパーツが答えです。

答えは 126 ページ

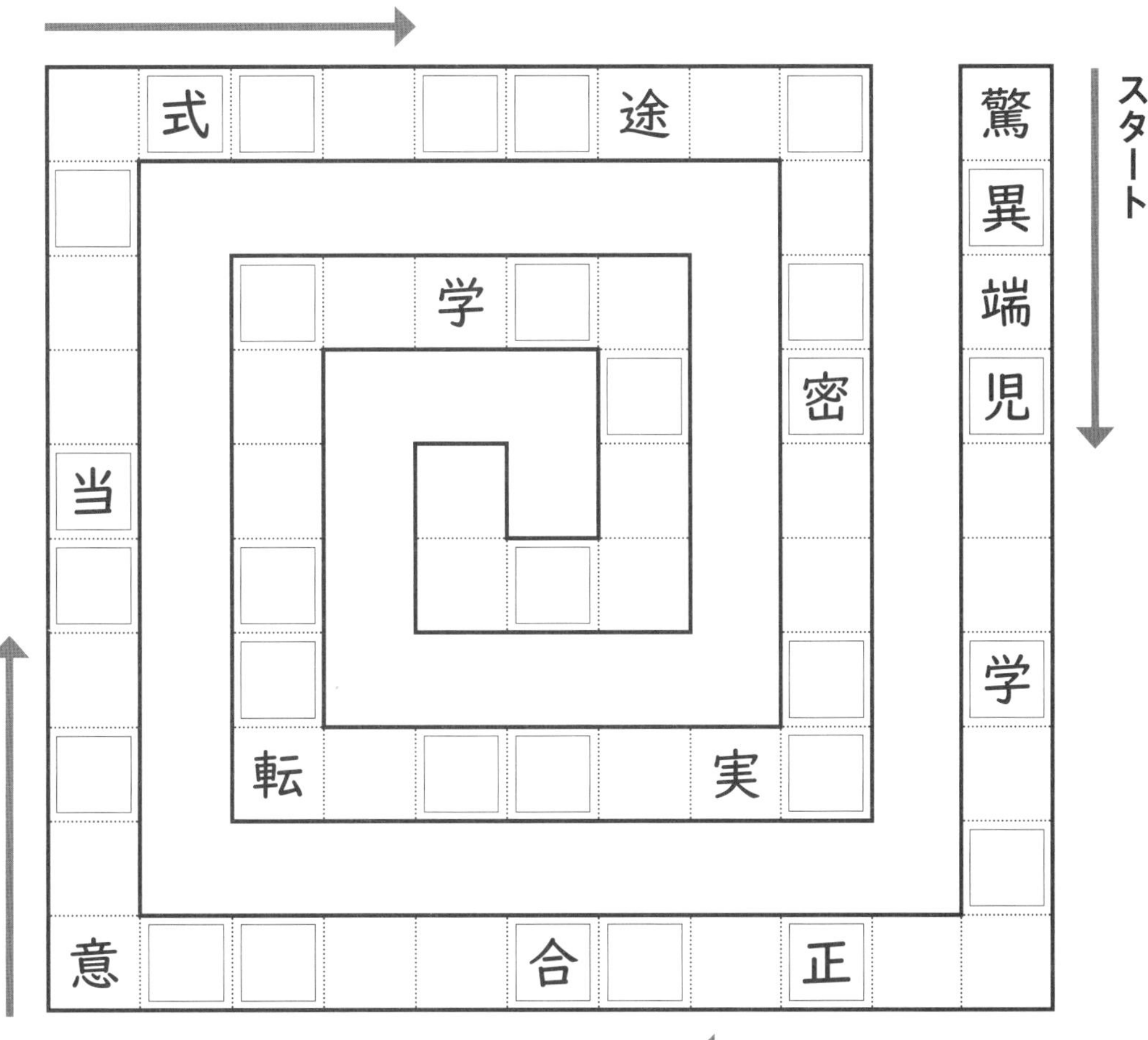

使うパーツ

健剛　典型　練同　方行　分気　字引

事工　場念　的中　問題　半端　得習

数用　童文　現役　見倒　末機　外線　算換

預座　着取　局務　材質　用品　婚金　面満

脳トレコラム 2

きき手でない手を使って脳を活性化

手や指を使うことは、とてもよい脳トレです。器用に手指を使うと、使った反対側の脳の運動野や、前運動野を刺激することができます。運動野とは、手足などの運動をつかさどる部分です。

きき手でないほうの手を意識して使えば、いつもの反対側の脳を刺激でき、困難な分、前頭前野が活性化します。前頭前野はワーキングメモリなどに関連し、最も老化しやすい部分です。

右ききの人は左手で、左ききの人は右手で、こんなことをやってみましょう！

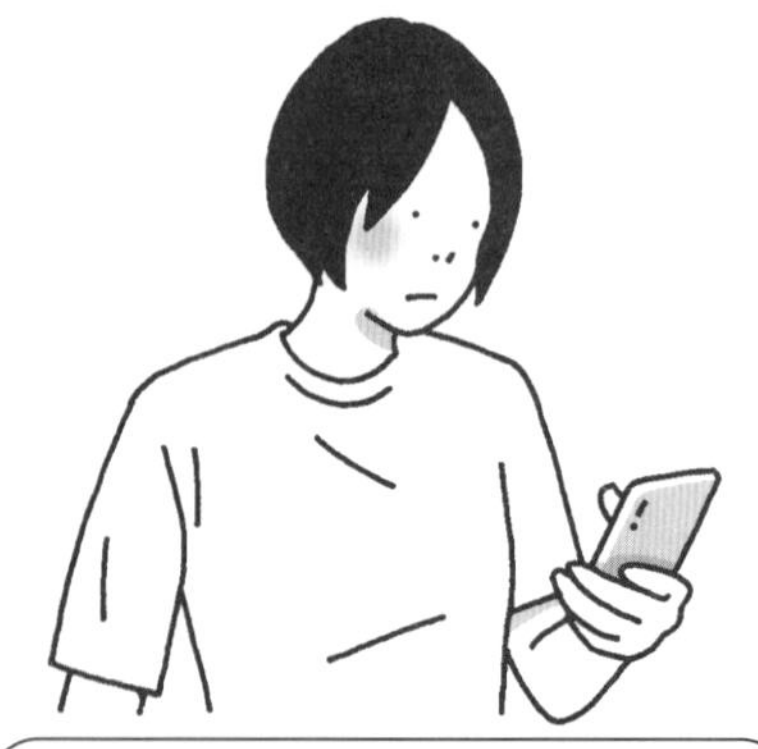

スマホやリモコンを操作

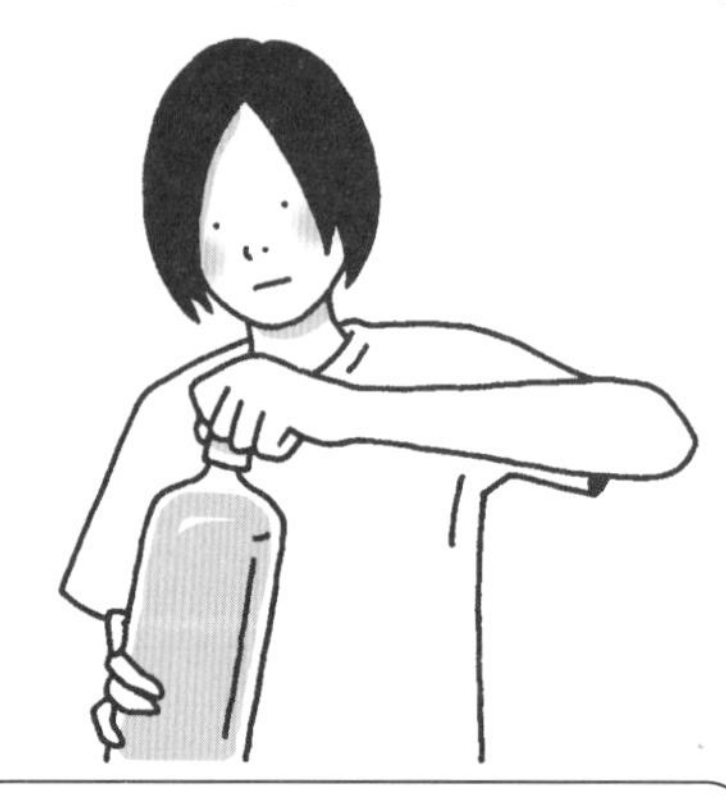

ペットボトルやびんのふたの開け閉め

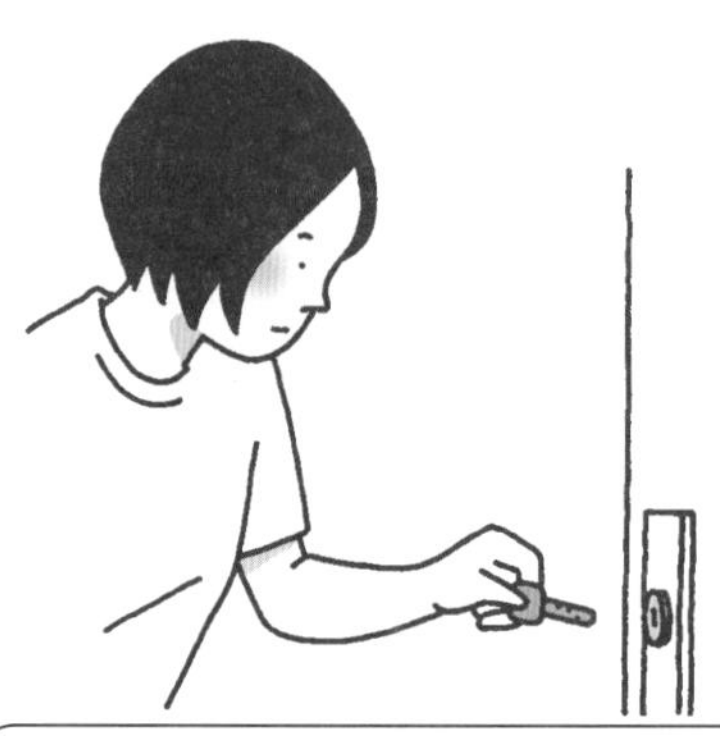

鍵の開け閉め

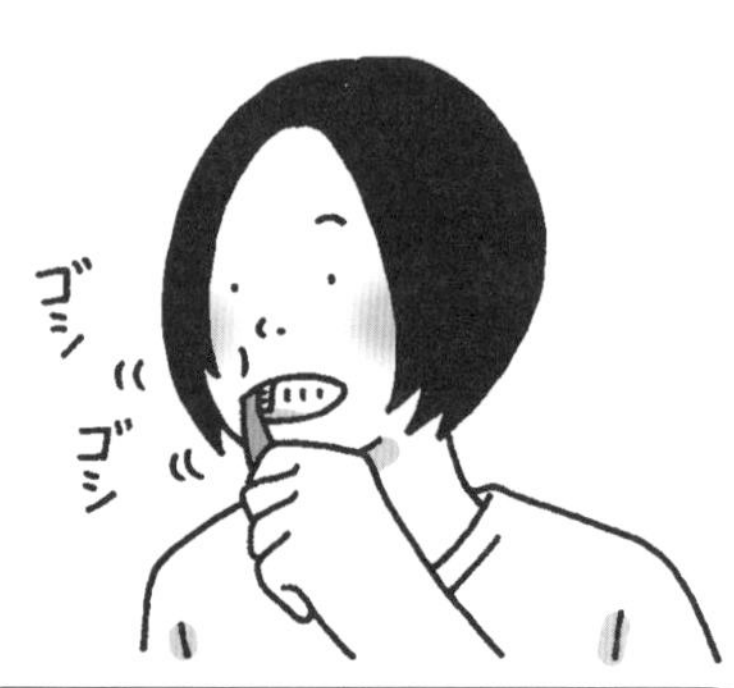

歯を磨く、髪をとかす

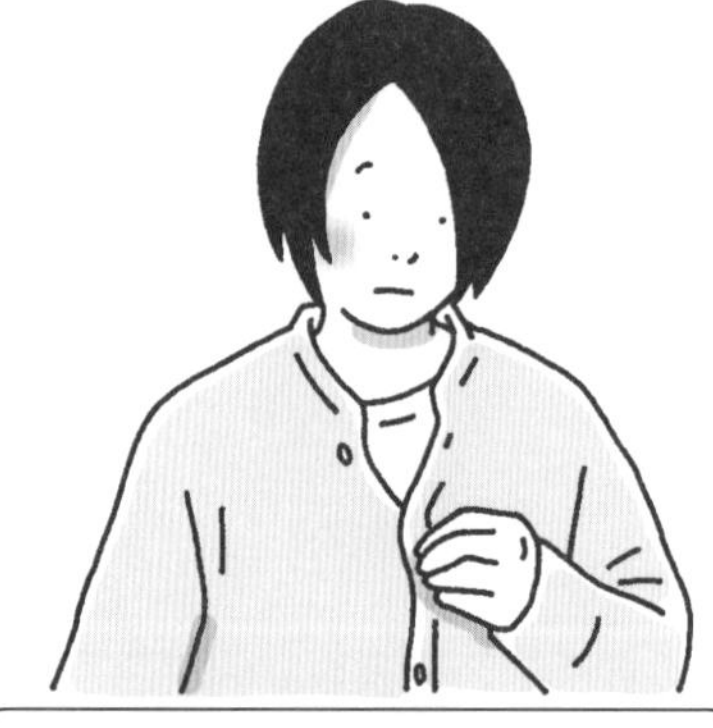

ボタンやファスナーの開け閉め

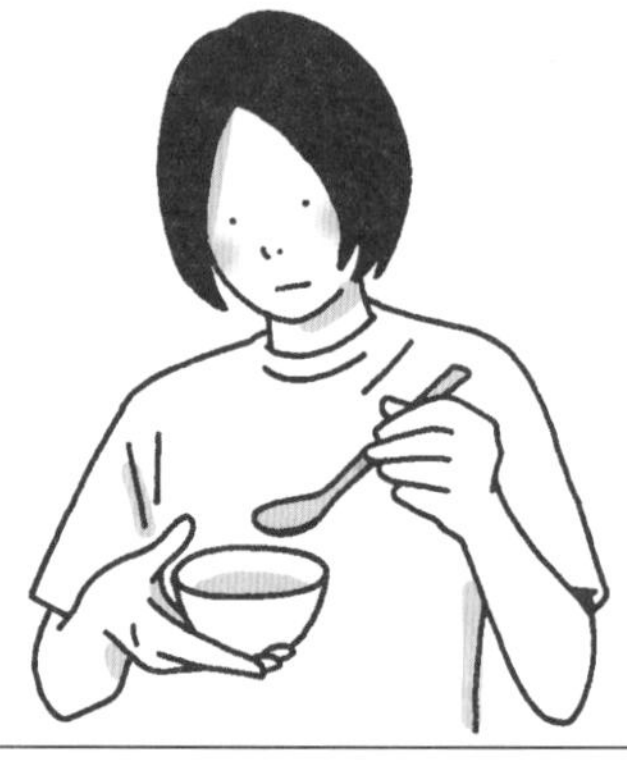

はしやスプーンを使う

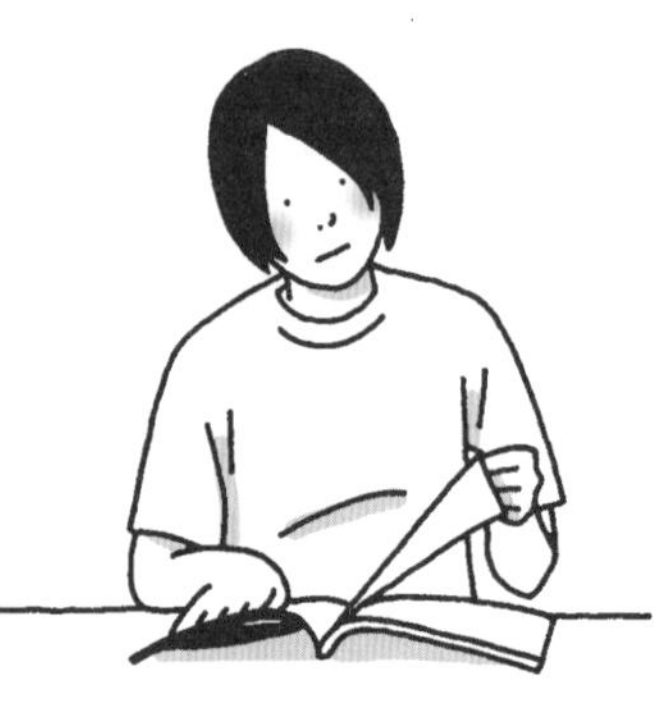

本や新聞をめくる

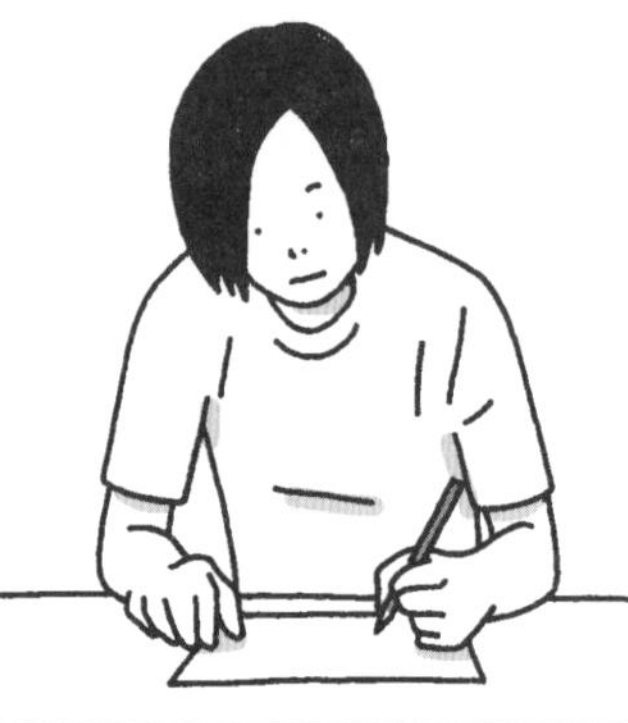

文字や絵をかいてみる

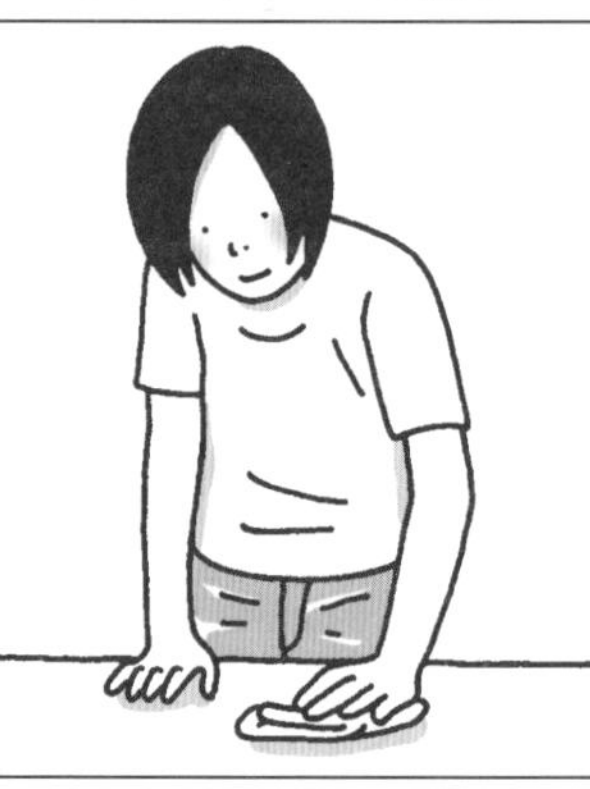

そうじをする

3章

できて当然!? よく使う熟語・ことわざ

日ごろよく目にする四字熟語や、
よく口にすることわざ、
漢字で書けますか？　読めますか？
意外に難しいかもしれません。

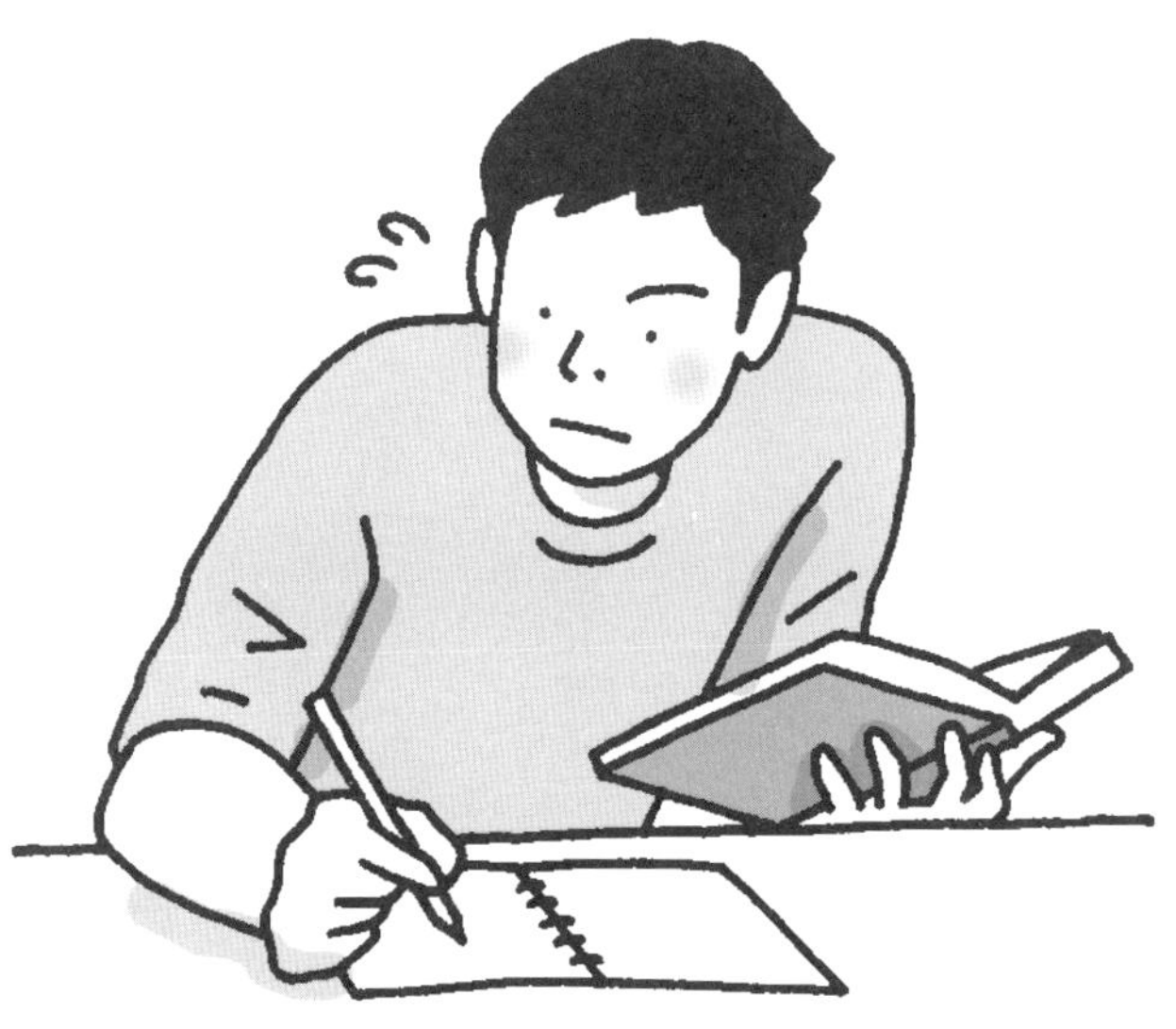

問題 1

解いた日 ／

すいすい書きたい四字熟語〈書き〉

次の□に当てはまる漢字を書きましょう。

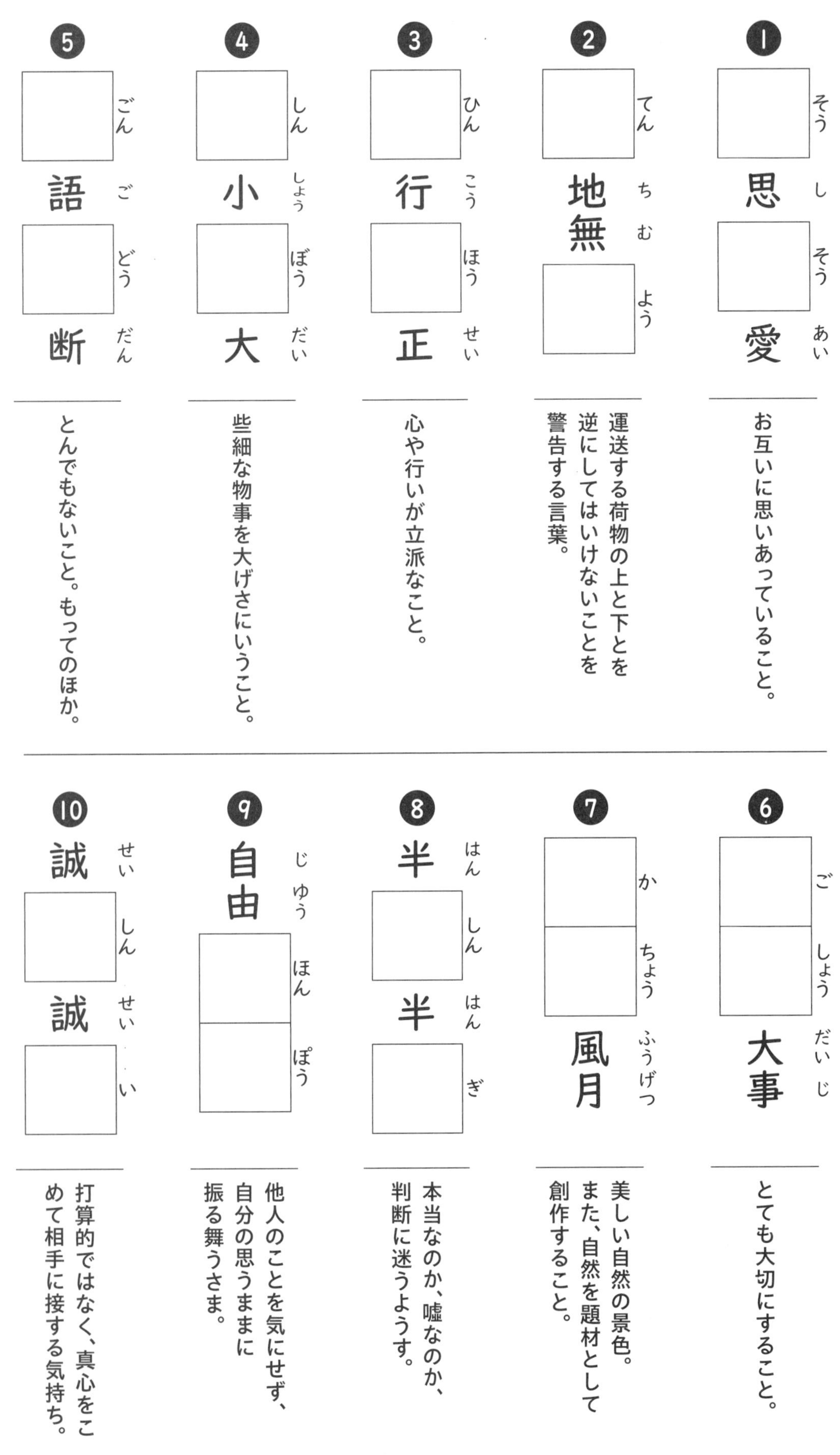

❶ □(そう)思(し)□(そう)愛(あい)
お互いに思いあっていること。

❷ □(てん)地(ち)無(む)□(よう)
運送する荷物の上と下とを逆にしてはいけないことを警告する言葉。

❸ □(ひん)行(こう)□(ほう)正(せい)
心や行いが立派なこと。

❹ □(しん)小(しょう)□(ぼう)大(だい)
些細な物事を大げさにいうこと。

❺ □(ごん)語(ご)□(どう)断(だん)
とんでもないこと。もってのほか。

❻ □□(ごしょう)大事(だいじ)
とても大切にすること。

❼ □□(かちょう)風月(ふうげつ)
美しい自然の景色。また、自然を題材として創作すること。

❽ 半(はん)□(しん)半(はん)□(ぎ)
本当なのか、嘘なのか、判断に迷うようす。

❾ 自由(じゆう)□□(ほんぽう)
他人のことを気にせず、自分の思うままに振る舞うさま。

❿ 誠(せい)□(しん)誠(せい)□(い)
打算的ではなく、真心をこめて相手に接する気持ち。

⓫機・髪　⓬酒・肉　⓭途・端　⓮錯誤　⓯社・辞　⓰馬・風
⓱真・銘　⓲琢磨　⓳處分　⓴善懲　㉑躍如　㉒阿・叫

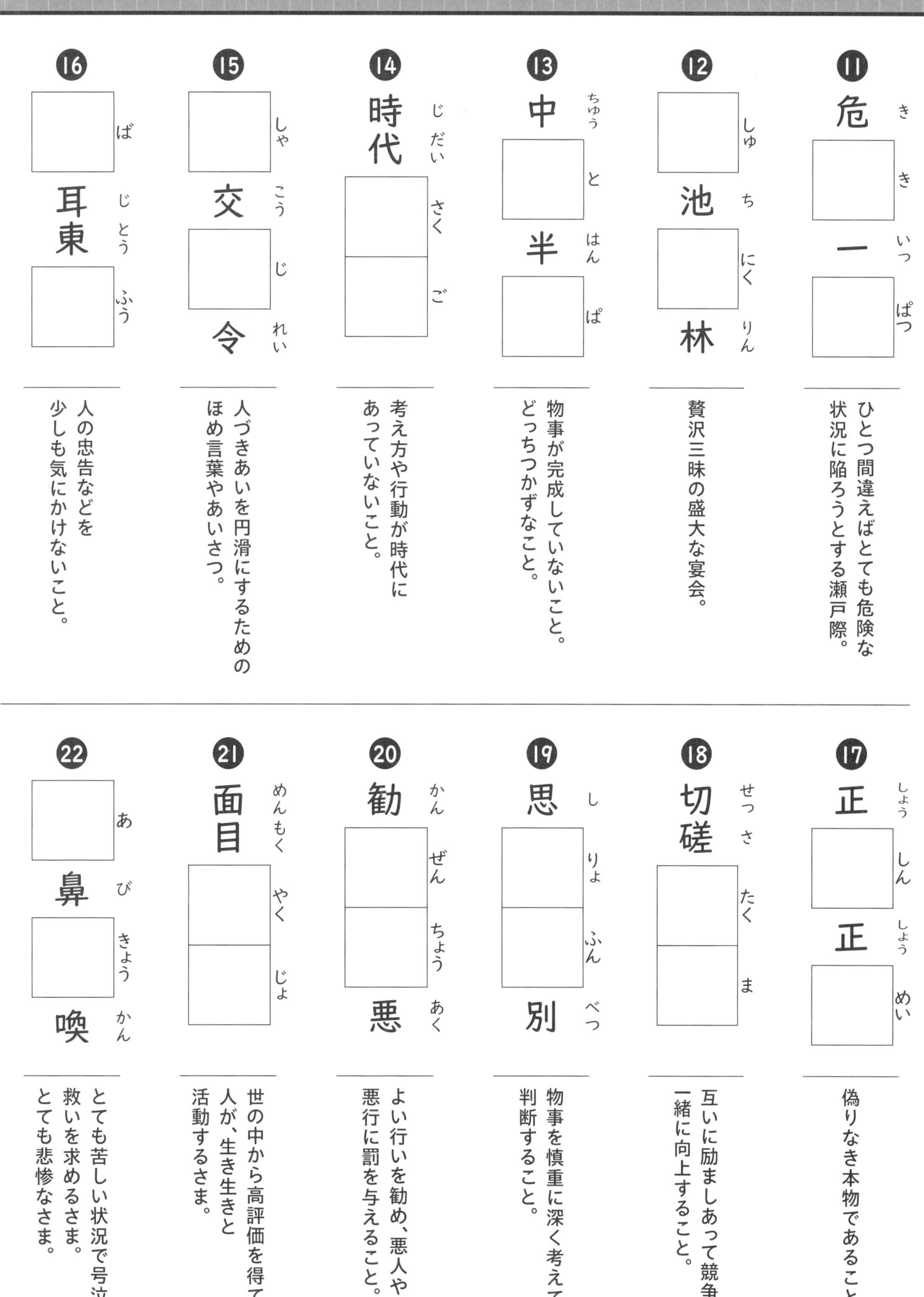

⑪ 危□一□（き き いっ ぱつ）
ひとつ間違えばとても危険な状況に陥ろうとする瀬戸際。

⑫ □池□林（しゅ ち にく りん）
贅沢三昧の盛大な宴会。

⑬ 中□半□（ちゅう と はん ぱ）
物事が完成していないこと。どっちつかずなこと。

⑭ 時代□□（じだい さく ご）
考え方や行動が時代にあっていないこと。

⑮ □交□令（しゃ こう じ れい）
人づきあいを円滑にするためのほめ言葉やあいさつ。

⑯ □耳東□（ば じ とう ふう）
人の忠告などを少しも気にかけないこと。

⑰ 正□正□（しょう しん しょう めい）
偽りなき本物であること。

⑱ 切磋□□（せっ さ たく ま）
互いに励ましあって競争し、一緒に向上すること。

⑲ 思□□別（し りょ ふん べつ）
物事を慎重に深く考えて判断すること。

⑳ 勧□□悪（かん ぜん ちょう あく）
よい行いを勧め、悪人や悪行に罰を与えること。

㉑ 面目□□（めんもく やく じょ）
世の中から高評価を得ている人が、生き生きと活動するさま。

㉒ □鼻□喚（あ び きょう かん）
とても苦しい状況で号泣し救いを求めるさま。とても悲惨なさま。

【答え】❶相・相 ❷天・用 ❸品・方 ❹針・棒 ❺言・道 ❻後生 ❼花鳥 ❽信・疑 ❾奔放 ❿心・意

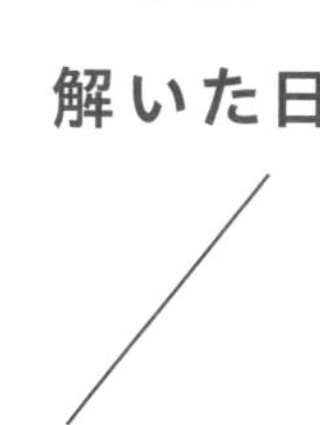

問題 2

解いた日 ／

数がつく四字熟語〈書き〉

次の□に当てはまる漢字を書きましょう。

❶ 三（さん）□（さん）五（ご）□（ご）
少人数がまばらに行くこと。

❷ 十（じゅう）□（にん）十（と）□（いろ）
考えや好みは、それぞれ異なるということ。

❸ 三（さん）□（かん）四（し）□（おん）
気候がだんだん暖かくなって、春が近いということ。

❹ 二（に）□（にん）三（さん）□（きゃく）
二者が物事を成しとげるために歩調をあわせることのたとえ。

❺ 一（いち）□（ご）一（いち）□（え）
生涯にただ一度の出あい。

❻ □（うみ）千（せん）□（やま）千（せん）
経験を積んだことで世の中の裏も表も知り尽くし、したたかなこと。

❼ 百（ひゃっ）□（き）夜（や）□（こう）
得体の知れない人たちが好き勝手に振る舞うこと。

❽ □（かい）口（こう）一（いち）□（ばん）
話し始めてすぐ。

❾ □（した）先（さき）三（さん）□（ずん）
うわべだけのうまい言葉。

❿ □（うん）□（でい）万（ばん）里（り）
とても大きくかけ離れていること。

⓫言居　⓬念発　⓭触即　⓮球・魂　⓯捨・入　⓰分・厘
⓱表裏　⓲固・徹　⓳朝・暮　⓴面楚　㉑穀豊　㉒笑止

⑪
一(いち)□(げん)□(こ)士(じ)
何事にも何かひとこと口を挟まなければ気がすまない人。
⑫
一(いち)□(ねん)□(ほっ)起(き)
あることを成しとげようと決意すること。
⑬
一(いっ)□(しょく)□(そく)発(はつ)
極度に危険な状態にあること。
⑭
一(いっ)□(きゅう)入(にゅう)□(こん)
そのことに全神経を集中させること。
⑮
四(し)□(しゃ)五(ご)□(にゅう)
計算で次の端数が四以下なら切りすて、五以上なら切り上げること。
⑯
九(く)□(ぶ)九(く)□(りん)
完全に近いこと。
⑰
□(ひょう)□(り)一体(いったい)
ふたつのものの関係が密接で切り離せないこと。
⑱
頑(がん)□(こ)一(いっ)□(てつ)
一度決めたら、自分の考えや態度をかたくなに貫こうとするさま。
⑲
□(ちょう)三(さん)□(ぼ)四(し)
目先の違いに引っ張られ、結果が同じであることに気づけないこと。
⑳
四(し)□(めん)□(そ)歌(か)
敵に囲まれて孤立していること。
㉑
五(ご)□(こく)□(ほう)穣(じょう)
米や麦などのこくもつが実ること。
㉒
□(しょう)□(し)千万(せんばん)
とてもおかしくばかばかしいこと。

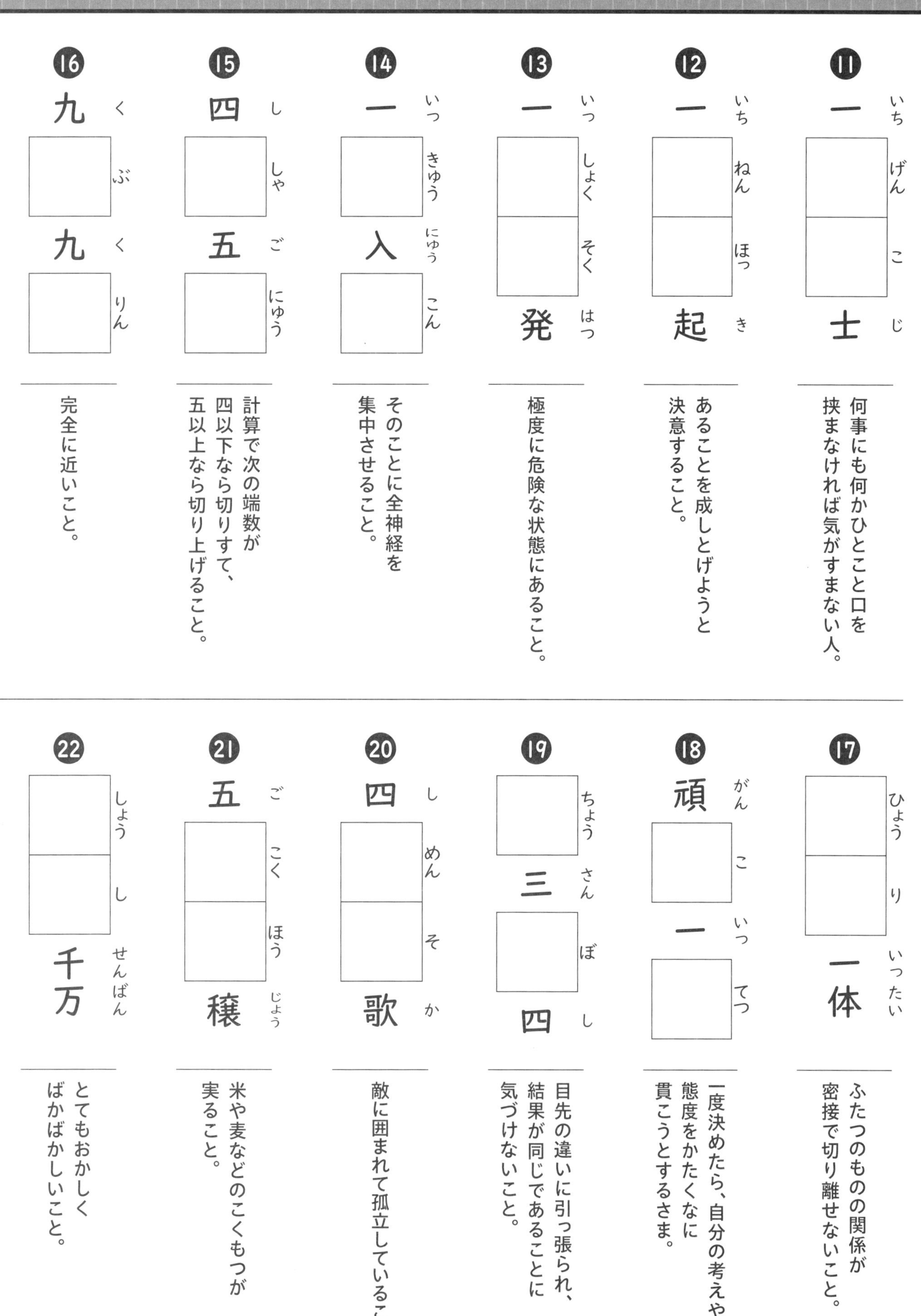

【答え】❶三［々］・五［々］ ❷人・色 ❸寒・温 ❹人・脚 ❺期・会
❻海・山 ❼鬼・行 ❽開・番 ❾舌・寸 ❿雲泥

問題
3

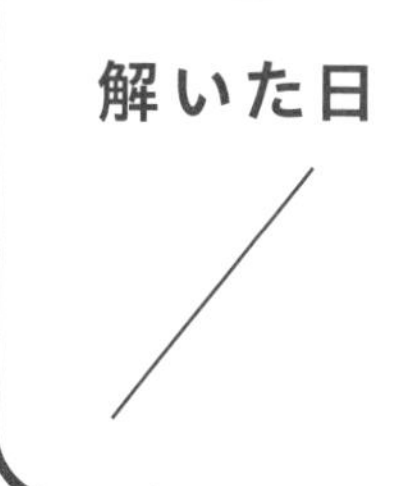

手ごわい三字熟語〈書き〉

次の□に当てはまる漢字を書きましょう。

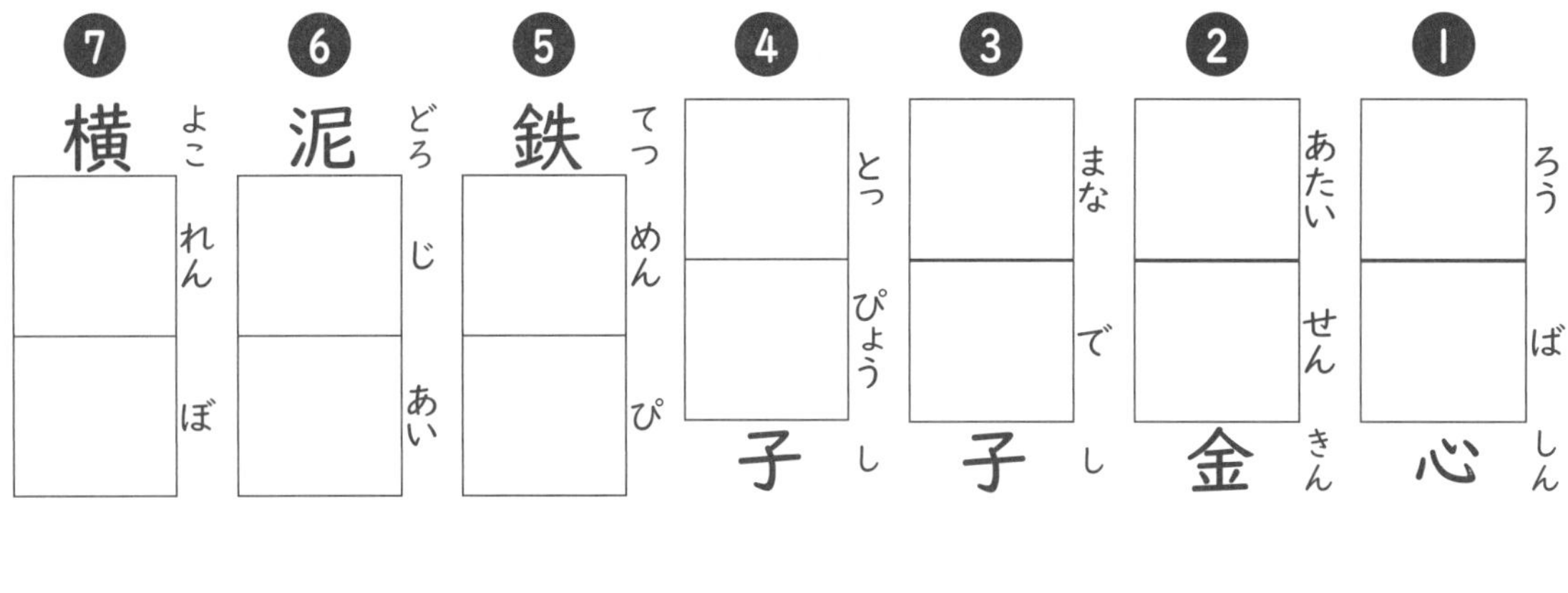

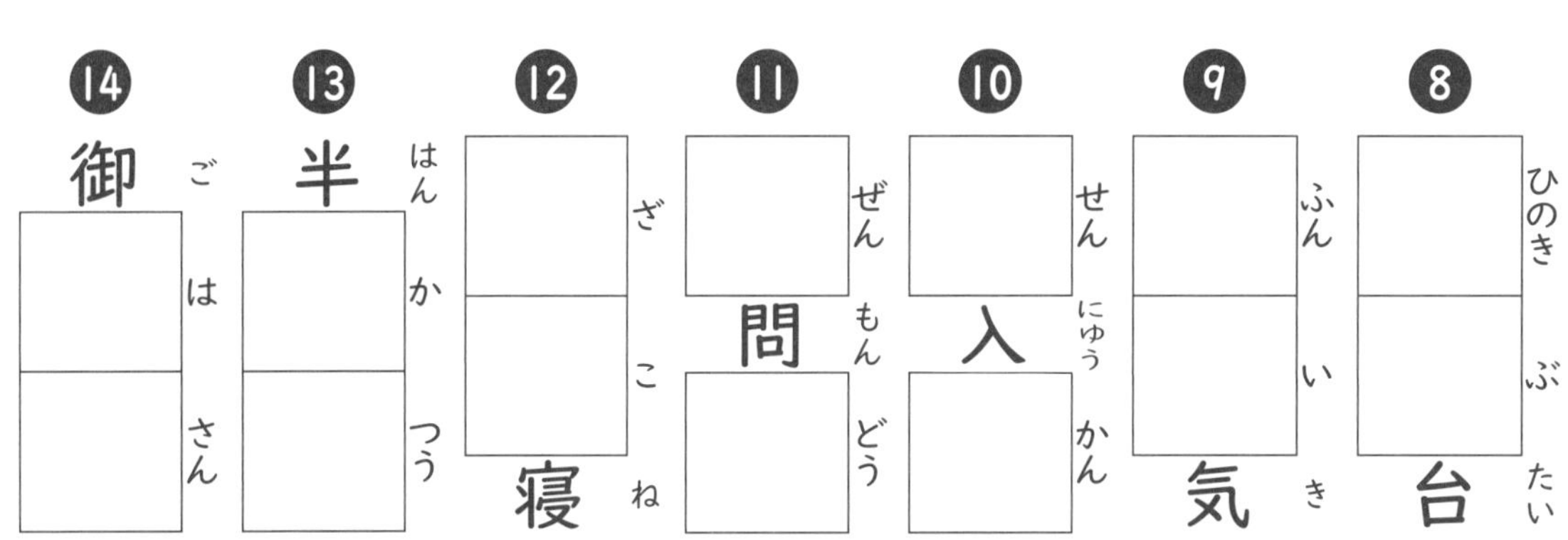

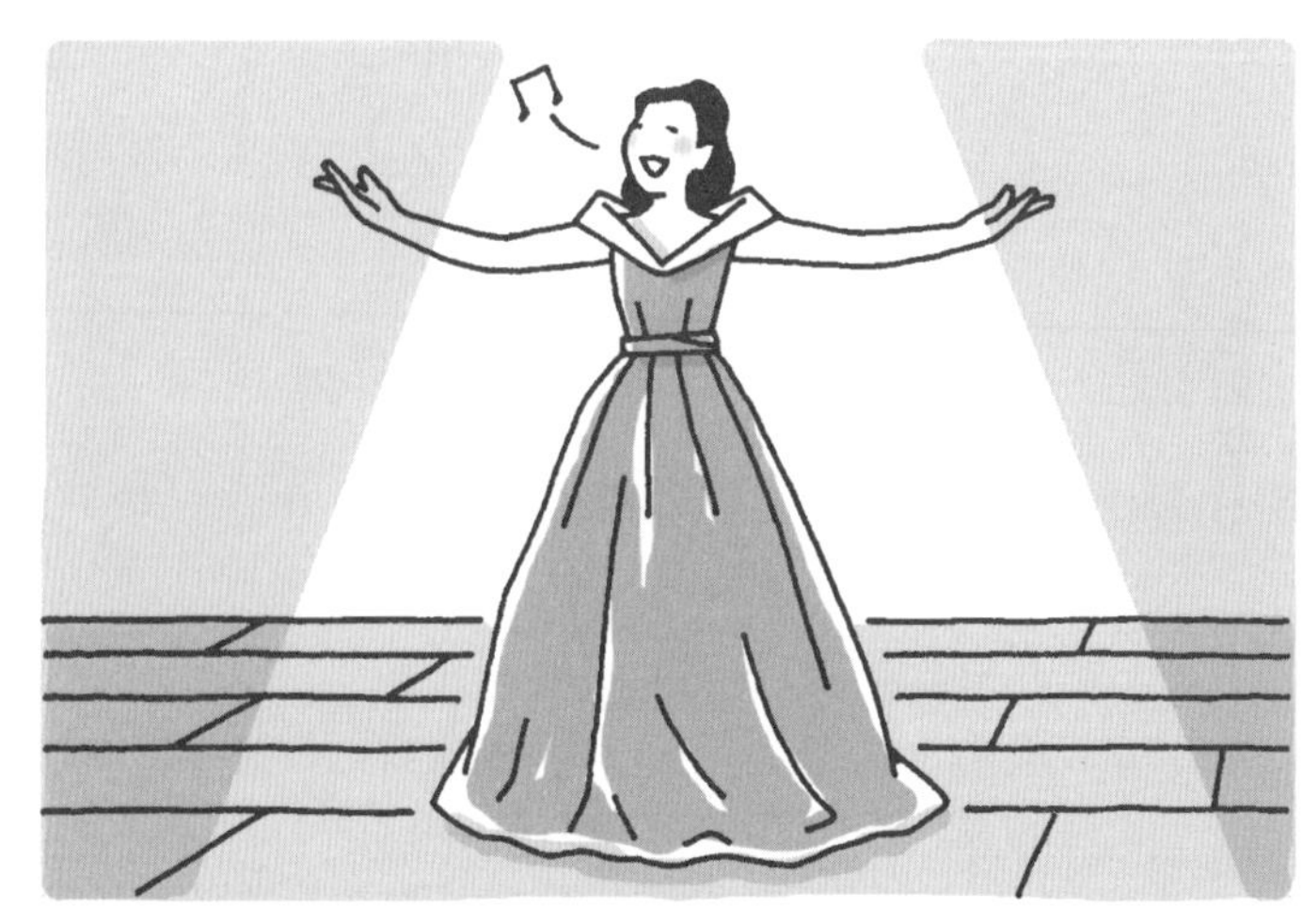

⓯腰巾（着）　⓰金（輪）際　⓱（外）連味　⓲正念（場）　⓳錬（金）術　⓴屁（理）屈　㉑（幼）馴染
㉒几帳（面）　㉓四天王　㉔皮算用　㉕閑古鳥　㉖有頂天　㉗前口上　㉘自叙伝　㉙楽隠居
㉚曼陀［茶］羅

⑮ □□着（こし・ぎん・ちゃく）

⑯ □輪□（こん・りん・ざい）

⑰ 外□□（け・れん・み）

⑱ □□場（しょう・ねん・ば）

⑲ □金□（れん・きん・じゅつ）

⑳ □理□（へ・り・くつ）

㉑ 幼□□（おさな・な・じみ）

㉒ □□面（き・ちょう・めん）

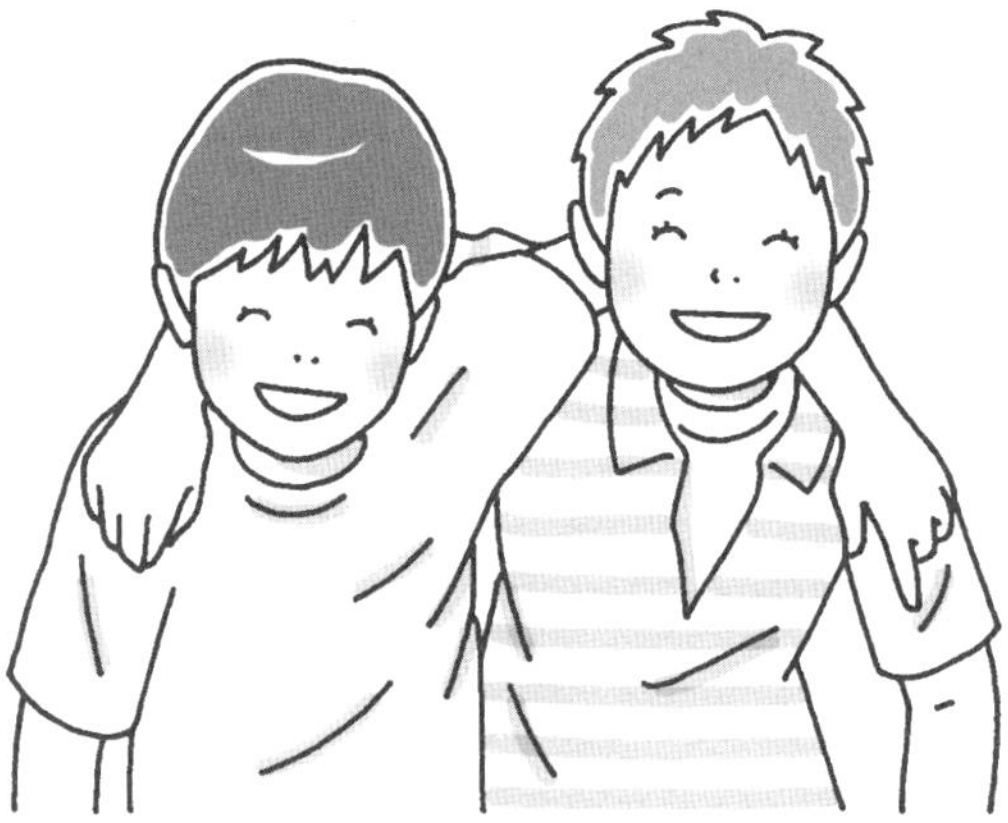

㉓ □□□（し・てん・のう）

㉔ □□□（かわ・ざん・よう）

㉕ □□□（かん・こ・どり）

㉖ □□□（う・ちょう・てん）

㉗ □□□（まえ・こう・じょう）

㉘ □□□（じ・じょ・でん）

㉙ □□□（らく・いん・きょ）

㉚ □□□（まん・だ・ら）

【答え】❶老婆（心）　❷値［価］千（金）　❸愛弟（子）　❹突拍（子）　❺（鉄）面皮　❻（泥）仕合　❼（横）恋慕　❽檜舞（台）　❾雰囲（気）　❿先（入）観　⓫禅（問）答　⓬雑魚（寝）　⓭（半）可通　⓮（御）破算

問題 4

解いた日 ／

五字以上の熟語〈書き〉

次の□に当てはまる漢字を書きましょう。

❶ にち じょう さ はん じ
きわめて普通のありふれたこと。

❷ じょう わん に とう きん
収縮時にいわゆる力こぶができる。

❸ し と ふ めい きん
経費とは認められず、課税の対象に。

❹ こう どう じゅう に きゅう
古代から占星術に使われた。

❺ でん こう けい じ ばん
液晶などで情報を発信する装置。

❻ ぎょ ぐん たん ち き
超音波で水中のものの位置がわかる装置。

❼ ふく こう かん しん けい
心臓に対しては抑制、消化器に対しては促進の働きをする。

❽ む さく い ちゅう しゅつ
ある集団からサンプルをランダムにサンプリングすること。

❾ そ いん すう ぶん かい
例えば、24をソインスウブンカイすると、$24=2^3\times3$。

❿ さい けい こく たい ぐう
WTO（世界貿易機関）の協定の基本原則のひとつ。

⓫日日是好日　⓬界面活性剤　⓭一挙手一投足　⓮最長不倒距離　⓯手八丁口八丁
⓰現場不在証明　⓱過酸化水素水　⓲一般相対性理論　⓳未確認飛行物体　⓴初期微動継続時間
㉑天上天下唯我独尊　㉒男女雇用機会均等法

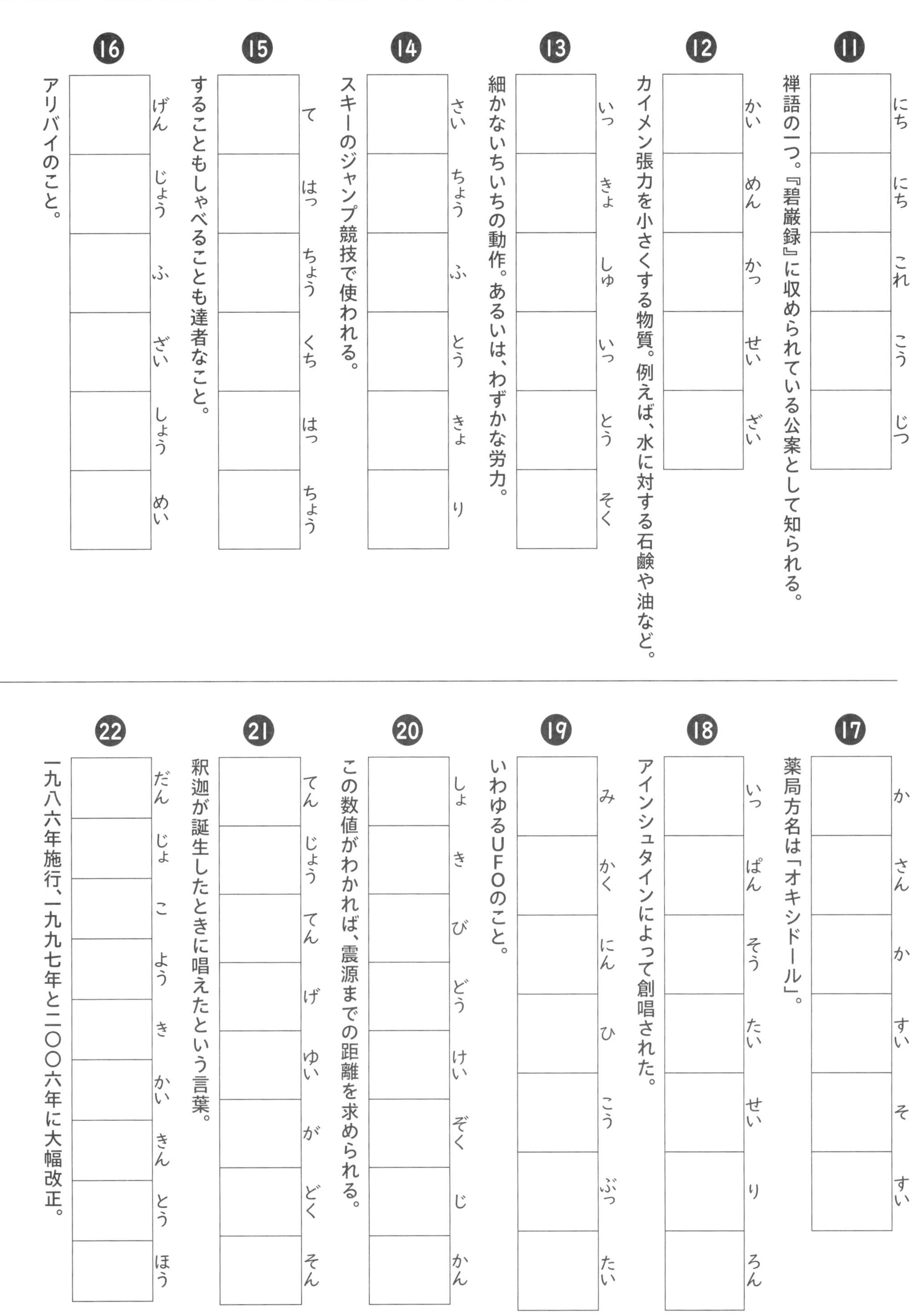

⑪ にち にち これ こう じつ
禅語の一つ。『碧巌録』に収められている公案として知られる。

⑫ かい めん かっ せい ざい
カイメン張力を小さくする物質。例えば、水に対する石鹸や油など。

⑬ いっ きょ しゅ いっ とう そく
細かないちいちの動作。あるいは、わずかな労力。

⑭ さい ちょう ふ とう きょ り
スキーのジャンプ競技で使われる。

⑮ て はっ ちょう くち はっ ちょう
することもしゃべることも達者なこと。

⑯ げん じょう ふ ざい しょう めい
アリバイのこと。

⑰ か さん か すい そ すい
薬局方名は「オキシドール」。

⑱ いっ ぱん そう たい せい り ろん
アインシュタインによって創唱された。

⑲ み かく にん ひ こう ぶっ たい
いわゆるUFOのこと。

⑳ しょ き び どう けい ぞく じ かん
この数値がわかれば、震源までの距離を求められる。

㉑ てん じょう てん げ ゆい が どく そん
釈迦が誕生したときに唱えたという言葉。

㉒ だん じょ こ よう き かい きん とう ほう
一九八六年施行、一九九七年と二〇〇六年に大幅改正。

【答え】❶日常茶飯事 ❷上腕二頭筋 ❸使途不明金 ❹黄道十二宮 ❺電光掲示板 ❻魚群探知機 ❼副交感神経 ❽無作為抽出 ❾素因数分解 ❿最恵国待遇

問題 5

解いた日 ／

目標や志になる熟語〈読み・書き〉

右ページは熟語の読み方を、左ページは□に当てはまる漢字を書きましょう。

❶ 矜恃
自分の能力を信じ、プライドを持つ。

❷ 寛恕
広い心で思いやりを持つ。

❸ 真率
飾らずに、正直に生きる。

❹ 邁進
ひるまず突き進む。

❺ 精進
目標に向かって心を集中し、努力する。

❻ 完遂
最後までやりとげる。

❼ 下剋上
上位のものに打ち勝つ。

❽ 莫妄想
悟りの妨げとなる考えを起こすなということ。

❾ 知行合一
真の認識は実践を伴うものである。

❿ 刻苦勉励
力を尽くして仕事や勉学にはげむ。

⓫ 独立不羈
誰の束縛も受けず、自分で判断し行動する。

⓬ 本来無一物
執着するものは何もないということ。

⓭飛翔 ⓮至誠 ⓯愚直 ⓰謙虚 ⓱垂範 ⓲勤倹 ⓳運鈍根
⓴真善美 ㉑不退転 ㉒鶏口 ㉓重来 ㉔尚武

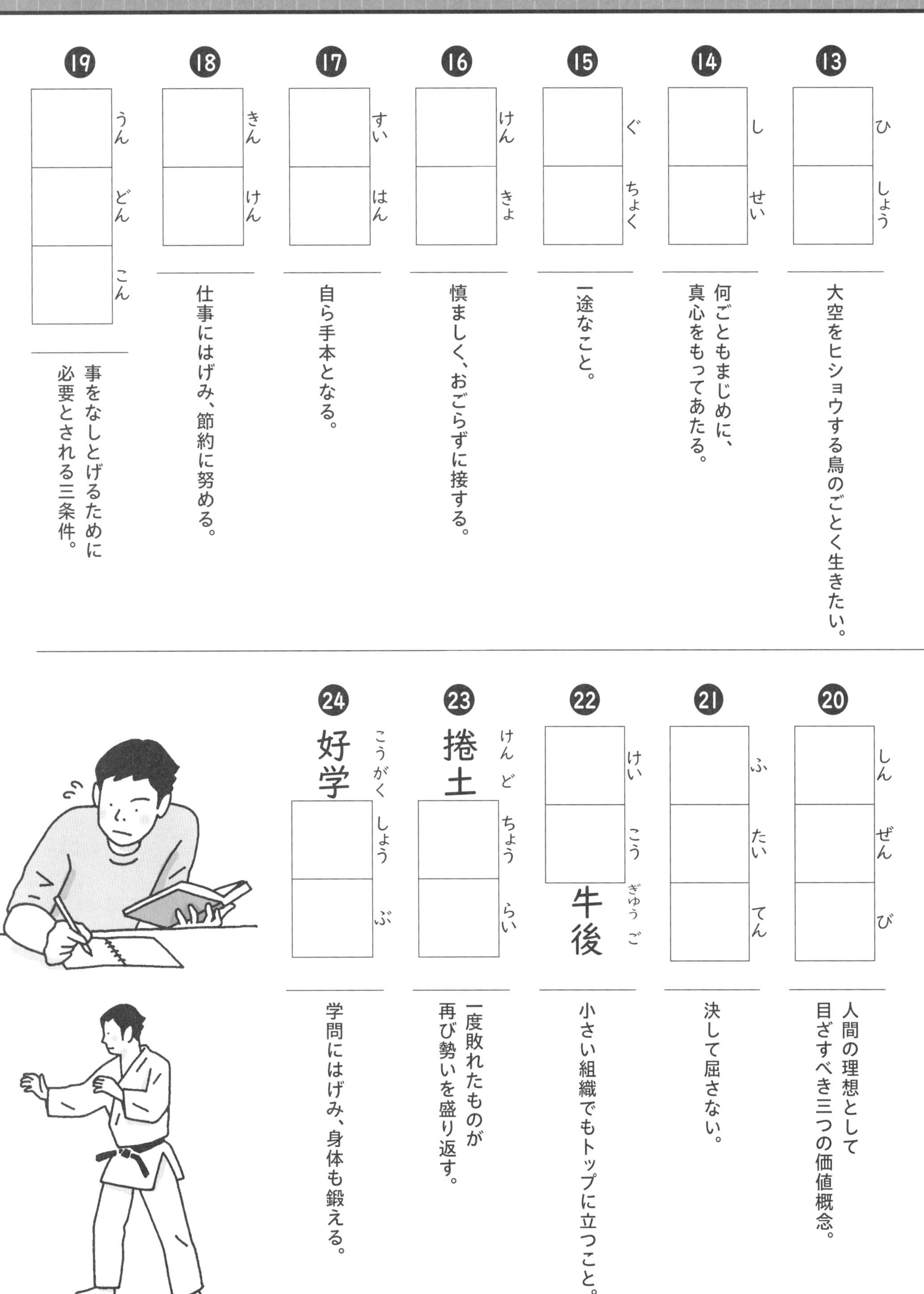

⑬ □□（ひ しょう）
大空をヒショウする鳥のごとく生きたい。

⑭ □□（し せい）
何ごともまじめに、真心をもってあたる。

⑮ □□（ぐ ちょく）
一途なこと。

⑯ □□（けん きょ）
慎ましく、おごらずに接する。

⑰ □□（すい はん）
自ら手本となる。

⑱ □□（きん けん）
仕事にはげみ、節約に努める。

⑲ □□□（うん どん こん）
事をなしとげるために必要とされる三条件。

⑳ □□□（しん ぜん び）
人間の理想として目ざすべき三つの価値概念。

㉑ □□□（ふ たい てん）
決して屈さない。

㉒ □□（けい こう）牛後（ぎゅうご）
小さい組織でもトップに立つこと。

㉓ 捲土（けんど）□□（ちょう らい）
一度敗れたものが再び勢いを盛り返す。

㉔ 好学（こうがく）□□（しょう ぶ）
学問にはげみ、身体も鍛える。

【答え】❶きょうじ ❷かんじょ ❸しんそつ ❹まいしん ❺しょうじん ❻かんすい ❼げこくじょう ❽まくもうぞう ❾ちこうごういつ ❿こっくべんれい ⓫どくりつふき ⓬ほんらいむいちもつ

問題 6

解いた日 ／

よく使うことわざ〈書き〉

次の□に当てはまる漢字を書きましょう。

❶ □(ほとけ)の顔も三度

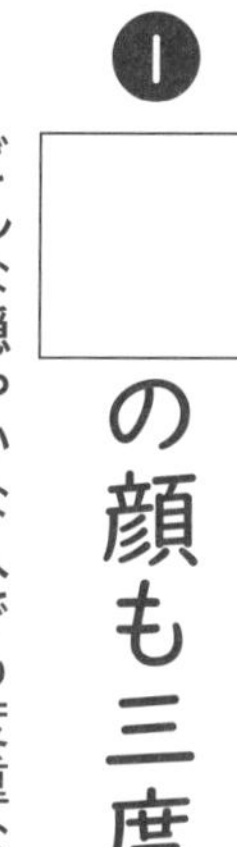

どんな穏やかな人でも度重なれば最後には怒り出すことのたとえ。

❷ □(たな)からぼたもち

思いがけず幸運が転がりこんでくること。

❸ □(おに)の目にも涙

情け知らずな冷たい人でも、ときには情け深くなることのたとえ。

❹ □(かべ)に耳あり障子に目あり

秘密はもれやすいことのたとえ。

❺ □(か)れ木も山の賑わい

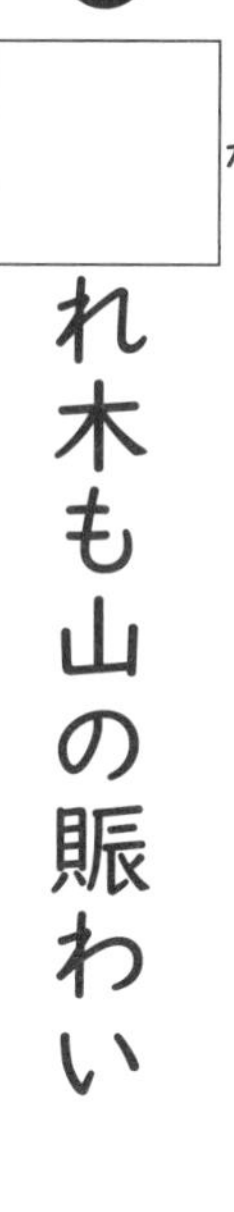

つまらないものでも、ないよりはましだということのたとえ。

---

❻ □(げい)は身を助ける

趣味のつもりで身につけた技も、困ったときに役に立つこと。

❼ 転ばぬ先の□(つえ)

失敗しないように、事前に準備することが大切だということ。

❽ □□(こうかい)先に立たず

すんでしまったことを残念がってもどうにもならないこと。

❾ 習うより□(な)れよ

教えられて覚えるより、経験を重ねたほうがよく身につくということ。

❿ 花より□□(だんご)

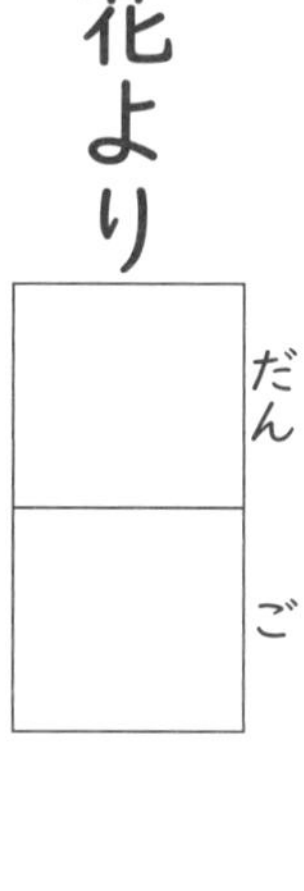

見て美しいものより、実際に役立つもののほうを選ぶたとえ。

⓫雨後　⓬腹　⓭噂　⓮笛　⓯儲　⓰大樹
⓱外　⓲他［多］生　⓳門　⓴小僧　㉑便・便　㉒堪忍・堪忍

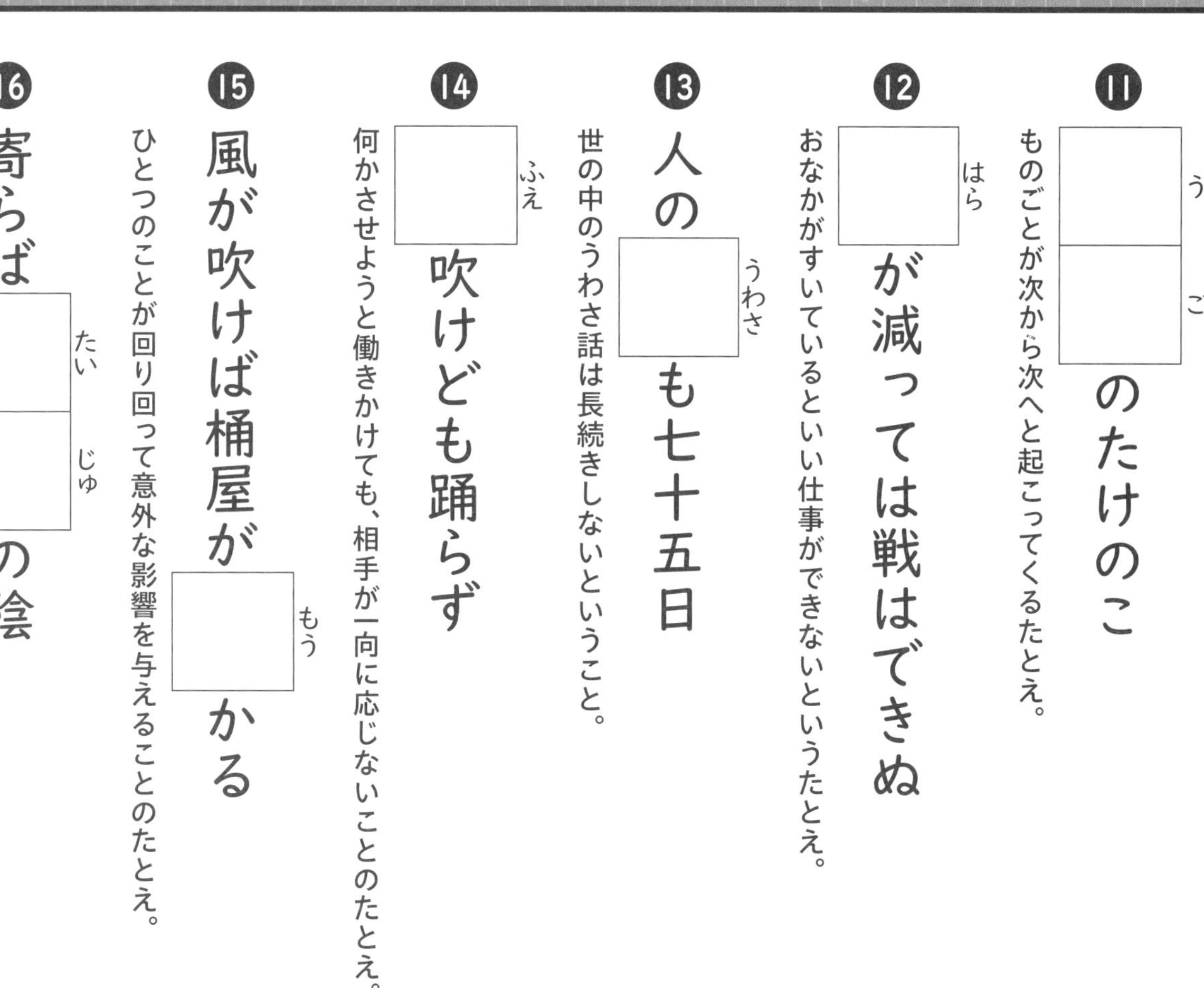

⓫ □□（うご）のたけのこ

ものごとが次から次へと起こってくるたとえ。

⓬ □（はら）が減っては戦はできぬ

おなかがすいているといい仕事ができないというたとえ。

⓭ 人の□（うわさ）も七十五日

世の中のうわさ話は長続きしないということ。

⓮ □（ふえ）吹けども踊らず

何かさせようと働きかけても、相手が一向に応じないことのたとえ。

⓯ 風が吹けば桶屋が□（もう）かる

ひとつのことが回り回って意外な影響を与えることのたとえ。

⓰ 寄らば□□（たいじゅ）の陰

同じ頼るなら、おおきな組織や勢力のある人がよいというたとえ。

⓱ 恋は思案の□（ほか）

恋というものは、理屈ではわりきれないもの。

⓲ 袖振りあうも□□（たしょう）の縁

ささいな出来事もすべて偶然でなく、前世からのつながりである。

⓳ 笑う□（かど）には福来る

いつもほがらかな人の家には幸せがやってくるもの。

⓴ 門前の□□（こぞう）習わぬ経を読む

いつも見聞きしているものは、いつのまにか身につくことのたとえ。

㉑ □（たよ）りがないのはよい□（たよ）り

連絡がないのは平穏に暮らしている証拠だから心配するなということ。

㉒ ならぬ□□（かんにん）するが□□（かんにん）

がまんできないことをがまんするのが本当のがまんであること。

【答え】❶仏　❷棚　❸鬼　❹壁　❺枯　❻芸　❼杖　❽後悔　❾慣　❿団子

問題 7

解いた日 ／

漢字にすると難しいことわざ〈読み〉

次の――部の漢字の読み方を書きましょう。

❶ 豆腐に鎹
手ごたえのないことのたとえ。

❷ 俎板の鯉
相手に身を任せるしかない状態のたとえ。

❸ 怪我の功名
何気なくしたことや失敗したと思ったことがよい結果を生むこと。

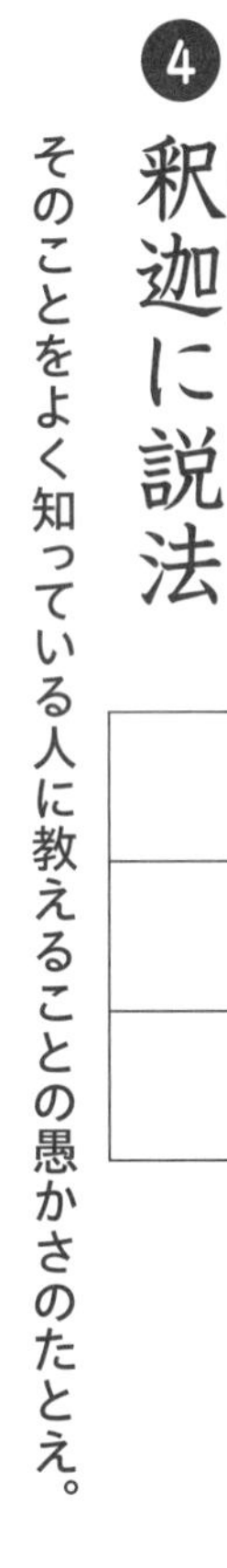

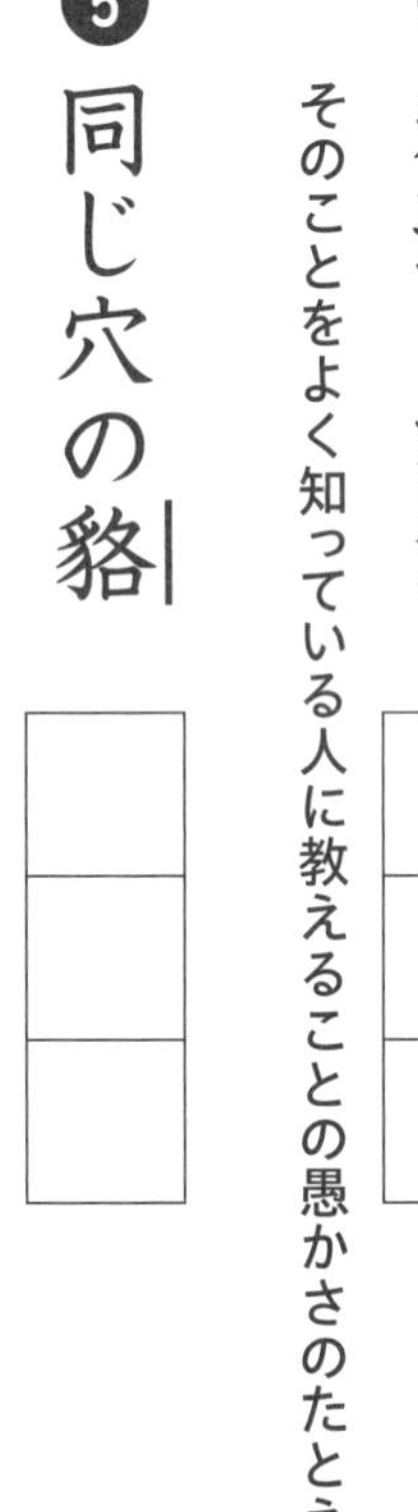

❹ 釈迦に説法
そのことをよく知っている人に教えることの愚かさのたとえ。

❺ 同じ穴の狢
同じ仲間のたとえ。特に悪い仲間をいう。

❻ 河童の川流れ
どんな名人でも失敗することがあることのたとえ。

❼ 蛇の道は蛇
同類のすることは、その仲間にはすぐわかることのたとえ。

❽ 口は禍の元
うっかり口にしたことが災難を招くことがあるので言葉は慎むべき。

❾ 光陰矢の如し
矢が飛ぶように時間が早く過ぎることのたとえ。

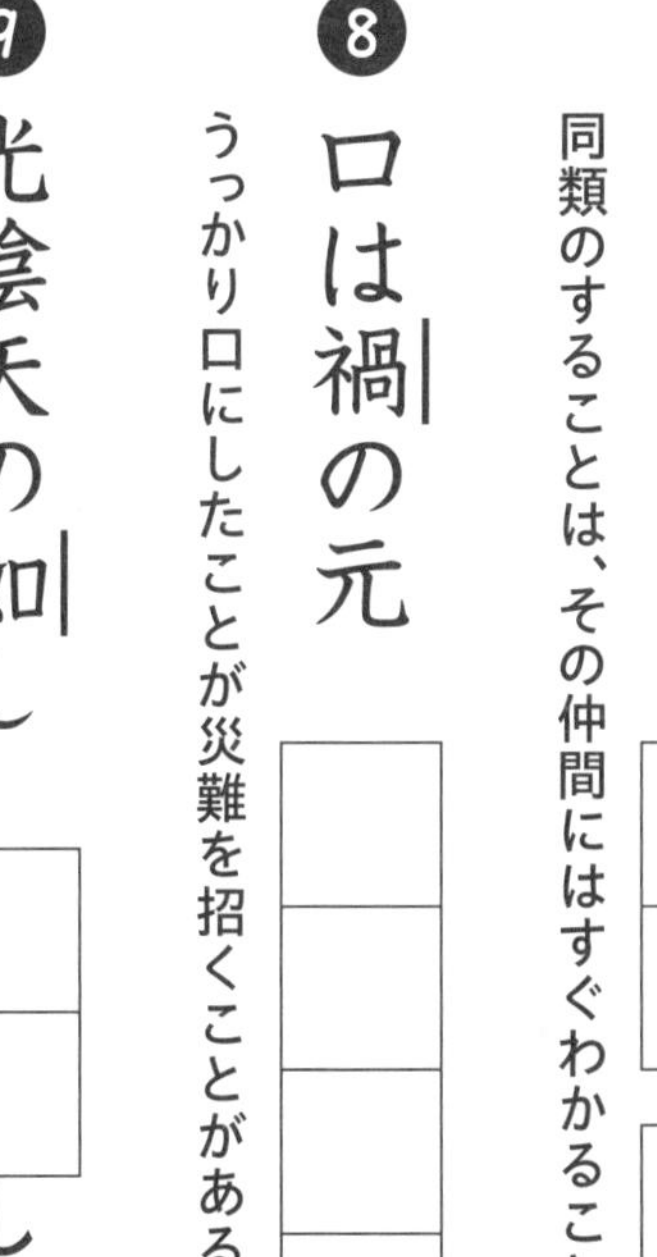

❿ 暖簾に腕押し
手ごたえのないことのたとえ。

⓫ 昔取った杵柄
過去に鍛えた自信のある腕前や能力。

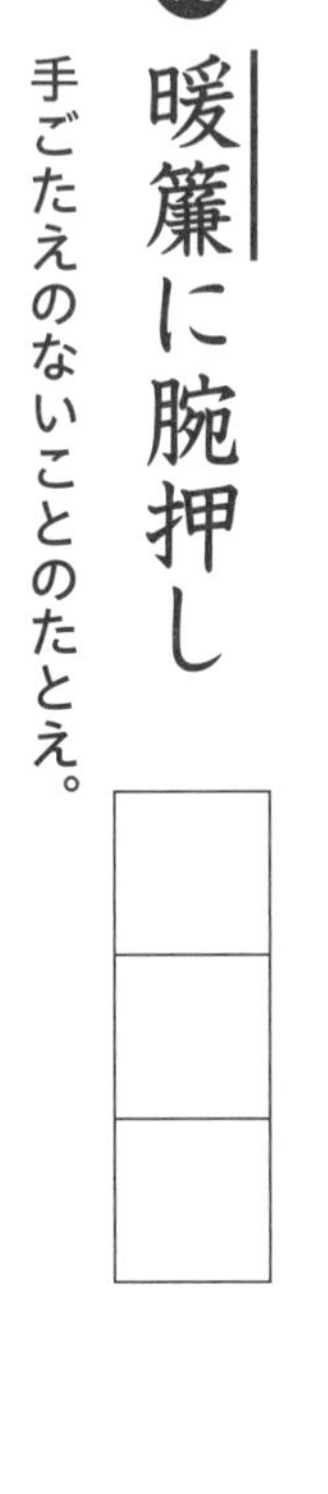

⓬ 身から出た錆
自分の悪行により、自分自身が苦しむこと。

⓭きゅうそ ⓮どじょう ⓯たた（り） ⓰たすき ⓱くい ⓲たて ⓳ちり ⓴たかようじ ㉑ひさし ㉒ひょうたん ㉓もんじゅ ㉔みいら

⑬ 窮鼠猫を噛む

弱いものでも追いつめられると強者を負かすこともあるたとえ。

⑭ 柳の下の泥鰌

一度うまくいっても同じやり方でいつもうまくいくとは限らない。

⑮ 触らぬ神に祟りなし

問題が起きそうなことにはかかわるなということ。

□□り

⑯ 帯に短し襷に長し

中途半端で、役に立たないことのたとえ。

⑰ 出る杭は打たれる

目立つ人はとかくねたまれたり憎まれたりすることのたとえ。

⑱ 蓼食う虫も好き好き

人の好みはさまざまであることのたとえ。

⑲ 塵も積もれば山となる

わずかなものでも、積もり重なると大きなものになるというたとえ。

⑳ 武士は食わねど高楊枝

武士の清貧や体面を重んじる気質をいう。

㉑ 庇を貸して母屋を取られる

優しくした相手にひどい目にあわされること。

㉒ 瓢箪から駒が出る

思いがけないことが現実に起こることのたとえ。

㉓ 三人寄れば文殊の知恵

難しい問題でも三人集まればすぐれた知恵がわくもの。

㉔ 木乃伊取りが木乃伊になる

人を連れ戻しに行った人が帰ってこなくなること、説得しに行った人が逆に説得されてしまうことのたとえ。

【答え】①かすがい ②まないた ③けが ④しゃか ⑤むじな ⑥かっぱ ⑦じゃ・へび ⑧わざわい ⑨ごと（し） ⑩のれん ⑪きねづか ⑫さび

問題 8

解いた日 ／

同じ字がふたつ入る四字熟語〈書き〉

次の□に当てはまる漢字を書きましょう。

❶ 自□自□（じがじさん）
自分で自分のことをほめること。

❷ □往□往（うおうさおう）
大勢がうろたえて、あちらこちらに行ったり来たりするたとえ。

❸ 共□共□（きょうそんきょうえい）
ふたつ以上のものが、ともにさかえること。

❹ 再□再□（さいさんさいし）
何度も繰り返して。

❺ 私□私□（しりしよく）
自分だけ得をしようとする、自分本位の気持ち。

❻ 善□善□（ぜんなんぜんにょ）
信仰心のあつい人々。

❼ 多□多□（たしゅたよう）
ジャンルや性質がさまざまであること。

❽ 適□適□（てきざいてきしょ）
才能や力にあった役目や仕事につかせること。

❾ 手□□手（てまえがって）
自分に都合のいいことしか考えないこと。

❿ □息□息（あおいきといき）
極めて苦しいときのため息。または、その状態。

【答え】❶画・賛　❷右・左　❸存・栄　❹三・四　❺利・欲
❻男・女　❼種・様　❽材・所　❾前勝　❿青・吐

挑戦！ 漢字・熟語パズル③

手ごたえのあるパズルを用意しました。
全部漢字の問題です。じっくり取り組んでください。

問題 1

解いた日 ／

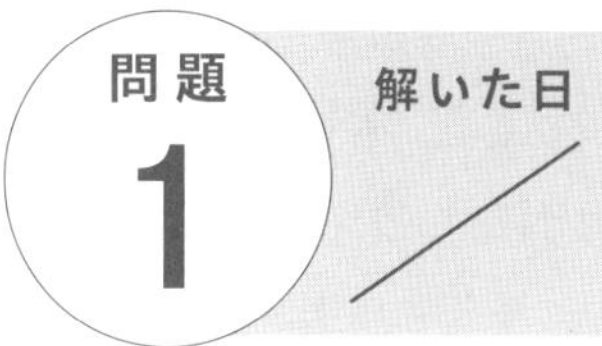

熟語組み立てパズル

❶～❸は二字熟語、❹～❾は三字熟語をバラバラにしたものです。
バラバラになったパーツを組み立てて熟語を作りましょう。

答えは126ページ

❶

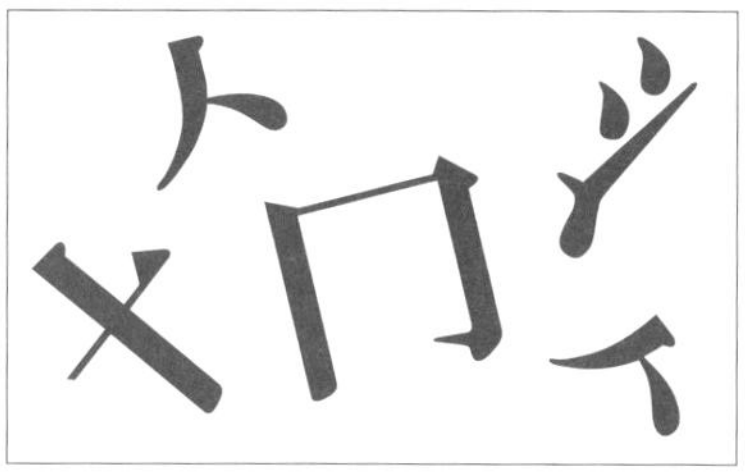

❷

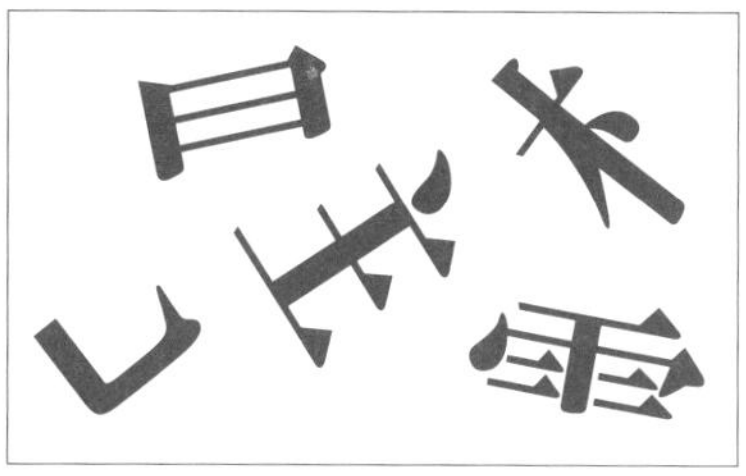

❸

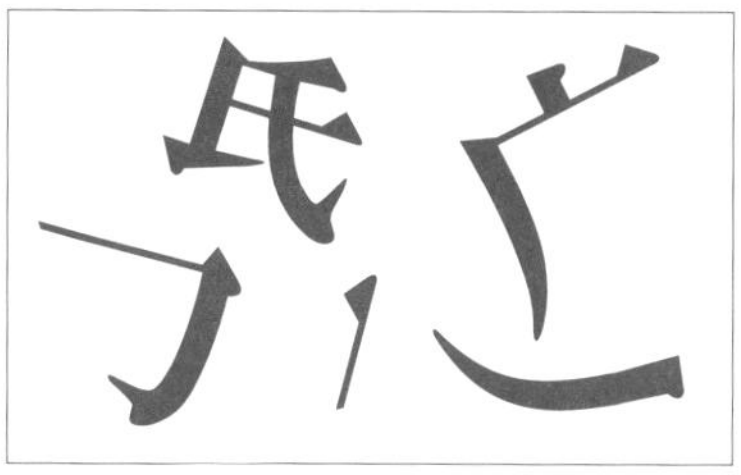

❹

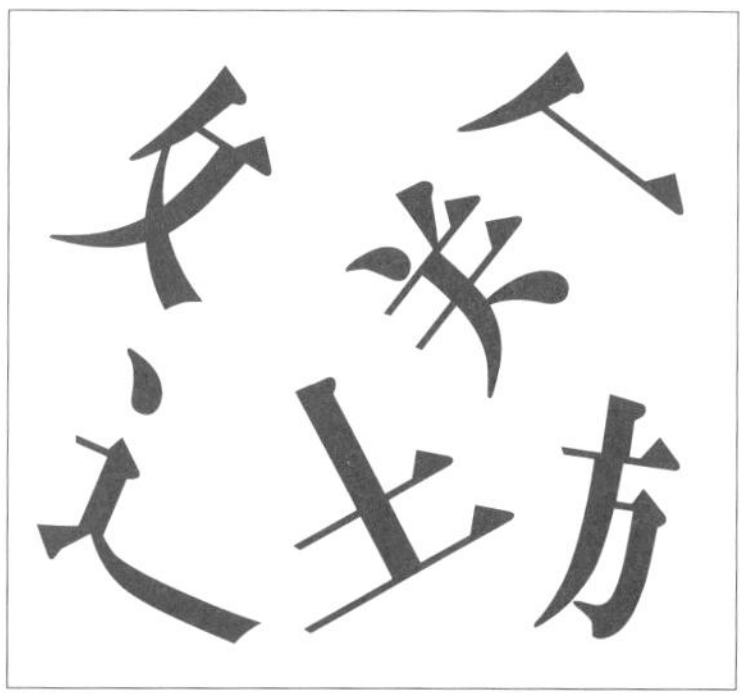

❺

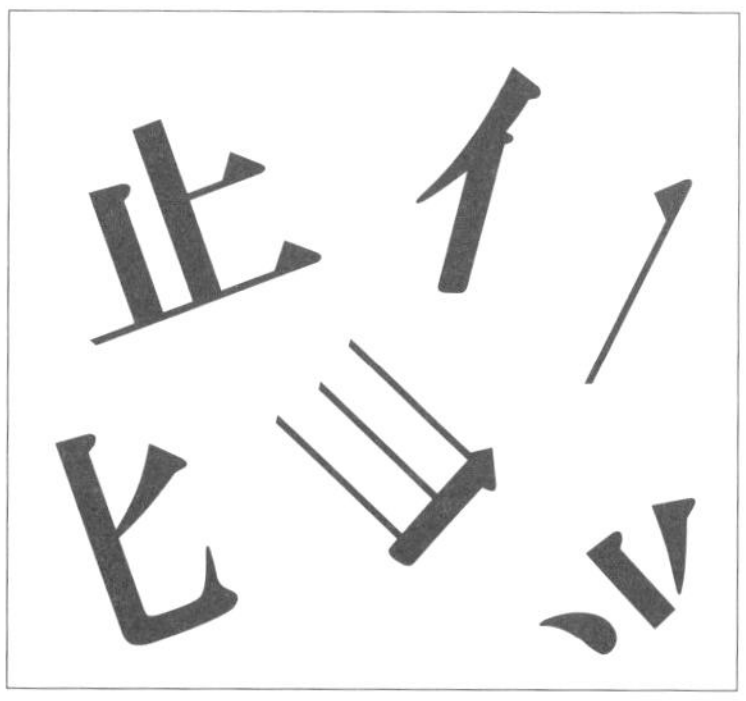

❻

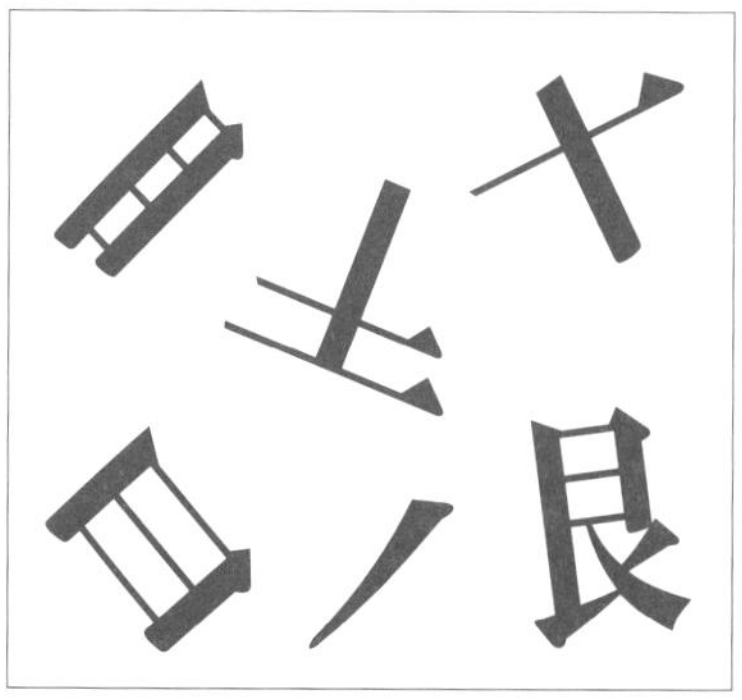

❼

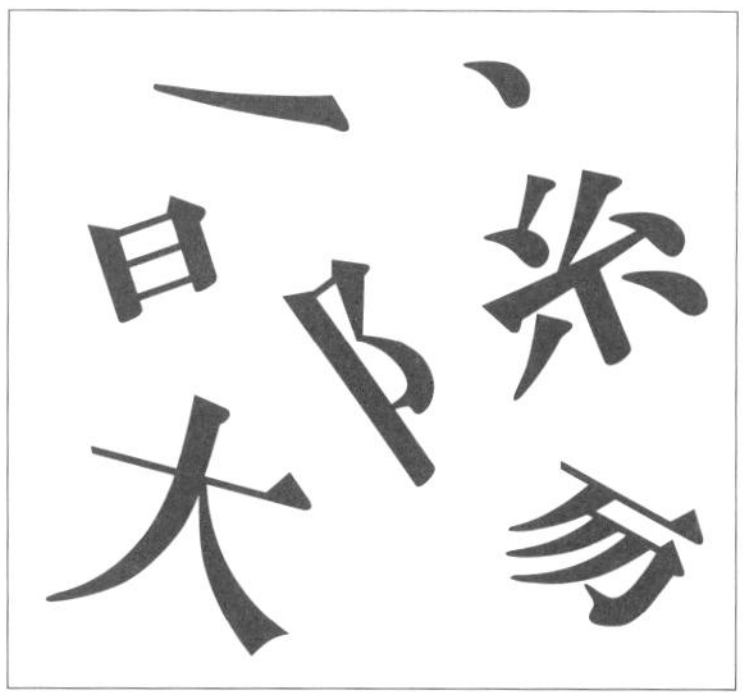

❽

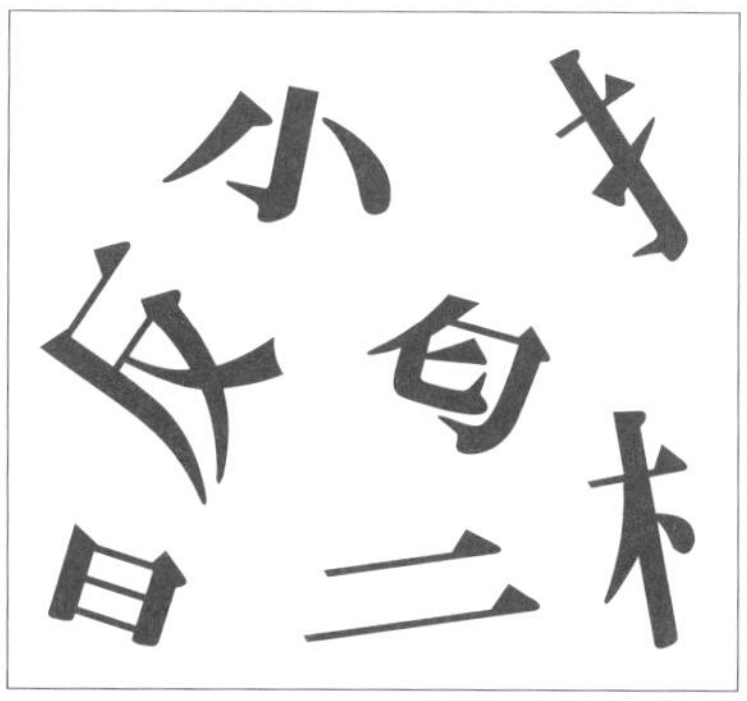

❾

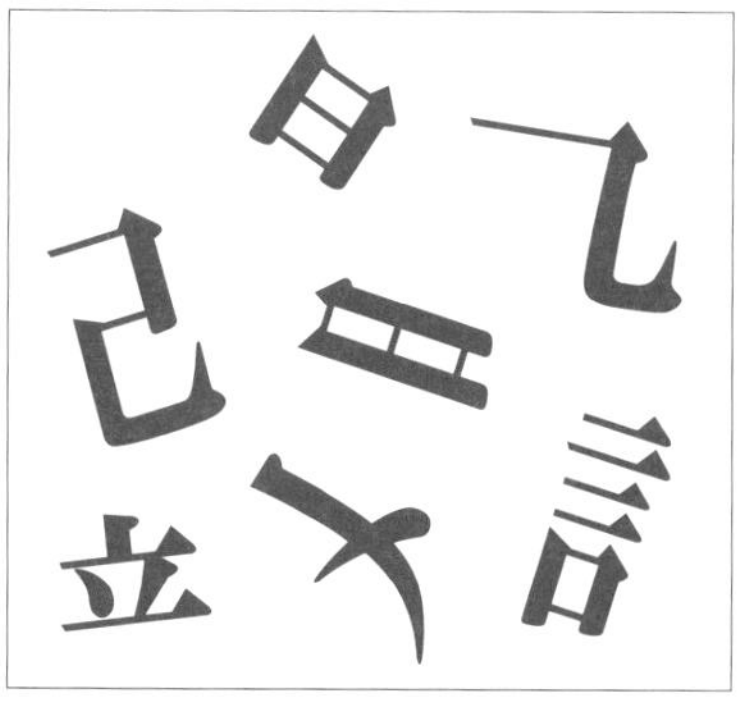

問題 2 解いた日

熟語しりとり

しりとりの要領で、指定された漢字を組み合わせて二字熟語を7つ作りましょう。しりとりの最初と最後の漢字は一度しか使いません。うまくつながるようマスをうめてください。 答えは126ページ

❶（使う漢字）行 画 賃 動 修 金 家

研□ ▶ □□ ▶ □□ ▶ □□ ▶ □□ ▶ □□ ▶ □□

❷（使う漢字）所 接 札 面 名 近 有

断□ ▶ □□ ▶ □□ ▶ □□ ▶ □□ ▶ □□ ▶ □□

❸（使う漢字）図 可 意 鑑 決 許 賞

免□ ▶ □□ ▶ □□ ▶ □□ ▶ □□ ▶ □□ ▶ □□

❹（使う漢字）幕 将 字 来 大 文 論

□□ ▶ □□ ▶ □世 ▶ 世□ ▶ □□ ▶ □□ ▶ □□

❺（使う漢字）着 定 価 模 物 規 値

□□ ▶ □□ ▶ □試 ▶ 試□ ▶ □□ ▶ □□ ▶ □□

❻（使う漢字）声 手 産 品 資 格 勝

□□ ▶ □□ ▶ □優 ▶ 優□ ▶ □□ ▶ □□ ▶ □□

問題 **3** 解いた日 ／

漢字つめクロス

リストの漢字をマスに当てはめて、漢字クロスを作りましょう。使わずにリストに残った4つの漢字でできる四字熟語が答えです。

答えは126ページ

立		出		■	日	■	最		限
■	近	■		接		明	■	細	■
七	■		体	■	時	■			
	履		■				宝	■	界
思	■	歌			■	際	■	金	
		■	和	■					■
■		針	■		報	■	菓	■	街
		■	有		■	再	■	教	
荷	■	回	■	薬				■	録
	見		山	■	匠	■		低	

リスト

間	間	重	重	音	化	議	業	形	幻
効	工	行	国	在	三	師	紙	自	手
唱	小	照	身	人	世	製	尊	長	電
頭	特	品	不	物	変	方	遊	流	力

答え

問題 4

解いた日 ／

ビッグスケルトン風 漢字ナンクロ

漢字をマスに入れて熟語を作りましょう。同じ数字のマスには同じ漢字が入ります。最後に、答え欄の数字の漢字でできる四字熟語をふたつ答えてください。

答えは 127 ページ

23	■	電	6	■	28	鳥	19	22	■	■	18	35	収	15
21	番	22	■	14	代	■	■	徳	■	15	34	■	■	13
杯	■	39	量	30	■	5	41	1	26	■	■	11	着	26
■	■	算	■	度	■	間	■	■	理	10	42	■	41	■
■	22	25	■	■	32	7	鉱	26	■	■	32	■	12	主
42	24	■	■	9	23	■	■	質	■	20	12	■	■	23
■	社	24	33	10	■	不	31	11	■	員	■	9	■	商
44	■	話	■	■	44	■	■	数	■	14	27	26	8	43
庭	■	4	17	2	39	■	部	■	21	礼	■	■	41	■
8	意	■	11	■	簿	■	18	光	39	■	■	栗	3	34
■	12	38	■	34	■	21	43	■	■	32	彩	7	■	12
44	■	接	■	4	裁	44	■	都	24	1	■	■	21	族
17	42	30	■	競	■	34	結	41	■	■	■	18	極	■
■	際	■	球	29	■	欒	■	■	29	巧	44	■	15	■
喜	7	20	38	■	■	■	37	27	30	■	5	肉	5	背

16	17	18	19	20	21	22
38	**39**	**40**	**41**	**42**	**43**	**44**

答え

28	40	9	35

答え

37	1	37	7

解き方のヒント

わかりやすい四字熟語などからうめ、うまったマスと同じ数字のマスに漢字を書きこんでみましょう。すると新たな熟語が見えてきます。この問題では、色をつけたマスの熟語から始めてみるといいかもしれません。

臨	2	33	36				14	三	2			9	32	引
25		憶		自	6	20	20		40	35	料	3		
	気	23	37	18			悦		式			丹		20
35	43		八		1	19		通	6	25	器		27	水
冊		賃	3	19	40		20		36		8	10		
31	29				指	11	席		25		1		31	35
15		5	37	日		2		43		41			殊	
36	外		16			総	13	19	闘	29			30	律
	38		21	期	21	24				21	1	21	1	
30	的		昔		27			14	神	4		等		16
治		13			21	攪	28	3			大	12		
42	土	39	画		退		景		天		40		表	28
44		3		15			9	42	12	図			38	
	11	額	16	3		26	7		無		6	8	3	庫
17	職			1	仕	10		14	8	33	者		利	

1	2	3	4	5	6	7	8	9	10	11	12	13	14	15

23	24	25	26	27	28	29	30	31	32	33	34	35	36	37

脳トレコラム3

いつもと違うことをして脳を使おう！

脳は困難なときほどよく働き、血行がよくなって活性化します。反対に、どんなことでも慣れて刺激が薄れてしまうと、脳の働きは穏やかになってしまいます。

年を重ねると生活が落ち着き、変化がなくなって、脳への刺激も少なくなるもの。そこで、あえて日常で慣れないことや、いつもと違うことをしてみましょう。新鮮な体験は、脳に刺激を与えます。

歩く道を変える

いつもの散歩コース、駅やスーパーからの行き帰りのコースを変えてみましょう。いつもと違う道を通ると景色が変わり、きれいな植物や知らなかった店を発見するなど、新鮮な驚きと出あえるでしょう。

OPEN
おっ

超きれい
かわいい〜
なんてきれいな花でしょう

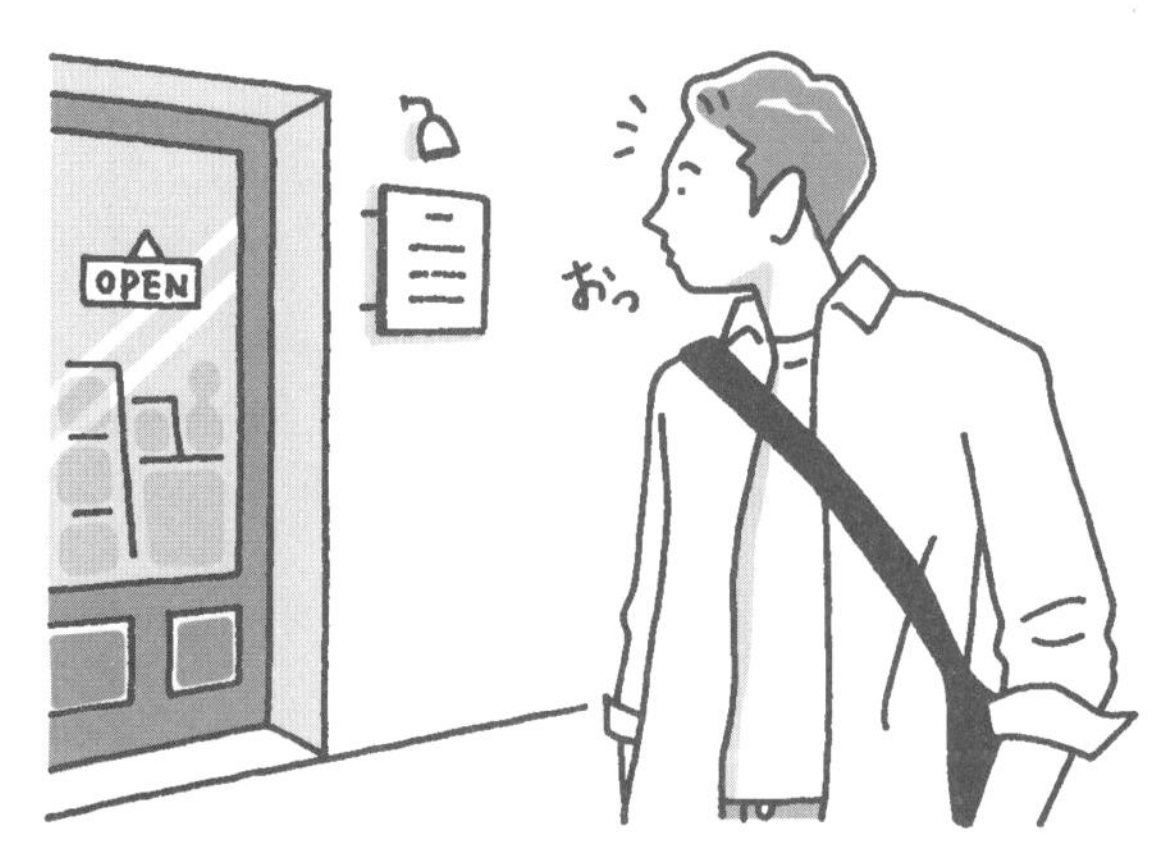

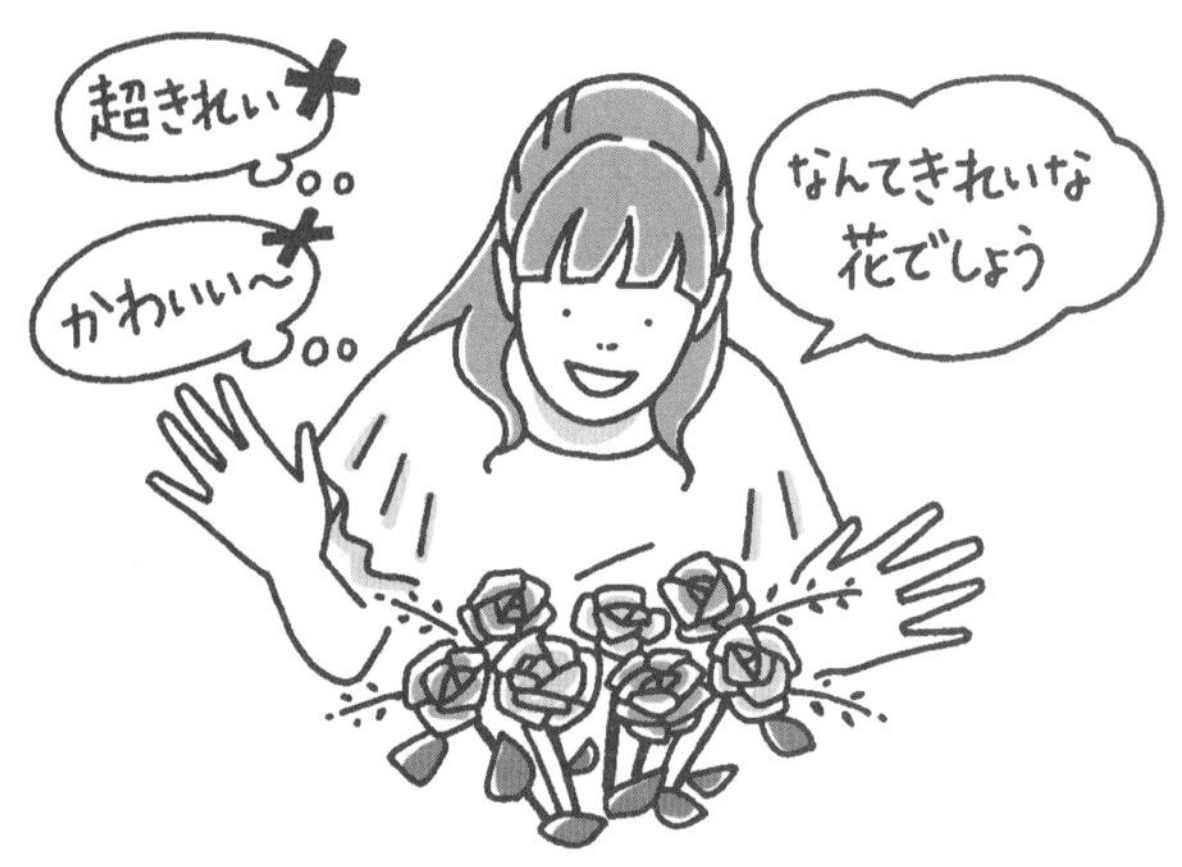

違う言葉を使う

いつも使っている言葉を意識して変えてみましょう。「あれ、これ」と略しがちな会話では、メガネ、カギなど、名称をきちんと言う、「とって」ではなく「とってください」と略さず言う、「すごく」「超」などのいつもの表現を「とても」「非常に」など、違う言い方に変えてみるなど、話すたびに頭を使ってみましょう。

新しい料理に挑戦する

料理は段取りを考えたり、手先を起用に使ったり、味や香りを感じたりと、脳を刺激する要素がいっぱい。ただいつも同じメニューでは、活性化にはなりません。食べたことのないメニューを作ってみたり、パンやお菓子を焼いてみるなど、新しい料理に挑戦しましょう。

4章

できたらスゴイ！
難読漢字・教養漢字

首をかしげるような難読漢字や、
画数の多い漢字など超難問を集めました。
どれくらい解けるでしょうか？
すらすら解けたら相当な漢字通！

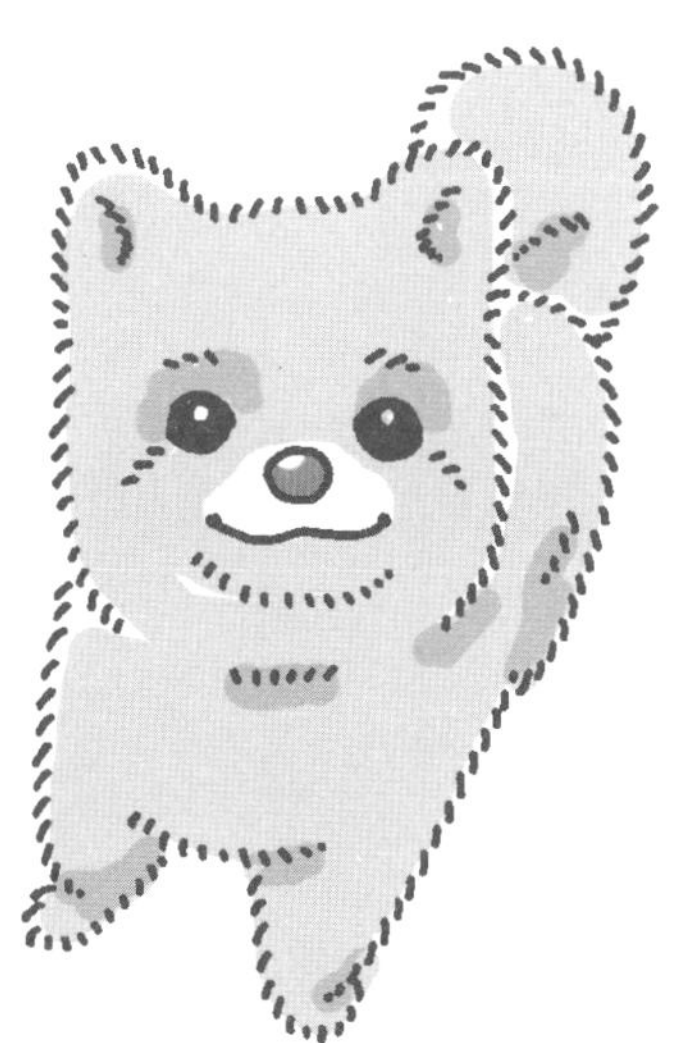

問題 1

解いた日 ／

読めそうで読めない常用漢字〈読み〉

次の――部の漢字の読み方を書きましょう。

1. 尽く裏目に出る
2. 逃げ遂せるはずがない
3. 彼女の幸運に肖りたい
4. 駅前に学生が屯する
5. 永久の愛を誓う
6. 事情があって匿う
7. この年まで生き存える
8. 不実な態度を詰る
9. 人生を旅に準える
10. 濃やかな情愛
11. 任務を全うする
12. 斜交いに座る
13. 身の毛が弥立つ
14. 動もすれば手間を惜しみがちだ
15. 時流に抗う
16. 真相を詳らかにする

⑰あずか　⑱あざな　⑲あらかじ　⑳けだる　㉑あげつら　㉒かしこ　㉓もてあそ
㉔かたじけな　㉕とく　㉖しつら　㉗かこ　㉘ろうらく　㉙あだ［むだ］ばな　㉚いたいけ
㉛ひとしき　㉜しめなわ　㉝けう　㉞にんじょう　㉟ていたらく

⑰ 恩恵に与る

⑱ 禍福は糾える縄のごとし

⑲ 予め準備しておく

⑳ 気怠い夏の昼下がり

㉑ 事細かに論う

㉒ 社長を前にして畏まる

㉓ 運命に弄ばれる

㉔ 辱いお言葉です

㉕ 篤とご覧ください

㉖ 茶室を設える

㉗ 来客に託つけて寿司をとる

㉘ 甘い言葉で籠絡する

㉙ 時代の徒花に終わる

㉚ 幼気な子ども

㉛ 一頻り盛り上がる

㉜ 注連縄を張る

㉝ 希有な出来事

㉞ 松の廊下の刃傷事件

㉟ なんという為体だ

【答え】❶ことごと ❷おお ❸あやか ❹たむろ ❺とこしえ ❻かくま ❼ながら ❽なじ ❾なぞら［なずら］ ❿こま ⓫まっと ⓬はすか ⓭よだ ⓮やや ⓯あらが ⓰つまび

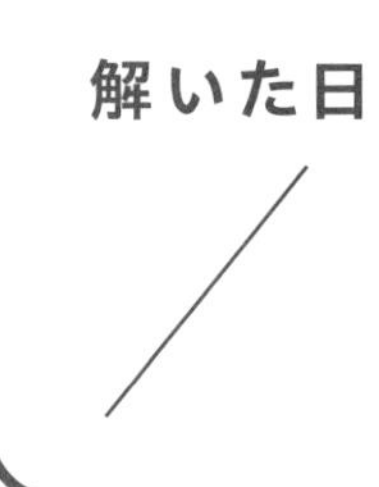

一癖ある常用漢字〈書き〉

次の□に当てはまる漢字を書きましょう。

❶ □(ほとぼ)りがさめる

❷ 惰眠を□(むさぼ)る

❸ □□(けな・げ)に働く

❹ □□(お・かん)がする

❺ □(つぶ)らな瞳

❻ 鯛の□□(お・かしら)付き

❼ 記憶を□□(た・ぐ)る

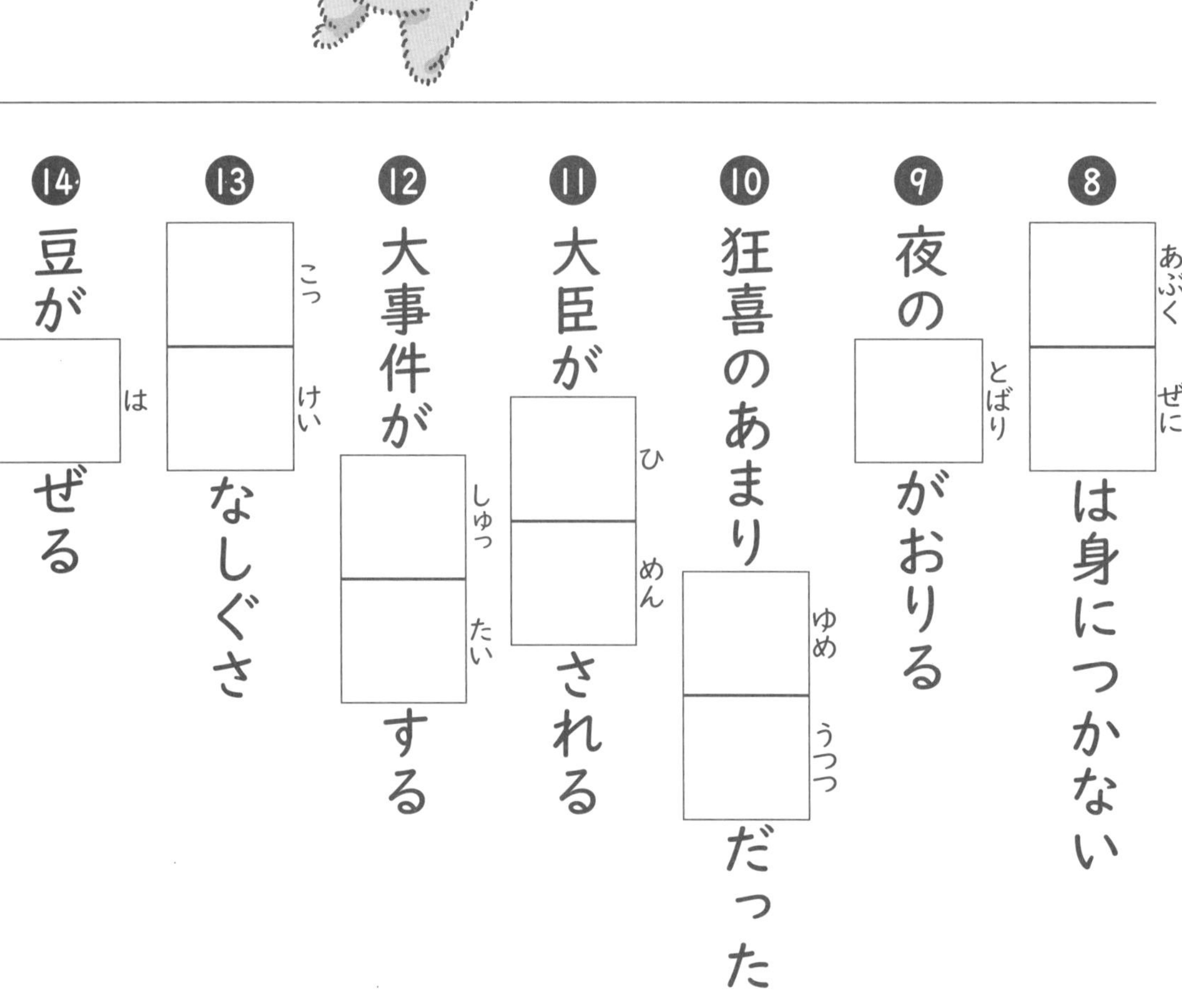

❽ □□(あぶく・ぜに)は身につかない

❾ 夜の□(とばり)がおりる

❿ 狂喜のあまり□□(ゆめ・うつつ)だった

⓫ 大臣が□□(ひ・めん)される

⓬ 大事件が□□(しゅっ・たい)する

⓭ □□(こっ・けい)なしぐさ

⓮ 豆が□(は)ぜる

⓯微睡　⓰偏　⓱与　⓲山間　⓳諜　⓴腐心　㉑腹案　㉒覆
㉓旋風　㉔等閑　㉕誘　㉖外方　㉗安穏　㉘見紛　㉙微温湯　㉚被

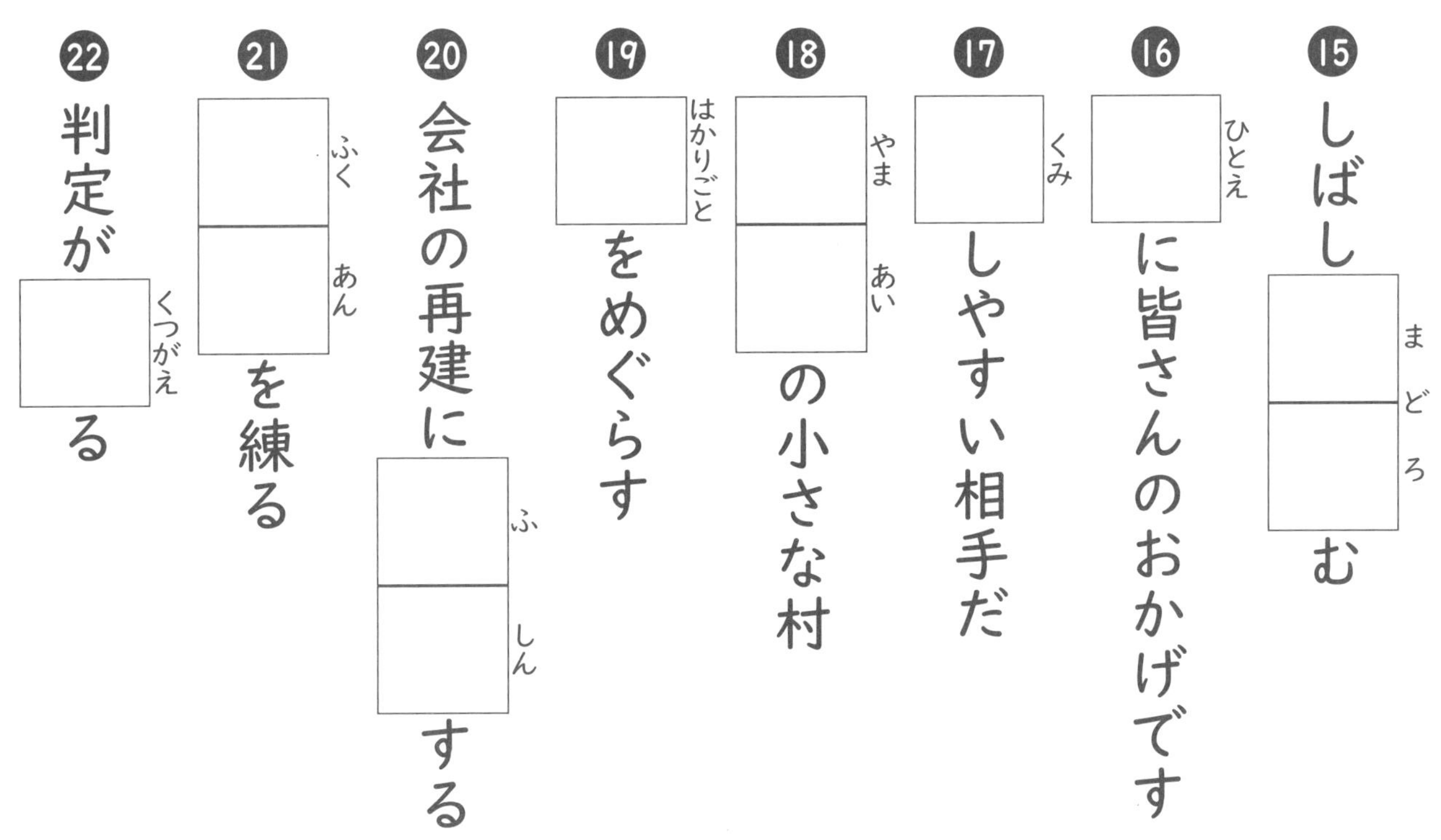

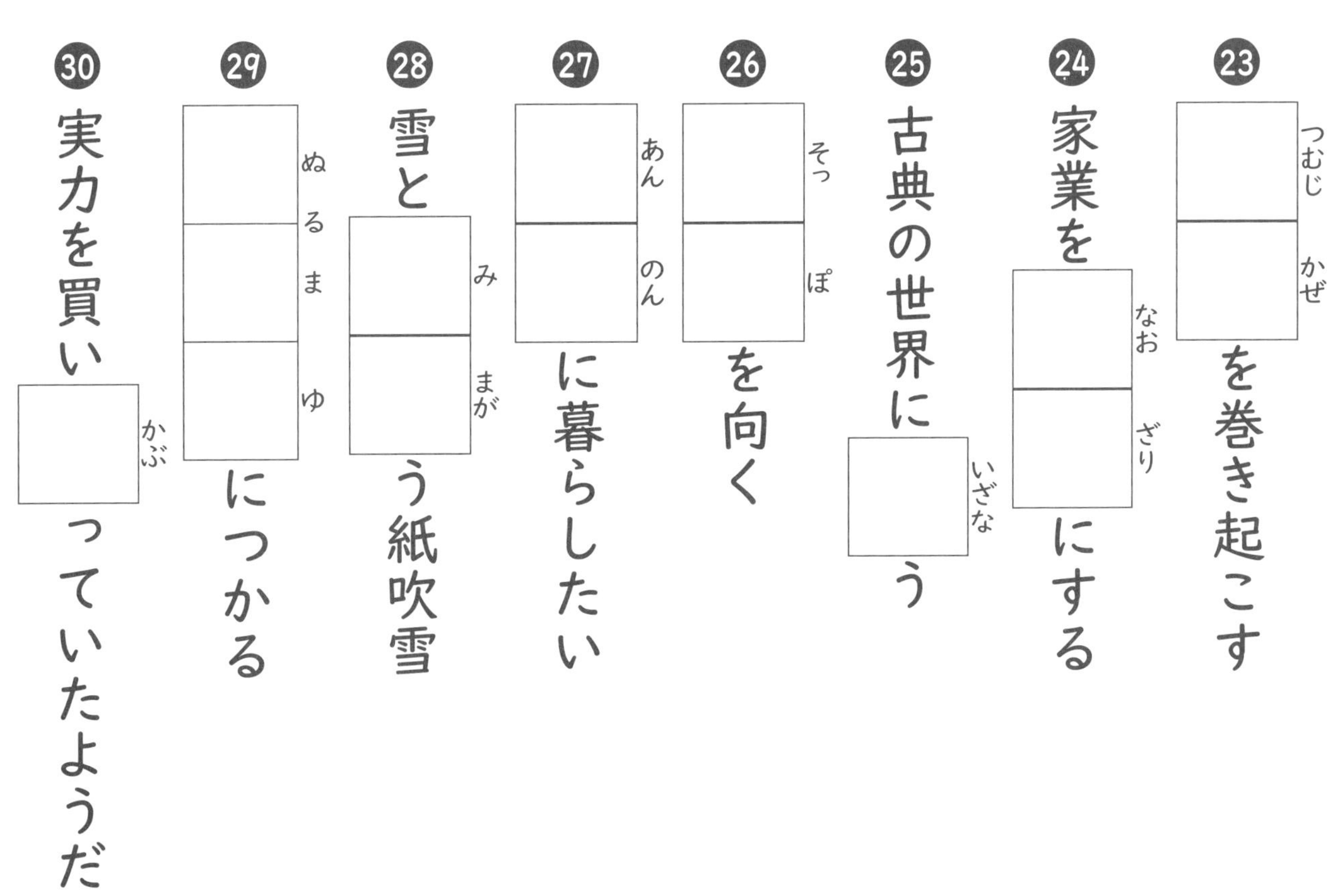

【答え】❶熱　❷貪　❸健気　❹悪寒　❺円　❻尾頭　❼手繰　❽泡銭
❾帳〔常用外の漢字では「帷」などの表記もあり〕　❿夢現　⓫罷免　⓬出来　⓭滑稽　⓮爆

問題
3

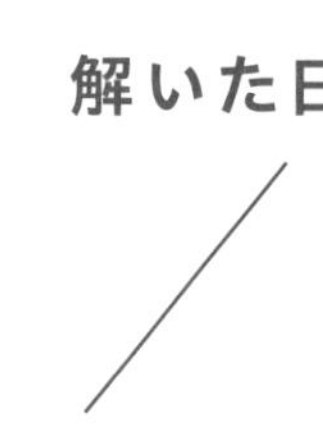
解いた日

国字〈読み・書き〉

国字は、日本で作られた漢字。右ページは国字の読み方を、左ページは□に当てはまる国字を書きましょう。

❶ 屶
薪などを割る刃物。主に地名・人名に用いる。

❷ 遖
感動したときやほめたたえるときなどに発する。

❸ 杣
材木を切り出す山。百人一首95番歌に「～わがたつ杣に～」とある。

❹ 枡
容量をはかる道具。

❺ 蓙
イグサの茎で編んだ敷物。

❻ 毟る
つかんで引きぬくこと。
□□る

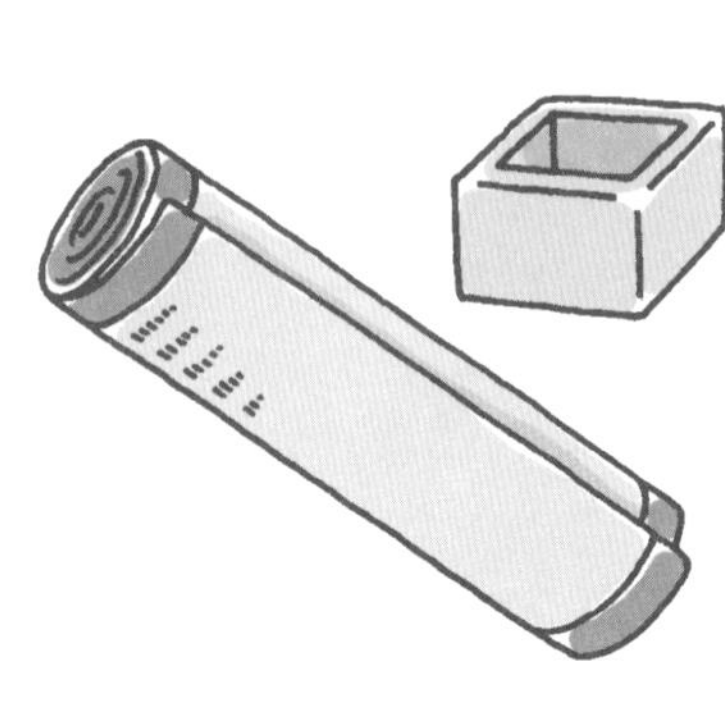

❼ 粁
長さの単位。

❽ 叺
わらむしろをふたつ折りにして作った袋。

❾ 颪
山などの高いところから吹きおりてくる風。

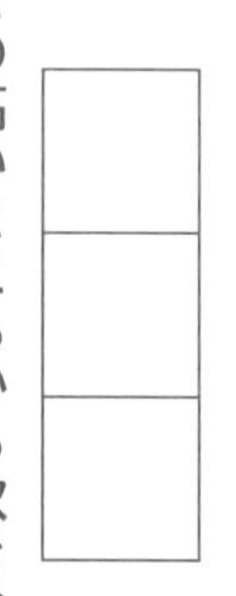

❿ 辷る
なめらかに進むこと。
□□る

⓫ 搾る
「牛の乳を搾る」などと使われる。
□□る

⓬ 怺える
心をながくして我慢する意で用いる。
□□える

⓭凩 ⓮癪 ⓯燵 ⓰噺 ⓱峠 ⓲凧 ⓳喰 ⓴凪
㉑腺 ㉒枠 ㉓栃 ㉔塀 ㉕匂 ㉖俤 ㉗躾 ㉘雫

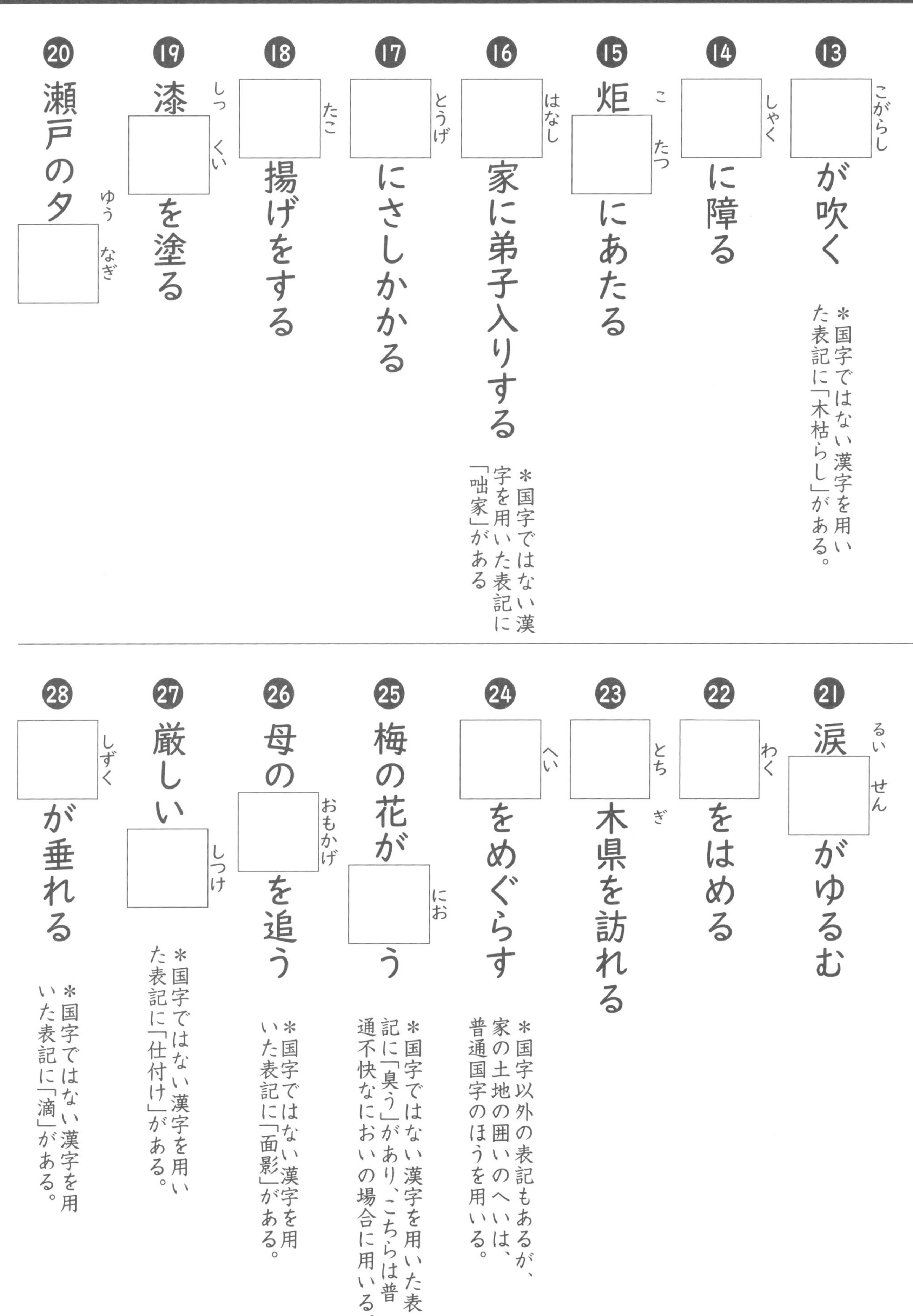

⑬ □（こがらし）が吹く
＊国字ではない漢字を用いた表記に「木枯らし」がある。

⑭ □（しゃく）に障る

⑮ 炬□（こたつ）にあたる

⑯ □（はなし）家に弟子入りする
＊国字ではない漢字を用いた表記に「咄家」がある

⑰ □（とうげ）にさしかかる

⑱ □（たこ）揚げをする

⑲ 漆□（しっくい）を塗る

⑳ 瀬戸の夕□（ゆうなぎ）

㉑ 涙□（るいせん）がゆるむ

㉒ □（わく）をはめる

㉓ □（とちぎ）木県を訪れる

㉔ □（へい）をめぐらす
＊国字以外の表記もあるが、家の土地の囲いのへいは、普通国字のほうを用いる。

㉕ 梅の花が□（にお）う
＊国字ではない漢字を用いた表記に「臭う」があり、こちらは普通不快なにおいの場合に用いる。

㉖ 母の□（おもかげ）を追う
＊国字ではない漢字を用いた表記に「面影」がある。

㉗ 厳しい□（しつけ）
＊国字ではない漢字を用いた表記に「仕付け」がある。

㉘ □（しずく）が垂れる
＊国字ではない漢字を用いた表記に「滴」がある。

【答え】❶なた ❷あっぱれ ❸そま ❹ます ❺ござ ❻むし（る）
❼ミリメートル ❽かます ❾おろし ❿すべ（る） ⓫しぼ（る） ⓬こら（える）

問題 4

解いた日 ／

偉人、著名人の名前〈読み・書き〉

右ページは人名の読み方を、左ページは□に当てはまる漢字を書きましょう。

❶ 与謝蕪村

江戸中期の俳人・画家。「菜の花や月は東に日は西に」などの句が知られる。

❷ 世阿弥

室町初期の能役者・能作者。能楽論『風姿花伝』なども残す。

❸ 正親町天皇

第一〇六代天皇。織田信長・豊臣秀吉らの援助を受け、衰えていた皇室の回復に努力。

□□□□□天皇

❹ 大岡忠相

江戸中期の幕臣。八代将軍徳川吉宗に抜擢されて江戸町奉行となる。越前守と称した。

❺ 木戸孝允

政治家。維新三傑の一人。初め桂小五郎と称した。

❻ 井伊直弼

幕末の大老。彦根藩主。安政の大獄を起こす。桜田門外の変で暗殺される。

❼ 小式部内侍

平安中期の歌人。『小倉百人一首』にも採られた、「大江山いくのの道の遠ければまだふみもみず天の橋立」の歌にまつわる逸話は有名。

❽ 舎人親王

天武天皇の皇子。勅により『日本書紀』を編纂。

❾ 稗田阿礼

奈良時代の官人。天皇から帝紀・旧辞の誦習を命ぜられ、太安万侶がこれを筆録して『古事記』が成る。

❿ 大伴家持

奈良時代の歌人。『万葉集』の編纂者の一人と目される。

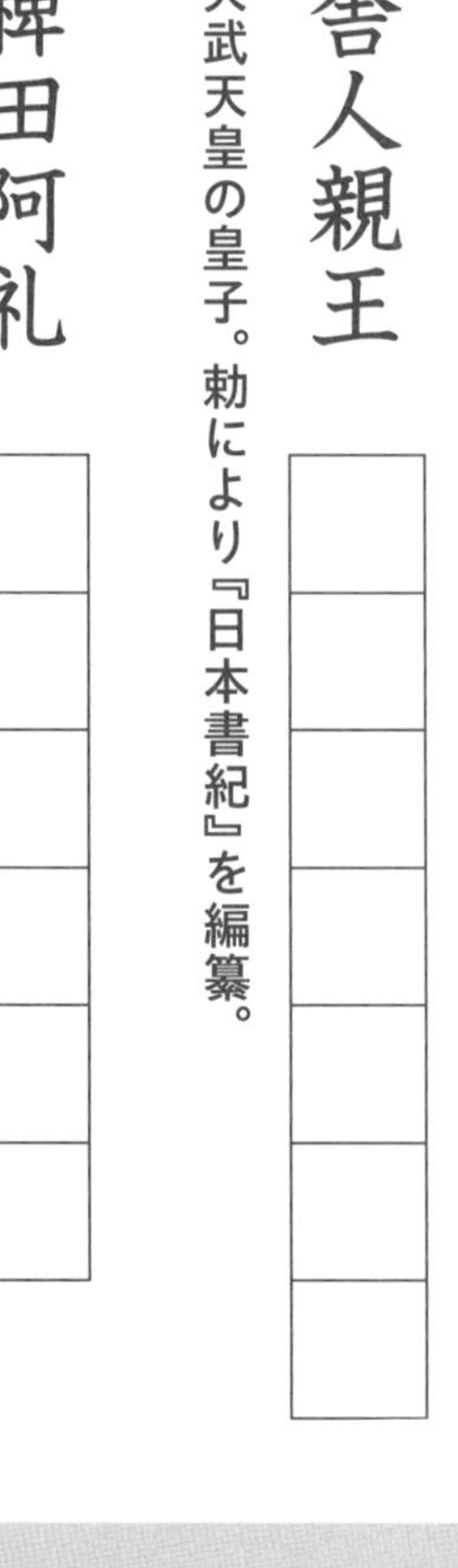

⓫ 不知火光右衛門（こうえもん）

第11代横綱。横綱の土俵入りの型の一つ「不知火型」を創始。

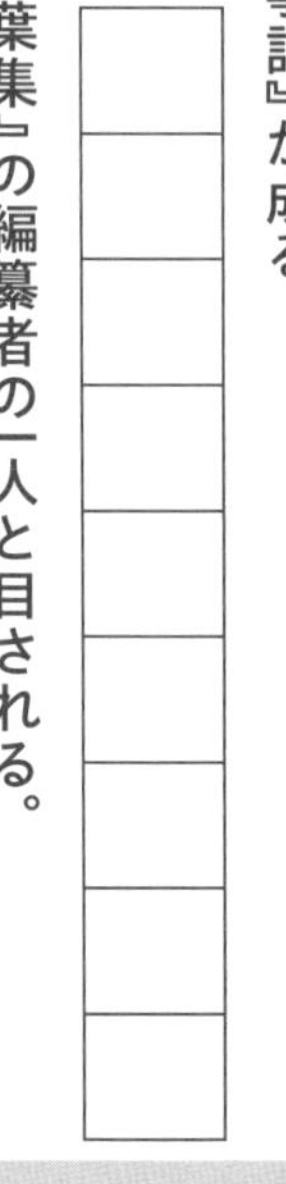

□□□光右衛門

⓬ 新渡戸稲造

思想家・教育家。国際連盟事務局次長を務め、国際的に活躍。五千円札の肖像となったことも。

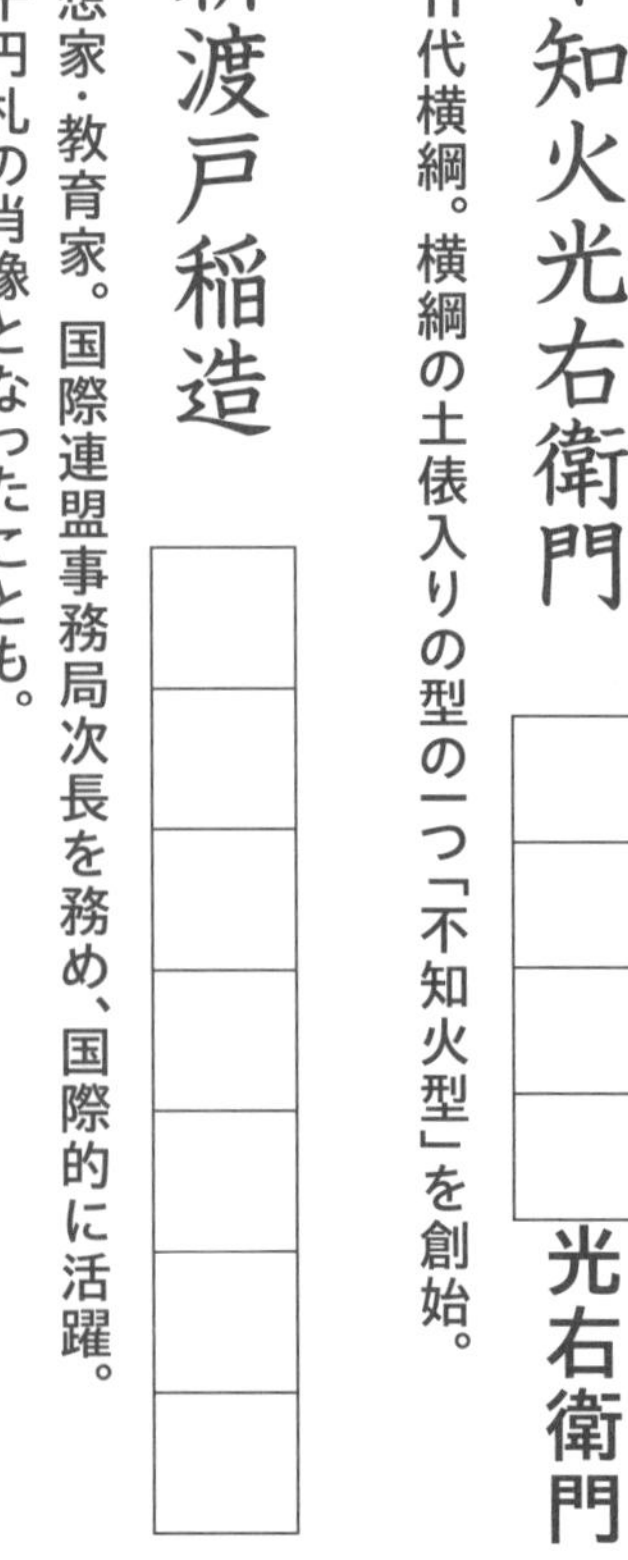

⓭在原業平　⓮神功（皇后）　⓯平将門　⓰卑弥呼　⓱菅原道真　⓲親鸞
⓳足利尊氏　⓴伊達政宗　㉑伊能忠敬　㉒運慶　㉓後醍醐（天皇）　㉔伊藤若冲

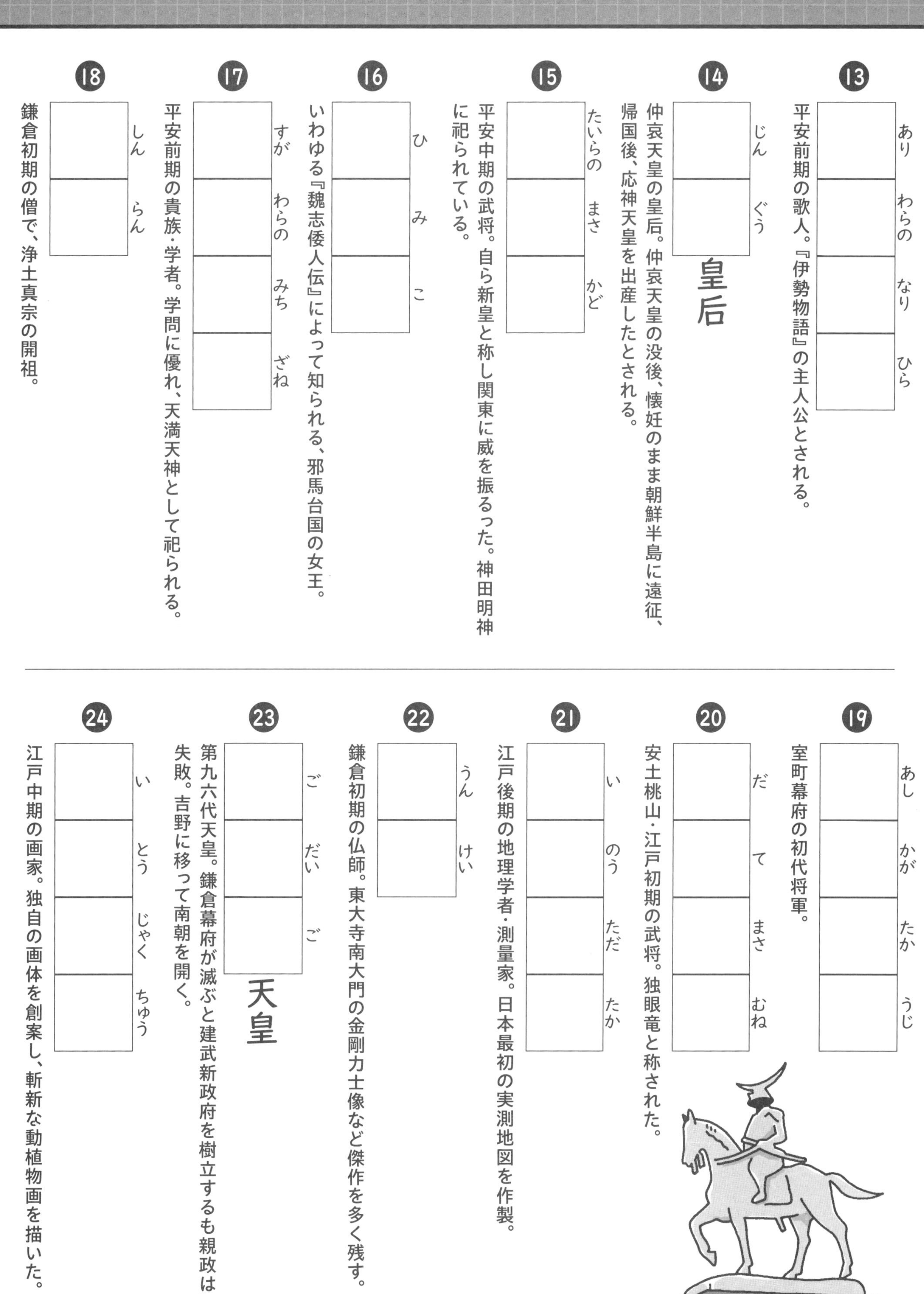

⑬ ありわらのなりひら
平安前期の歌人。『伊勢物語』の主人公とされる。

⑭ じんぐう 皇后
仲哀天皇の皇后。仲哀天皇の没後、懐妊のまま朝鮮半島に遠征、帰国後、応神天皇を出産したとされる。

⑮ たいらのまさかど
平安中期の武将。自ら新皇と称し関東に威を振るった。神田明神に祀られている。

⑯ ひみこ
いわゆる『魏志倭人伝』によって知られる、邪馬台国の女王。

⑰ すがわらのみちざね
平安前期の貴族・学者。学問に優れ、天満天神として祀られる。

⑱ しんらん
鎌倉初期の僧で、浄土真宗の開祖。

---

⑲ あしかがたかうじ
室町幕府の初代将軍。

⑳ だてまさむね
安土桃山・江戸初期の武将。独眼竜と称された。

㉑ いのうただたか
江戸後期の地理学者・測量家。日本最初の実測地図を作製。

㉒ うんけい
鎌倉初期の仏師。東大寺南大門の金剛力士像など傑作を多く残す。

㉓ ごだいご 天皇
第九六代天皇。鎌倉幕府が滅ぶと建武新政府を樹立するも親政は失敗。吉野に移って南朝を開く。

㉔ いとうじゃくちゅう
江戸中期の画家。独自の画体を創案し、斬新な動植物画を描いた。

【答え】❶よさぶそん ❷ぜあみ ❸おおぎまち ❹おおおかただすけ ❺きどたかよし ❻いいなおすけ ❼こしきぶのないし ❽とねりしんのう ❾ひえだのあれ ❿おおとものやかもち ⓫しらぬい ⓬にとべいなぞう

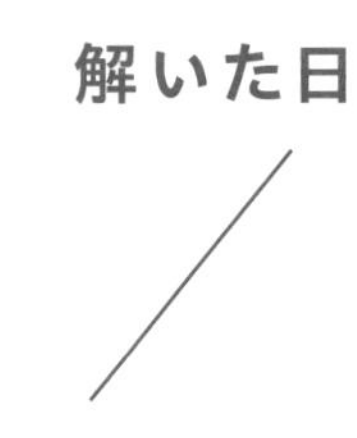

旧国名〈書き・読み〉

廃藩置県前の日本で、現在の県名に当たるのが旧国名。地図の番号をヒントに、上の段は当てはまる漢字を、下の段は読み方を書きましょう。

❶むつ　❷りくぜん　❸ひたち　❹むさし　❺するが　❻えっちゅう　❼きい

❽羽後　❾磐城　❿上野　⓫下野　⓬上総　⓭下総　⓮相模　⓯遠江

⓰摂津　⓱但馬　⓲美作　⓳備後　⓴阿波　㉑肥前　㉒日向　㉓大隅
㉔おわり　㉕やましろ　㉖はりま　㉗いなば　㉘あき　㉙すおう　㉚つしま　㉛いき　㉜ちくご
㉝ぶぜん

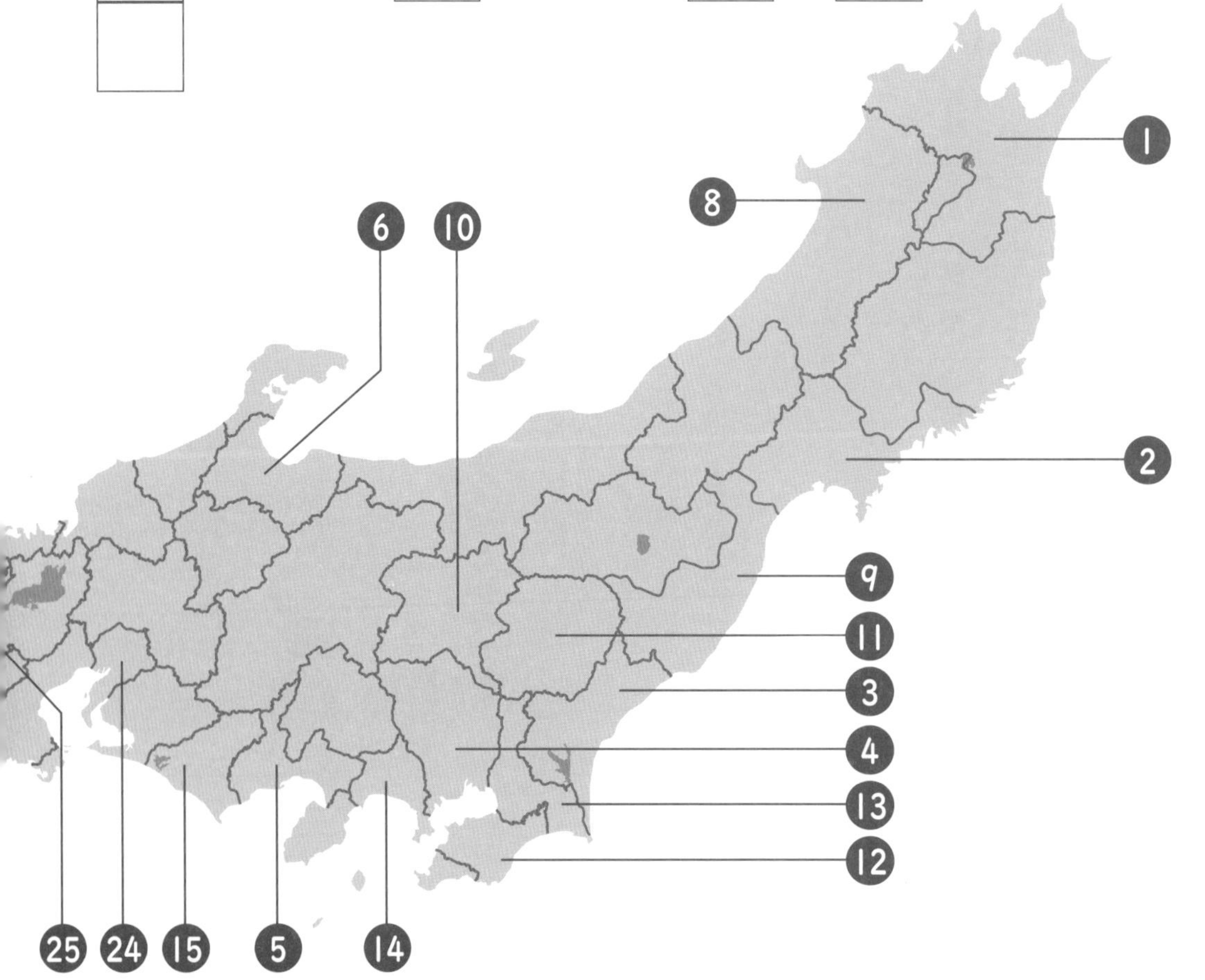

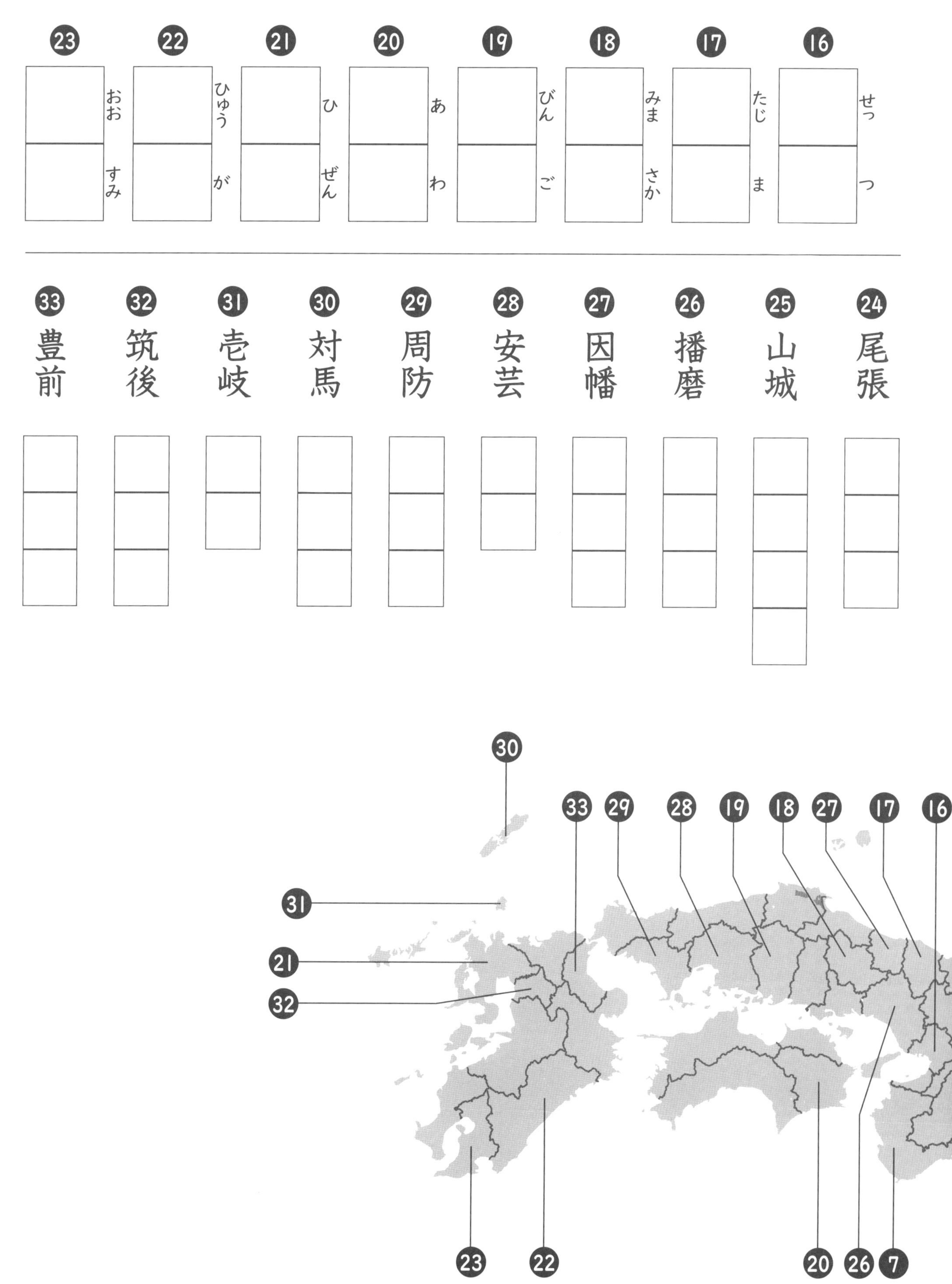

【答え】❶陸奥　❷陸前　❸常陸　❹武蔵　❺駿河　❻越中　❼紀伊
❽うご　❾いわき　❿こうずけ　⓫しもつけ　⓬かずさ　⓭しもうさ　⓮さがみ　⓯とおとうみ

問題

6

解いた日

／

これぞ難読漢字〈読み〉

次の――部の漢字の読み方を書きましょう。

❶ 部屋は蛻の殻だった

❷ 悪夢に魘される

❸ 邪な考えを抱く

❹ 軛を逃れ自由になる

❺ 文明の揺籃期

❻ 五万人に垂んとする観客

❼ 耳を劈くばかりの雷鳴

❽ 立候補せよと嗾ける

❾ 与野党の鬩ぎ合いが続く

❿ 岩壁を登攀する

⓫ 実が多くつき枝が撓う

⓬ 私財を擲つ

⓭ 郷里に逼塞する

⓮ 他人の私生活を穿鑿する

⑮ぜいじゃく ⑯もたら ⑰うが ⑱やつ ⑲たぎ ⑳まみ ㉑へきえき ㉒はしゃ ㉓ほうふつ
㉔ほしいまま ㉕かわ ㉖あたか ㉗めくるめ ㉘もた ㉙むく ㉚たぶら ㉛ひもと ㉜みなぎ

⑮ 脆弱なシステム
⑯ 変化を齎す
⑰ 穿った見方をする
⑱ 見る影もなく窶れる
⑲ ふつふつと湯が煮え滾る
⑳ 一敗地に塗れる
㉑ 相手の剣幕に辟易する
㉒ 子どものように燥ぐ
㉓ 往時を髣髴とさせる

㉔ 権力を恣にする
㉕ 追及の矛先を躱す
㉖ 恰も見てきたように語る
㉗ 目眩く享楽の日々
㉘ 食べすぎて胃が靠れる
㉙ 寝すぎて顔が浮腫む
㉚ 言葉巧みに誑かす
㉛ 古典を繙き古人の思いにふれる
㉜ 決戦を前に闘志が漲る

【答え】❶もぬけ ❷うな ❸よこしま ❹くびき ❺ようらんき ❻なんな ❼つんざ
❽けしか ❾せめ ❿とうはん ⓫しな ⓬なげう ⓭ひっそく ⓮せんさく

問題 7

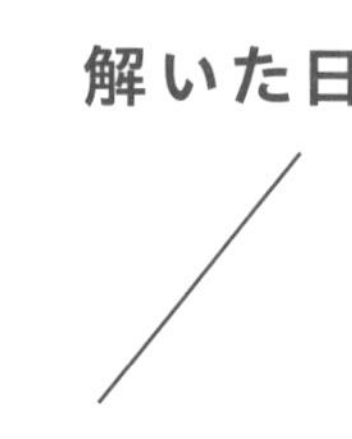

画数の多い漢字〈書き〉

次の□に当てはまる漢字を書きましょう。

❶ 昨今の事例に□（かんが）みる

❷ □□（うっそう）とした森の道

❸ 修行のため山に□（こ）もる

❹ 物議を□（かも）す

❺ 奉仕活動で□□（しょくざい）する

❻ 師の□□（げきりん）に触れる

❼ 一方だけを□□（ひいき）する

❽ □□（ごい）が豊富な人

❾ □（かび）が生える

❿ □□（どくろ）と骨の海賊旗

⓫ □□（きょうごう）な態度

⓬ □（おう）揚（よう）に構える

⓭霹靂　⓮範疇　⓯齟齬　⓰驢馬　⓱靄　⓲饅頭　⓳顰蹙
⓴纏　㉑轟　㉒魑魅　㉓銅鐸　㉔蠢動　㉕蹟　㉖咀嚼

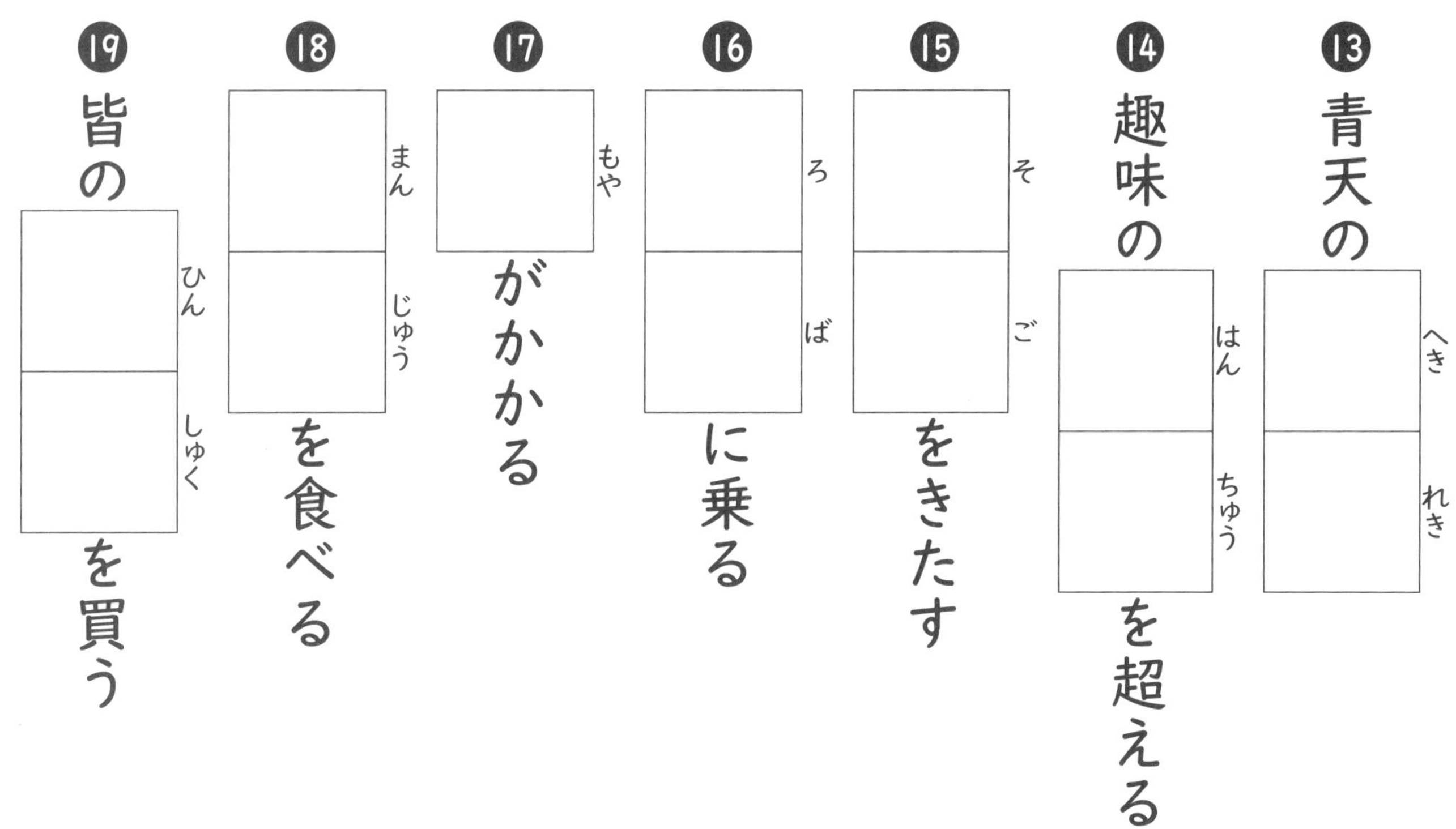

⑬ 青天の□（へき）□（れき）

⑭ 趣味の□（はん）□（ちゅう）を超える

⑮ □（そ）□（ご）をきたす

⑯ □（ろ）□（ば）に乗る

⑰ □（もや）がかかる

⑱ □（まん）□（じゅう）を食べる

⑲ 皆の□（ひん）□（しゅく）を買う

---

⑳ 交渉が□（まと）まる

㉑ 雷鳴が□（とどろ）く

㉒ □（ち）□（み）魍魎（もうりょう）の世界

㉓ □（どう）□（たく）が発掘される

㉔ 不満分子が□（しゅん）□（どう）する

㉕ 段差に□（つまず）く

㉖ 内容を□（そ）□（しゃく）する

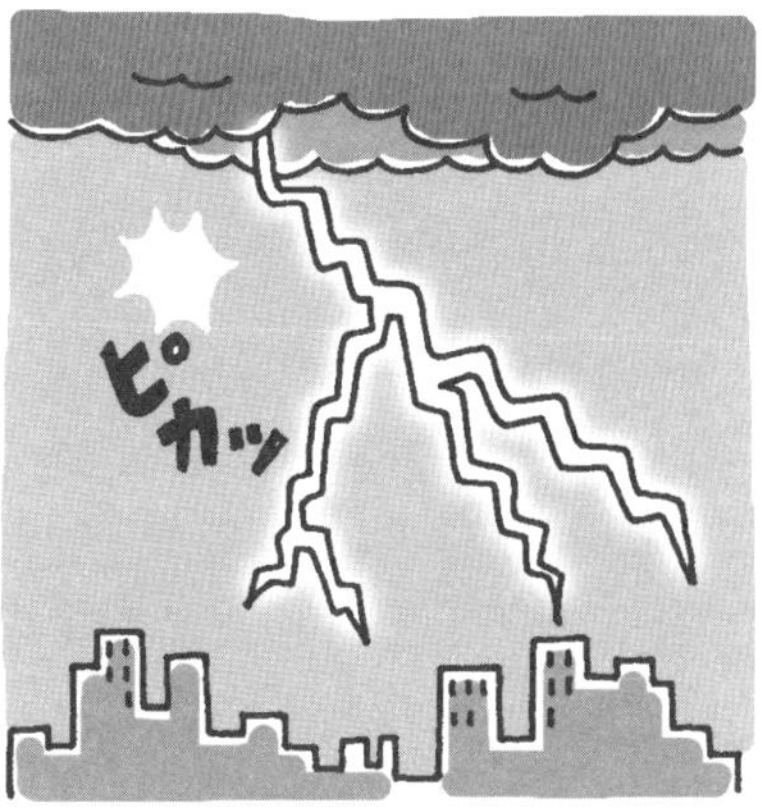

【答え】①鑑　②鬱蒼　③籠　④醸　⑤贖罪　⑥逆鱗
⑦贔屓［負］　⑧語彙　⑨黴　⑩髑髏　⑪驕傲　⑫鷹

問題 8

解いた日 ／

漢字でオノマトペ〈書き・読み〉

日本語のオノマトペ（擬音語・擬態語）には、漢語に由来するものがあります。
右ページは□に当てはまる漢字を、左ページは読み方を書きましょう。

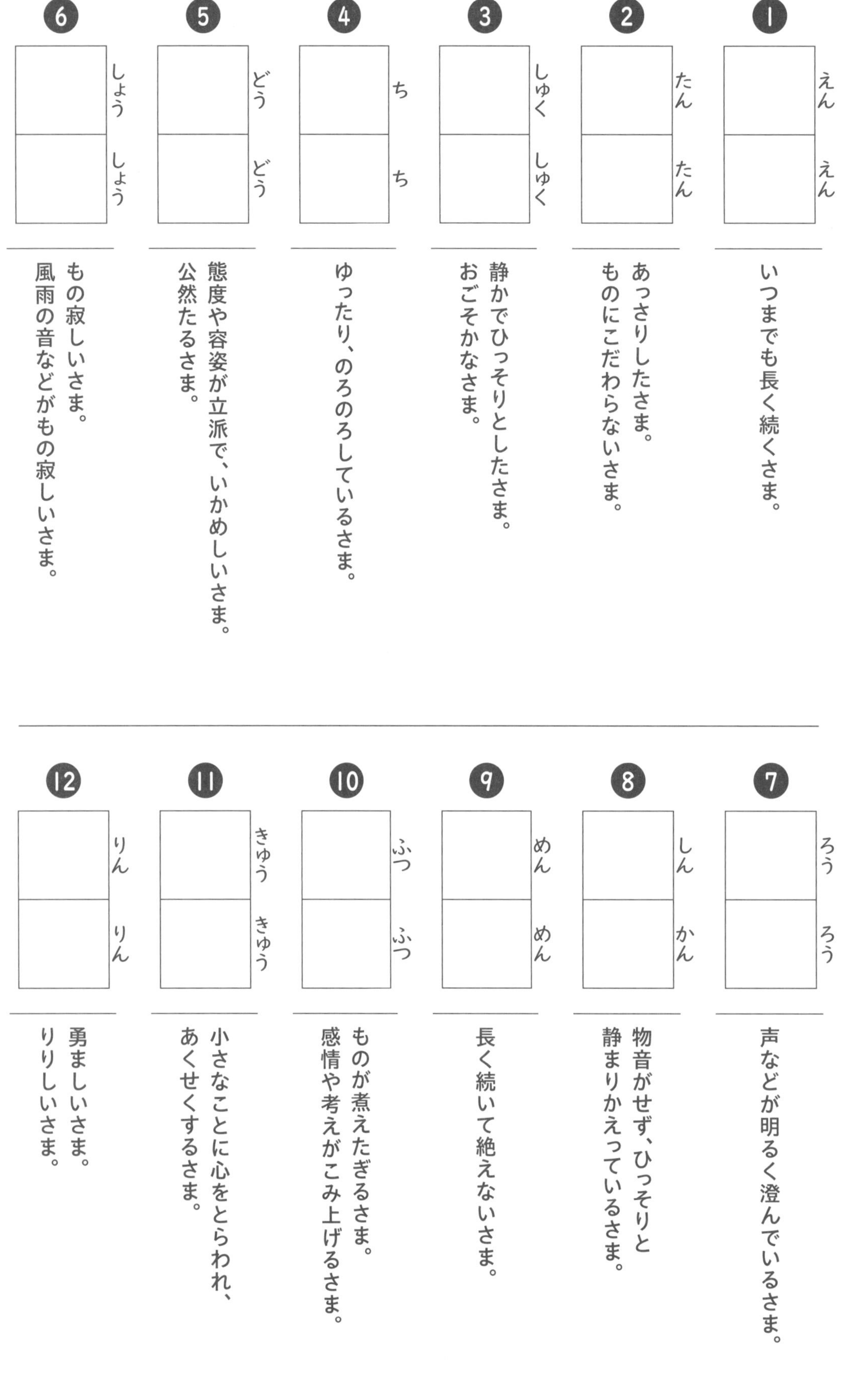

❶ えん えん　いつまでも長く続くさま。

❷ たん たん　あっさりしたさま。ものにこだわらないさま。

❸ しゅく しゅく　静かでひっそりとしたさま。おごそかなさま。

❹ ち ち　ゆったり、のろのろしているさま。

❺ どう どう　態度や容姿が立派で、いかめしいさま。公然たるさま。

❻ しょう しょう　もの寂しいさま。風雨の音などがもの寂しいさま。

❼ ろう ろう　声などが明るく澄んでいるさま。

❽ しん かん　物音がせず、ひっそりと静まりかえっているさま。

❾ めん めん　長く続いて絶えないさま。

❿ ふつ ふつ　ものが煮えたぎるさま。感情や考えがこみ上げるさま。

⓫ きゅう きゅう　小さなことに心をとらわれ、あくせくするさま。

⓬ りん りん　勇ましいさま。りりしいさま。

⓭えんえん　⓮ろうろう　⓯さんさん　⓰けいけい　⓱こうこう　⓲せんせん　⓳ぼうぼう
⓴るる　㉑とうとう　㉒ひょうびょう　㉓ごうごう　㉔こんこん　㉕じゅんじゅん　㉖ちくちく

⑬ 奄奄
息も絶え絶えであるさま。

⑭ 朧朧
ぼんやりとかすむさま。

⑮ 燦燦
きらきらと美しく輝くさま。

⑯ 炯炯
目が鋭く光るさま。

⑰ 煌煌
きらきらと光り輝くさま。

⑱ 潺潺
水がよどみなく流れるさま。

⑲ 茫茫
広くはるかなさま。草や髪などが生い乱れるさま。

⑳ 縷縷
細く途切れずに続くさま。

㉑ 滔滔
水が盛んに流れるさま。よどみなく話すさま。

㉒ 縹渺
ほんのりかすかであるさま。広く限りないさま。

㉓ 轟轟
物音がとどろきわたるさま。

㉔ 滾滾
水などが盛んに流れて尽きないさま。尽きることなくわくさま。

㉕ 諄諄
よくわかるように、言い聞かせるさま。

㉖ 矗矗
長くてまっすぐ伸びるさま。

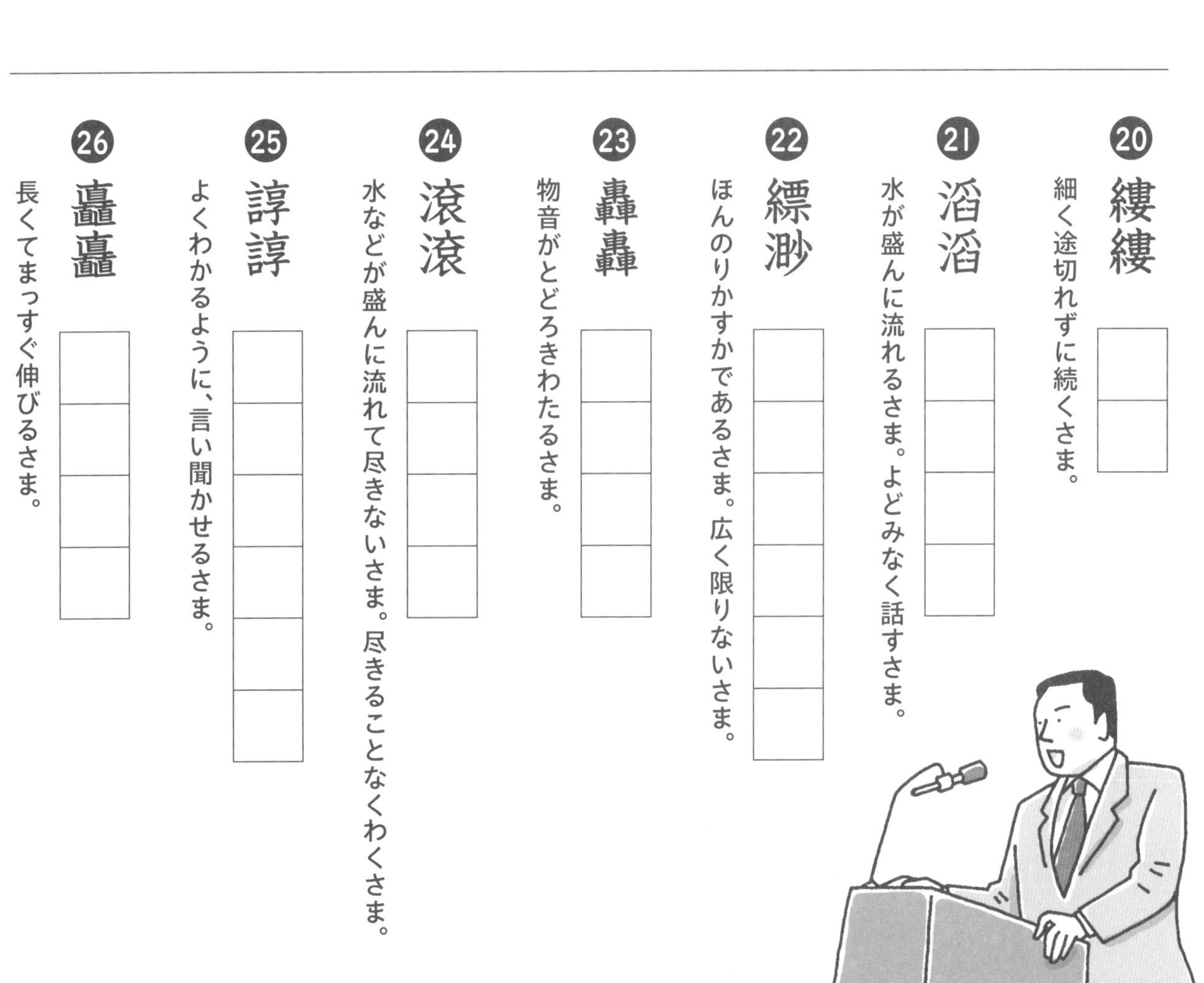

【答え】❶延延　❷淡淡［澹澹］　❸粛粛　❹遅遅　❺堂堂　❻蕭蕭　❼朗朗　❽森［深］閑　❾綿綿　❿沸沸　⓫汲汲　⓬凜凜

手ごたえのあるパズルを用意しました。
全部漢字の問題です。じっくり取り組んでください。

問題 1　解いた日　／

熟語しりとり

しりとりの要領で、指定された漢字を組み合わせて二字熟語を6つ作りましょう。しりとりの最初と最後の漢字は一度しか使いません。うまくつながるようマスをうめてください。

答えは127ページ

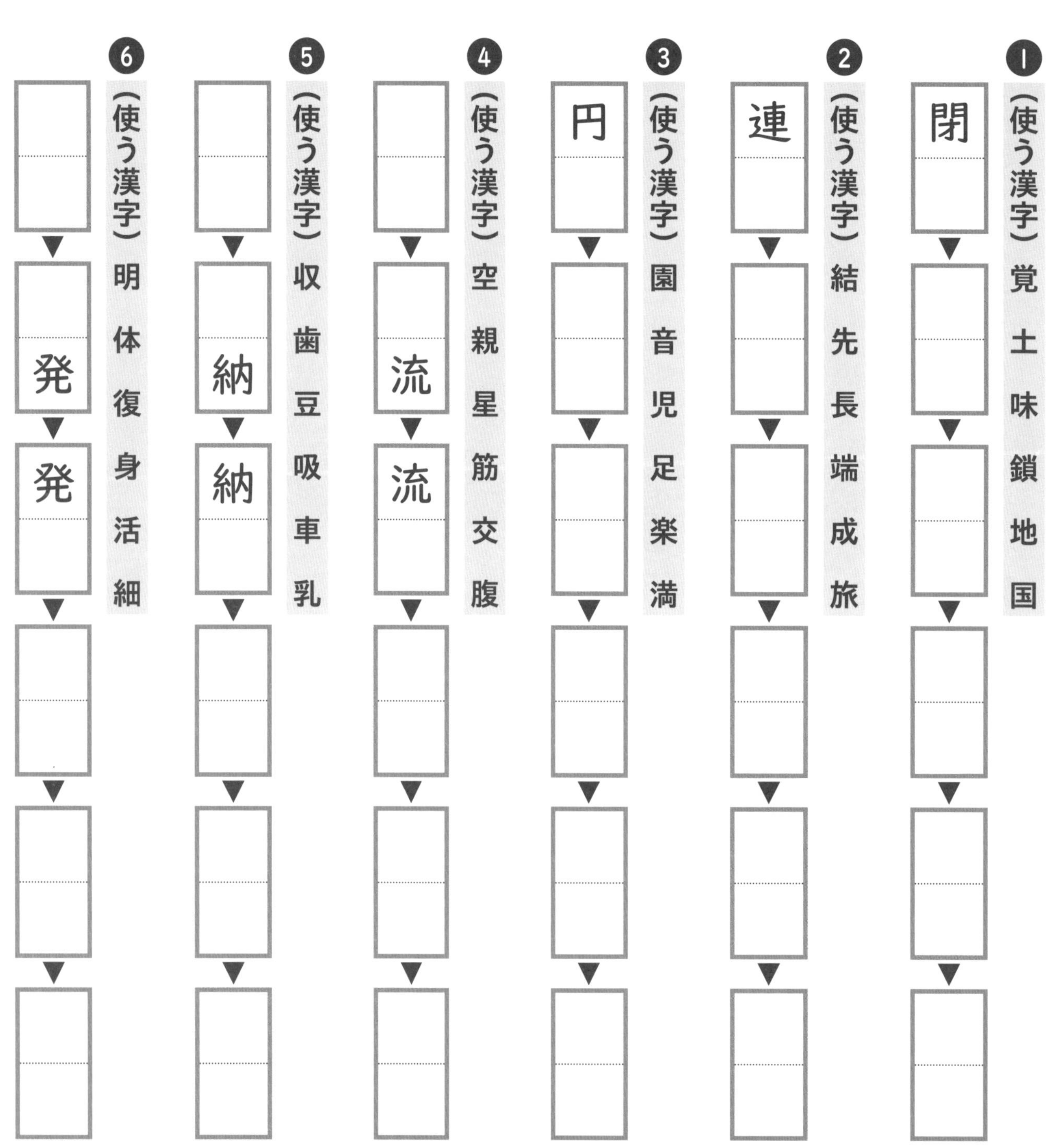

問題 **2** 解いた日 ／

はみだしクロス

×のついている「上」と「生」のように、上と右にはみだしている漢字を、同じタテ列、ヨコ列のマスに入れ、クロスワードを完成させましょう。使わずに残ったふたつの漢字でできる熟語が答えです。

答えは127ページ

意	味						誉					
人	選	知	楽	山	農	名	民	点	検			
行	現	外	千	花	千	事	~~上~~	族	感			
	動		■		食	■	上	級	生	草	~~生~~	力
書	■	水			■	窓		■	活	辺	中	
		■	肉	■	辛		■			体	共	口
■		況		継	■		情		■	中	実	通
		■	背	■	専		■			苦	務	
労	■	察	■	卒		■		■	索	業	国	
			能	■		耕			■	工	択	
■	程	■				■	栄	■	迂	天	家	
			■	王	■			挽		表	回	
欲	■					■	賞	■		海	路	

答え

問題 **3** 解いた日 ／

ビッグ漢字ナンクロ

漢字をマスに入れて熟語を作り、クロスワードを完成させましょう。同じ数字のマスには同じ漢字が入ります。最後に、答え欄の数字の漢字でできる言葉をふたつ答えてください。

答えは 128 ページ

43	■	30	3	木	31	■	26	■	5	交	22	権	■	35
■	6	国	■	17	■	37	8	23	伝	■	葉	■	22	筋
27	24	■	28	16	9	様	■	33	■	25	8	11	器	■
■	9	窓	34	■	郷	■	輪	■	27	球	■	25	■	15
18	40	■	代	36	■	急	3	10	18	■	畜	15	26	20
級	■	30	■	知	1	■	11	■	37	29	■	業	■	10
34	34	流	3	■	22	空	■	7	16	■	三	■	3	売
■	15	■	入	26	■	37	家	2	■	39	4	25	12	■
派	■	先	34	■	43	4	■	44	32	■	記	■	台	12
32	23	13	■	37	38	■	15	物	■	17	1	2	■	24
■	思	■	23	応	■	19	38	■	31	芸	■	40	41	■
5	23	14	談	■	女	40	■	3	■	16	格	■	5	注
■	愛	■	23	弟	8	■	4	倒	13	■	8	11	■	41
操	■	13	32	■	22	42	14	■	1	前	■	関	40	1
7	1	料	■	誕	34	■	44	参	■	30	送	12	■	項

16	17	18	19	20	21	22

38	39	40	41	42	43	44

答え

28	27	20

答え

40	11	37	3

解き方のヒント

わかりやすい四字熟語などからうめ、うまったマスと同じ数字のマスに漢字を書きこんでみましょう。すると新たな熟語が見えてきます。この問題では、色をつけたマスの四字熟語から始めてみるといいかもしれません。

25	38	30	39		竣		37	22	42	13		18	33	修
	化		20	18	17	7		和		33	角	13		36
白	19	29		落		41	31	40	猿		20		44	17
31		41	20		22		24		44	44		訂		場
	41		19	帯	38	26		旅		31	鹿	43	10	
才	38	煥	42		圏		27	44	合	37		印		9
	衝		25	文		9		算		24	5		11	
能	27	38		4	目	37	28		創		商	1	14	社
4		密	34		33		11	21	7	29		務		14
	必		息	8		6	種		活		20	33	35	
夢	13	40	20		22	1		自	21	12	35		義	36
39		配		7	柄		42	34		2		38	40	
	44	1	6	21		22		20	名		珍	16		43
21	力		邦		上	33	絵		44	間	35		28	24
15		28	44	歌	32		40	36	29		2	古	12	

1	2	3	4	5	6	7	8	9	10	11	12	13	14	15

23	24	25	26	27	28	29	30	31	32	33	34	35	36	37

挑戦！ 漢字・熟語パズルの答え

挑戦！ 漢字・熟語パズル①

43ページ
問題1

❶ 茶柱
❷ 包装
❸ 単位
❹ 地団駄
❺ 代名詞
❻ 社交界
❼ 慣用句
❽ 学者肌
❾ 現住所

44ページ
問題2

気	分	一	新	■	十	■	後	見	人
前	■	人	■	生	年	月	日	■	目
■	大	前	提	■	一	■	談	合	■
体	型	■	出	席	日	数	■	成	立
■	新	年	■	順	■	学	力	■	見
成	人	■	競	■	後	者	■	退	席
績	■	総	合	大	学	■	表	出	■
表	現	力	■	見	■	口	裏	■	換
■	代	■	上	得	意	■	一	本	気
名	人	気	質	■	中	心	体	■	口

1	2	3	4	5	6	7	8	9	10	11	12
新	成	学	代	年	人	席	前	中	力	見	表

13	14	15	16	17	18	19	20	21	22	23
大	合	一	口	気	得	日	出	後	体	質

45ページ
問題3

通常国会

結	果	論	■	原	盤	■	積	乱	雲
婚	■	客	単	価	■	落	■	開	■
指	揮	■	行	■	太	陽	光	発	電
輪	■	一	本	調	子	■	沢	■	信
■	局	番	■	査	■	着	■	鉄	柱
各	■	列	島	■	喜	色	満	面	■
自	転	車	■	年	■	料	■	皮	肉
■	換	■	生	中	継	■	紫	■	食
同	期	生	■	無	■	野	外	活	動
率	■	育	児	休	業	■	線	■	物

46ページ
問題4

結果

		果										
本	家	本	元	■	常	緑	樹	■	魚			
棚	■	調	■	採	用	■	立	心	偏			
■	電	子	音	■	漢	詩	■	拍	■			
消	化	■	頭	文	字	■	手	数	料			
■	製	氷	■	房	■	細	工	■	亭			
商	品	■	腹	具	合	■	芸	大	■		結	
工	■	大	筋	■	同	名	■	漁	港			
会	計	学	■	仮	■	優	勝	旗	■			
議	■	生	真	面	目	■	負	■	勇			
所	在	■	珠	■	高	額	所	得	者			

77ページ
問題2

急	■	自	業	自	得	■	水	無	月
転	入	生	■	転	■	外	面	■	間
直	■	地	上	■	架	■	下	町	■
下	手	■	空	理	空	論	■	工	学
■	作	用	■	化	■	調	理	場	■
無	業	■	中	学	校	■	工	■	本
記	■	空	間	■	外	資	系	企	業
入	選	■	管	轄	■	本	■	画	■
■	手	料	理	■	自	家	用	■	版
地	権	■	職	員	室	■	水	墨	画

1	2	3	4	5	6	7	8	9	10	11
空	下	画	地	員	工	外	本	自	転	学
12	13	14	15	16	17	18	19	20	21	22
系	無	理	調	業	間	管	水	手	入	用

47ページ
問題5

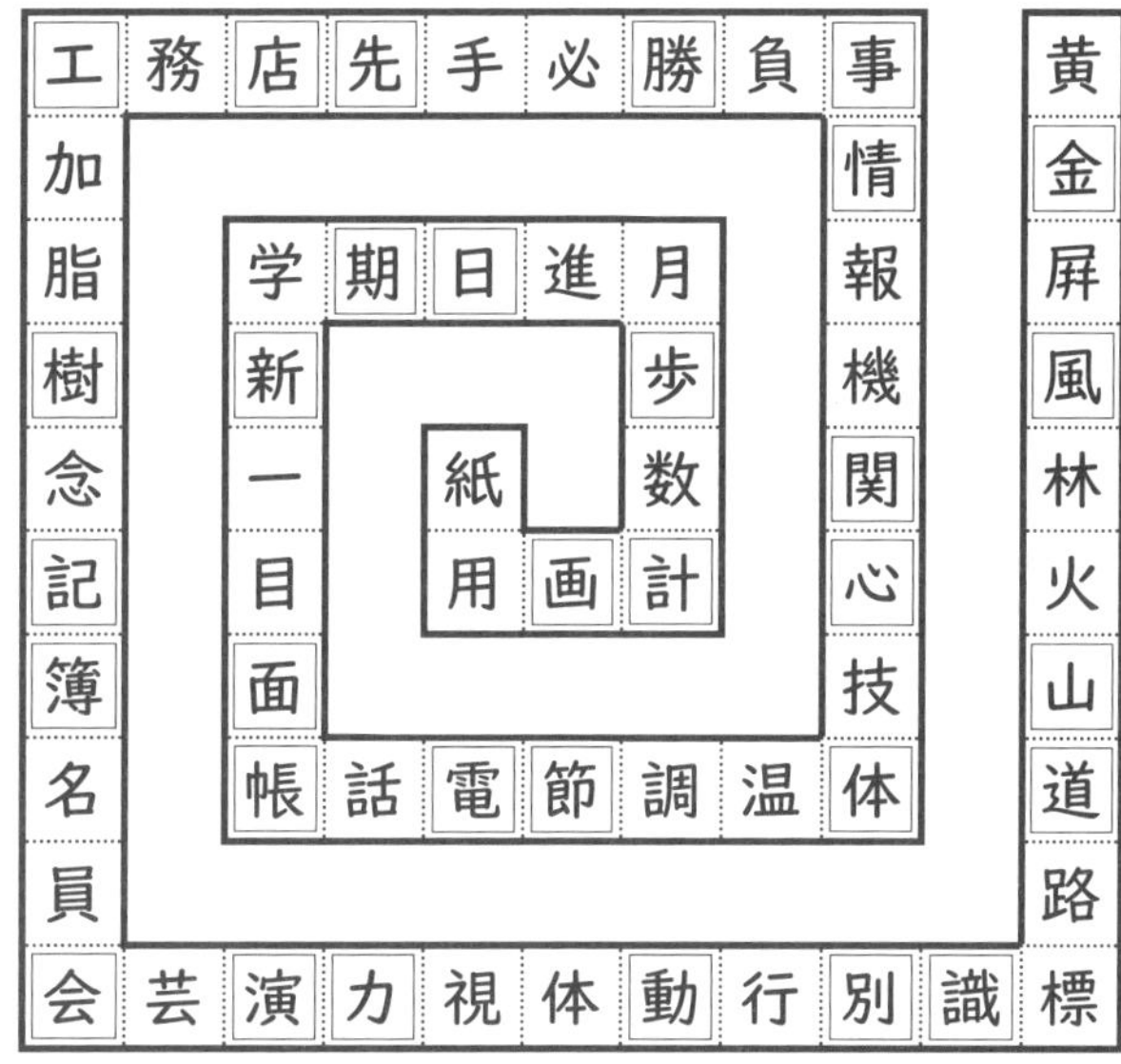

挑戦！ 漢字・熟語パズル②

78ページ
問題3

信 条

						条				
金	屏	風	■	事	情	通	■	照	明	
属	■	土	地	柄	■	勤	勉	■	日	
音	波	■	形	■	握	手	■	聡	明	
■	動	物	図	鑑	■	当	直	■	後	信
串	■	物	■	定	評	■	営	業	日	
団	体	交	渉	■	論	外	■	界	■	
子	■	換	■	民	家	■	素	人	目	
■	門	■	隙	間	■	総	数	■	的	
無	限	大	■	活	字	本	■	善	意	
敵	■	判	断	力	■	山	芋	■	識	

76ページ
問題1

❶ 改良 ▼ 良好 ▼ 好調 ▼ 調子 ▼ 子宝 ▼ 宝石

❷ 栄養 ▼ 養分 ▼ 分野 ▼ 野原 ▼ 原形 ▼ 形式

❸ 帳簿 ▼ 簿記 ▼ 記念 ▼ 念力 ▼ 力業 ▼ 業務

❹ 引退 ▼ 退治 ▼ 治安 ▼ 安眠 ▼ 眠気 ▼ 気球

❺ 永遠 ▼ 遠出 ▼ 出費 ▼ 費用 ▼ 用心 ▼ 心得

❻ 人参 ▼ 参加 ▼ 加熱 ▼ 熱湯 ▼ 湯煙 ▼ 煙突

98ページ
問題2

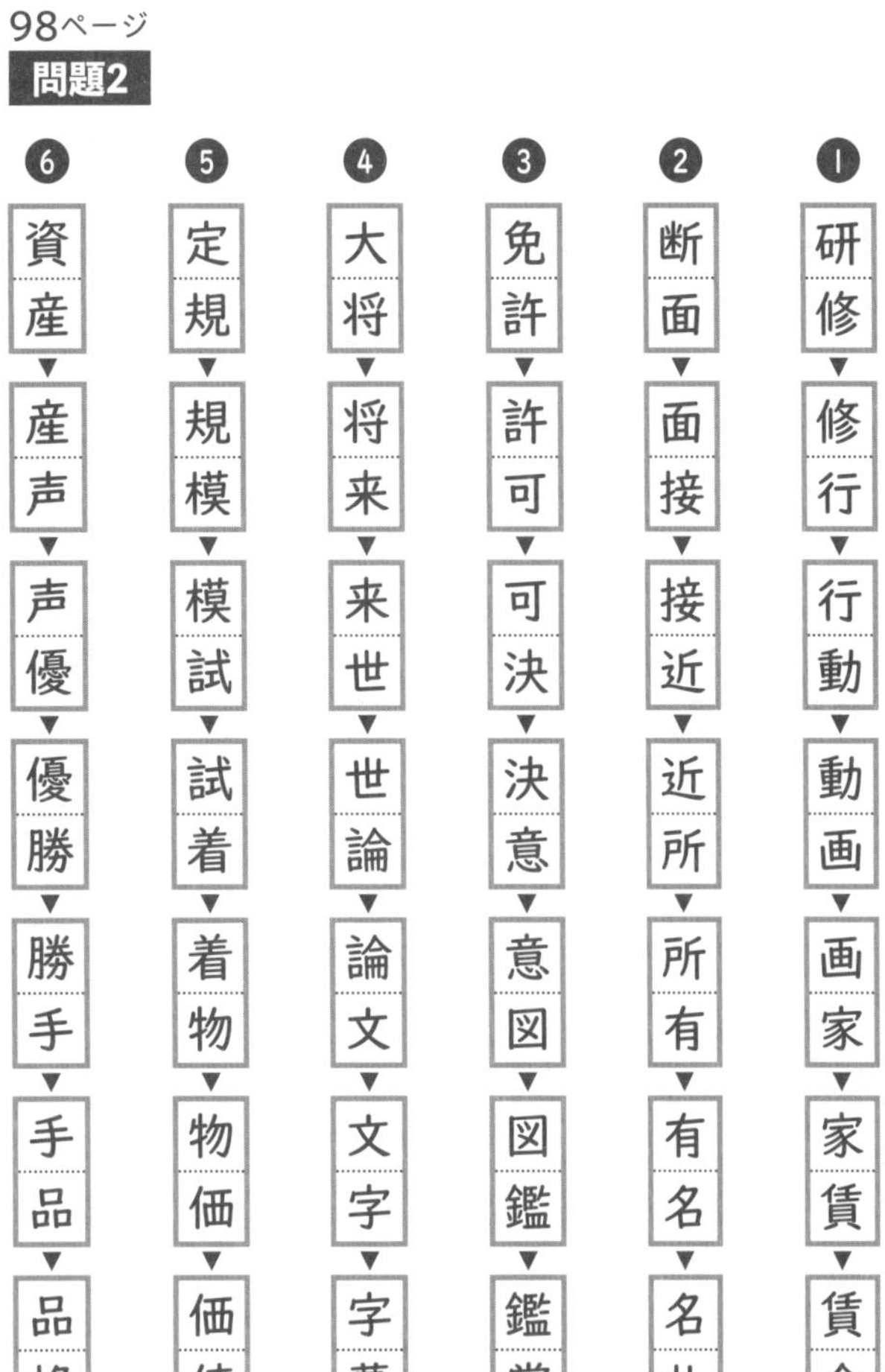

79ページ
問題4

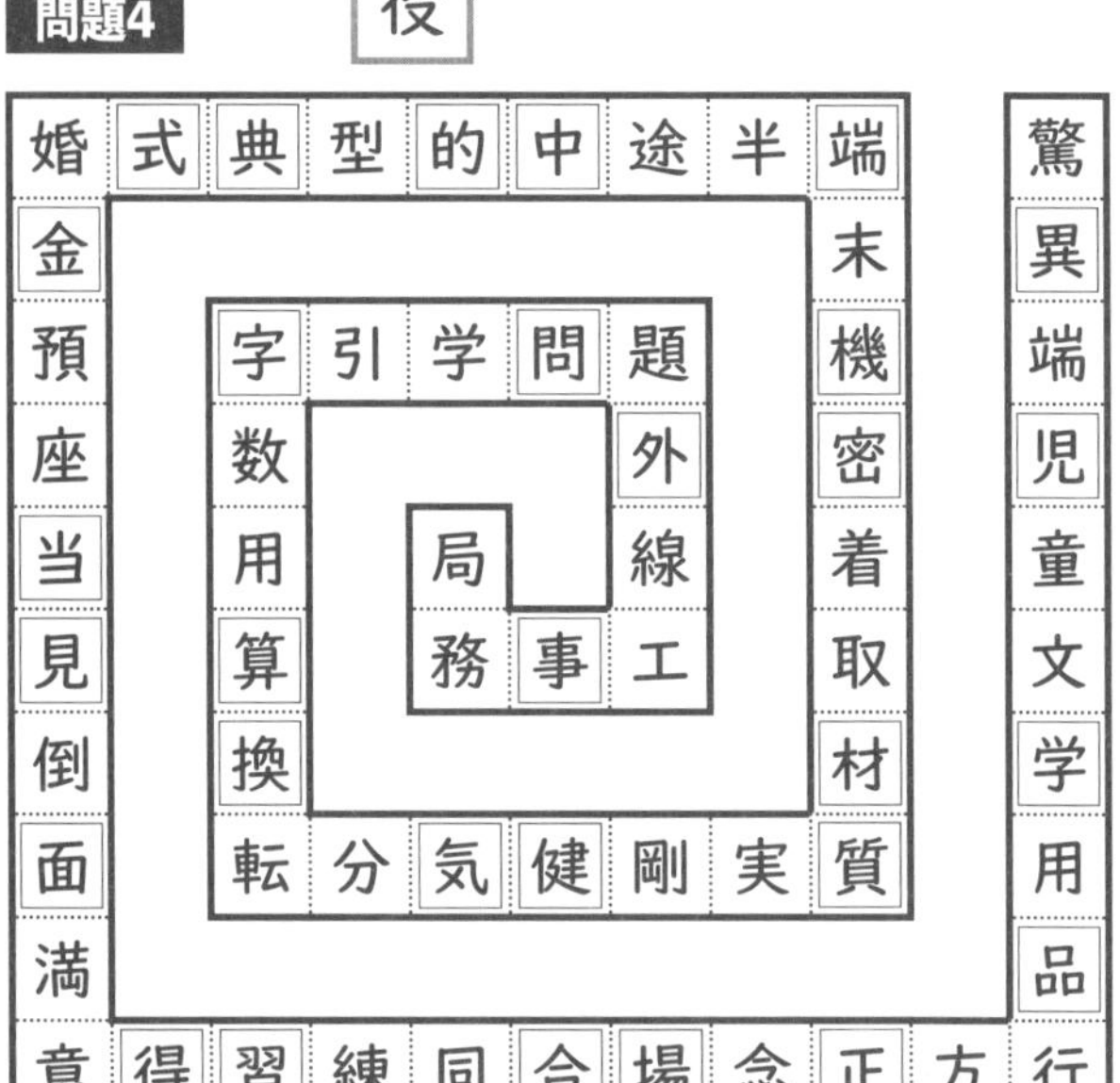

99ページ
問題3

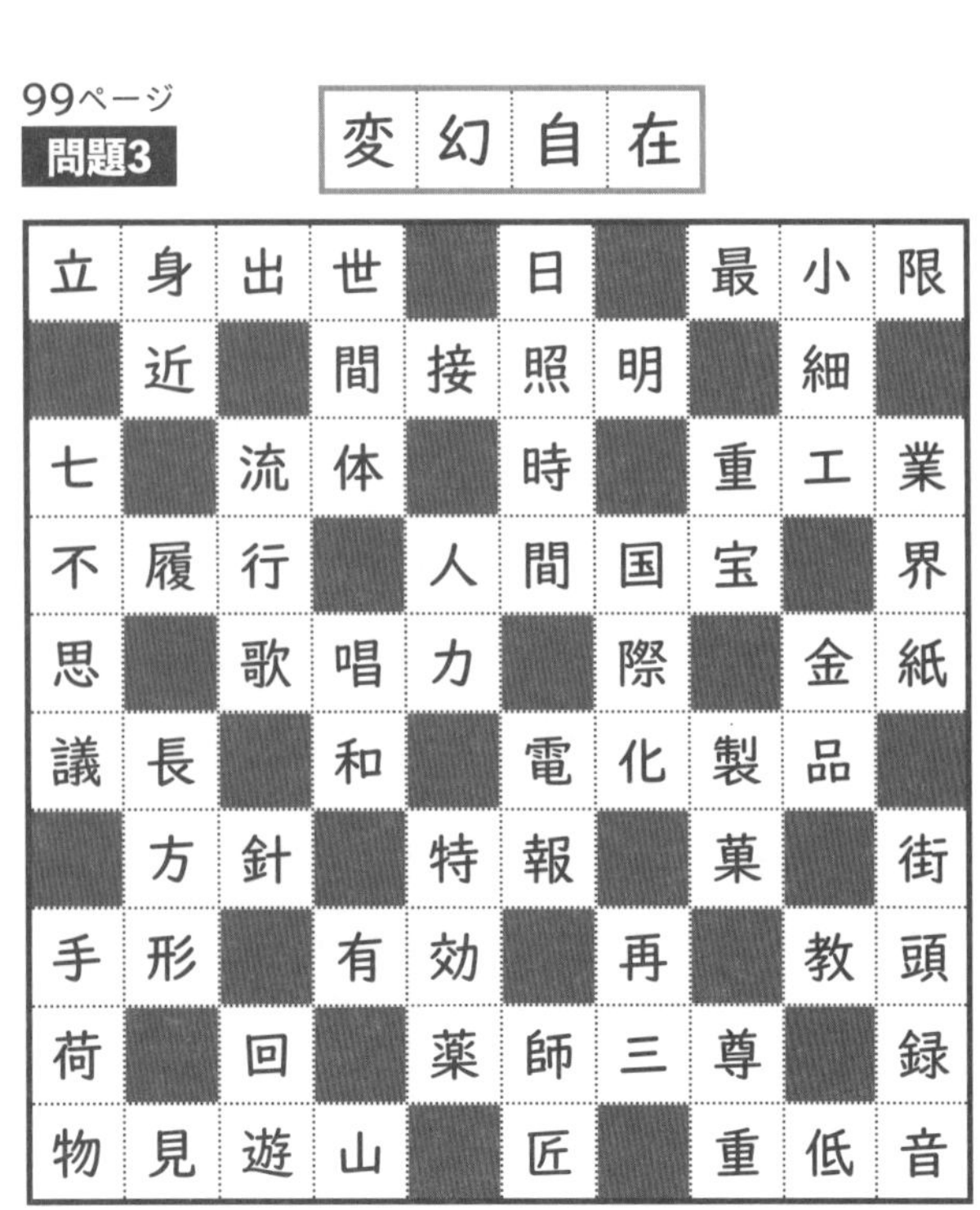

挑戦！ 漢字・熟語パズル③

97ページ
問題1

❶ 肉汁
❷ 電柱
❸ 底力
❹ 生放送
❺ 正当化
❻ 千里眼
❼ 太陽系
❽ 掲示板
❾ 丸暗記

挑戦！漢字・熟語パズルの答え

100・101ページ
問題4

28	40	9	35
千	差	万	別

37	1	37	7
十	人	十	色

臨	時	記	号				御	三	時			万	有	引	力		電	信		千	鳥	格	子			分	別	収	集
機		憶		自	信	満	満		差	別	料	金			一	番	子		御	代			徳		集	団			合
	気	力	十	分			悦		式			丹		満	杯		計	量	法		中	心	人	物			定	着	物
別	品		八		人	格		通	信	機	器		進	水			算		度		間			理	事	国		心	
冊		賃	金	格	差		満		号		用	事				子	機			有	色	鉱	物			有		地	主
特	技				指	定	席		機		人		特	別	国	会			万	力			質		満	地			力
集		中	十	日		時		品		心			殊			社	会	記	事		不	特	定		員		万		商
号	外		年			総	合	格	闘	技			法	律	家		話			家			数		御	進	物	用	品
	面		一	期	一	会				一	人	一	人		庭		体	内	時	計		部		一	礼			心	
法	的		昔		進			御	神	体		等		年	用	意		定		簿		分	光	計			栗	金	団
治		合			一	攫	千	金			大	地				地	面		団		一	品			有	彩	色		地
国	土	計	画		退		景		天		差		表	千	家		接		体	裁	家		都	会	人			一	族
家		金		集			万	国	地	図			面		内	国	法		競		団	結	心				分	極	
	定	額	年	金		物	色		無		信	用	金	庫		際		球	技		攣			技	巧	家		集	
内	職			人	仕	事		御	用	記	者		利		喜	色	満	面				十	進	法		中	肉	中	背

1	2	3	4	5	6	7	8	9	10	11	12	13	14	15	16	17	18	19	20	21	22
人	時	金	体	中	信	色	用	万	事	定	地	合	御	集	年	内	分	格	満	一	子

23	24	25	26	27	28	29	30	31	32	33	34	35	36	37	38	39	40	41	42	43	44
力	会	機	物	進	千	技	法	特	有	記	団	別	号	十	面	計	差	心	国	品	家

挑戦！漢字・熟語パズル④

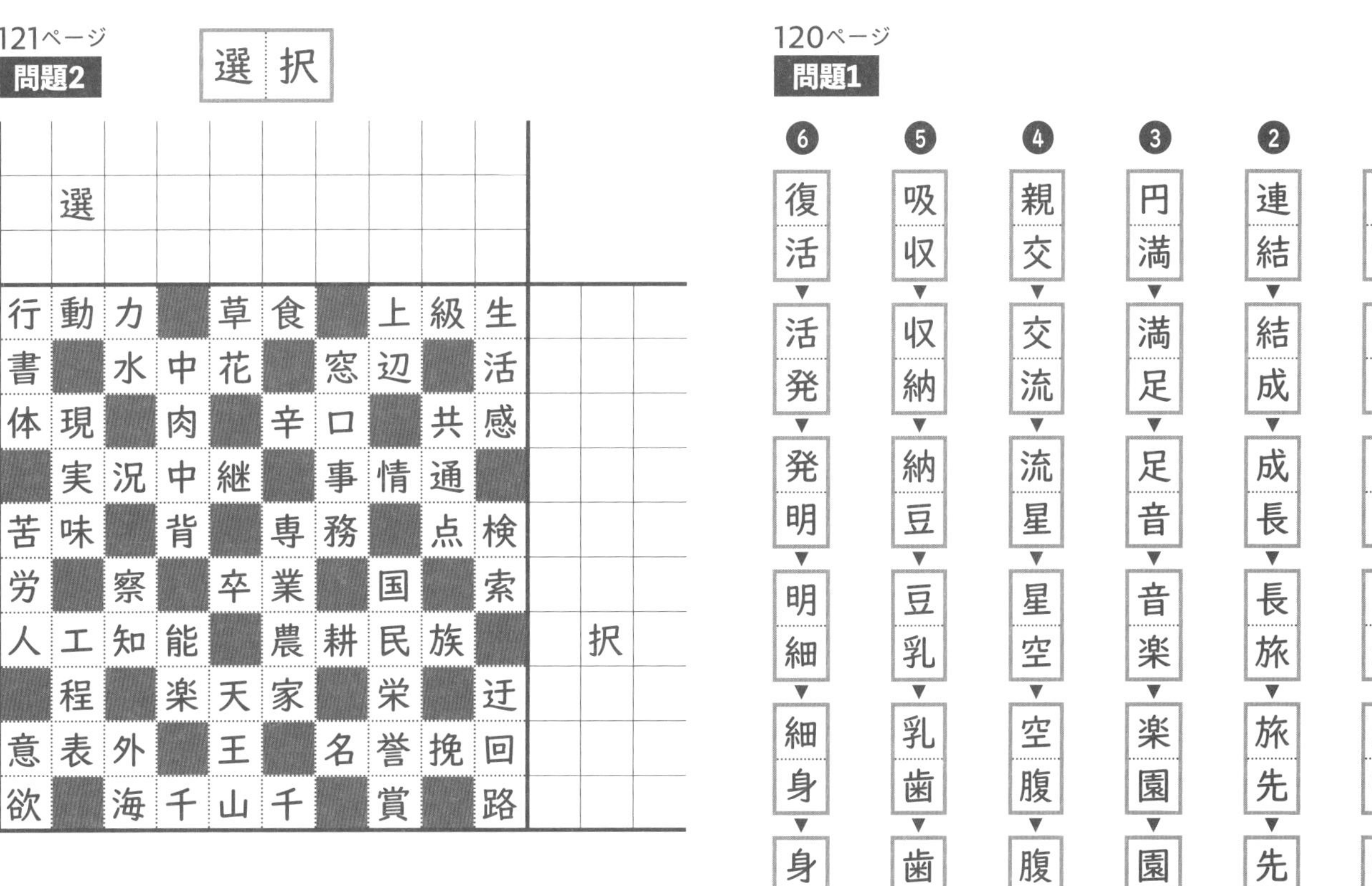

121ページ
問題2

選択

	選											
行	動	力		草	食		上	級	生			
書		水	中	花		窓	辺		活			
体	現		肉		辛	口		共	感			
	実	況	中	継		事	情	通				
苦	味		背		専	務		点	検			
労		察		卒	業		国		索			
人	工	知	能		農	耕	民	族			択	
	程		楽	天	家	栄		迂				
意	表	外		王		名	誉	挽	回			
欲		海	千	山	千		賞		路			

120ページ
問題1

❶ 閉鎖 ▼ 鎖国 ▼ 国土 ▼ 土地 ▼ 地味 ▼ 味覚

❷ 連結 ▼ 結成 ▼ 成長 ▼ 長旅 ▼ 旅先 ▼ 先端

❸ 円満 ▼ 満足 ▼ 足音 ▼ 音楽 ▼ 楽園 ▼ 園児

❹ 親交 ▼ 交流 ▼ 流星 ▼ 星空 ▼ 空腹 ▼ 腹筋

❺ 吸収 ▼ 収納 ▼ 納豆 ▼ 豆乳 ▼ 乳歯 ▼ 歯車

❻ 復活 ▼ 活発 ▼ 発明 ▼ 明細 ▼ 細身 ▼ 身体

122・123ページ

問題3

28	27	20
新	天	地

40	11	37	3
心	機	一	転

電	気	回	路	■	竣	■	一	大	発	見	■	下	方	修	正	■	回	転	木	馬	■	団	■	外	交	大	権	■	道
■	化	■	地	下	工	作	■	和	■	方	角	見	■	理	■	異	国	■	工	■	一	子	相	伝	■	葉	■	大	筋
白	熱	戦	■	落	■	意	馬	心	猿	■	地	■	人	工	天	体	■	新	品	同	様	■	方	■	電	子	機	器	■
馬	■	意	地	■	大	■	体	■	人	人	■	訂	■	場	■	同	窓	生	■	郷	■	輪	■	天	球	■	電	■	産
■	意	■	熱	帯	気	団	■	旅	■	馬	鹿	正	直	■	下	心	■	代	理	■	急	転	直	下	■	畜	産	団	地
才	気	煥	発	■	圏	■	天	人	合	一	■	印	■	同	級	■	回	■	知	事	■	機	■	一	戦	■	業	■	直
■	衝	■	電	文	■	同	■	算	■	体	外	■	機	■	生	生	流	転	■	大	空	■	作	品	■	三	■	転	売
能	天	気	■	面	目	一	新	■	創	■	商	事	会	社	■	産	■	入	団	■	一	家	中	■	路	面	電	車	■
面	■	密	生	■	方	■	機	動	作	戦	■	務	■	会	派	■	先	生	■	正	面	■	人	手	■	記	■	台	車
■	必	■	息	子	■	異	種	■	活	■	地	方	道	■	手	相	見	■	一	気	■	産	物	■	工	事	中	■	体
夢	見	心	地	■	大	事	■	自	動	車	道	■	義	理	■	思	■	相	応	■	熱	気	■	馬	芸	■	心	意	■
路	■	配	■	作	柄	■	発	生	■	中	■	気	心	■	外	相	会	談	■	女	心	■	転	■	品	格	■	外	注
■	人	事	異	動	■	大	■	地	名	■	珍	品	■	正	■	愛	■	相	弟	子	■	面	倒	見	■	子	機	■	意
動	力	■	邦	■	上	方	絵	■	人	間	道	■	新	体	操	■	見	手	■	大	発	会	■	事	前	■	関	心	事
産	■	新	人	歌	手	■	心	理	戦	■	中	古	車	■	作	事	料	■	誕	生	■	人	参	■	回	送	車	■	項

1	2	3	4	5	6	7	8	9	10	11	12	13	14	15	16	17	18	19	20	21	22
事	中	転	面	外	異	作	子	同	直	機	車	見	会	産	品	工	下	熱	地	動	大
23	24	25	26	27	28	29	30	31	32	33	34	35	36	37	38	39	40	41	42	43	44
相	体	電	団	天	新	戦	回	馬	手	方	生	道	理	一	気	路	心	意	発	正	人

脳(のう)がみるみる若返(わかがえ)る 脳(のう)トレ
漢字(かんじ)・熟語(じゅくご)スペシャル

2023年11月2日　初版発行
2024年7月1日　第2刷発行

監修者　篠原菊紀(しのはらきくのり)　　Shinohara Kikunori,2023
発行者　田村正隆

発行所　株式会社ナツメ社
東京都千代田区神田神保町1-52
ナツメ社ビル1階(〒101-0051)
電話　03(3291)1257(代表)　FAX　03(3291)5761
振替　00130-1-58661
制作　ナツメ出版企画株式会社
東京都千代田区神田神保町1-52
ナツメ社ビル3階(〒101-0051)
電話　03(3295)3921(代表)
印刷所　広研印刷株式会社
ISBN978-4-8163-7441-8
Printed in Japan

監修　**篠原菊紀**(しのはら きくのり)

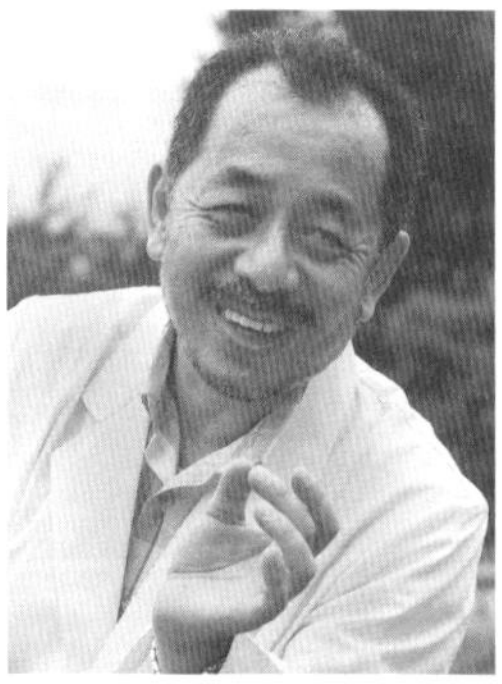

人システム研究所長、公立諏訪東京理科大学教授(脳科学、健康教育)。長野県茅野市出身、茅野市縄文ふるさと大使。「学習しているとき」「運動しているとき」「遊んでいるとき」など日常的な場面での脳活動を研究している。テレビ、ラジオ、書籍などの著述、解説、実験を多数務める。監修に『脳がみるみる若返る脳トレ懐かしの昭和クイズ』(小社刊)など多数。

問題作成／財部 智、藏本泰夫、株式会社スカイネットコーポレーション
校閲／藏本泰夫、齋藤のぞみ
イラスト／小野寺美恵
写真／PIXTA、photolibrary
本文デザイン／井寄友香
DTP／有限会社ゼスト
編集協力／株式会社スリーシーズン(奈田和子、藤木菜生)
編集担当／ナツメ出版企画株式会社(横山美穂)

本書に関するお問い合わせは、書名・発行日・該当ページを明記の上、下記のいずれかの方法にてお送りください。電話でのお問い合わせはお受けしておりません。
・ナツメ社webサイトの問い合わせフォーム　https://www.natsume.co.jp/contact
・FAX(03-3291-1305)
・郵送(左記、ナツメ出版企画株式会社宛て)
なお、回答までに日にちをいただく場合があります。正誤のお問い合わせ以外の書籍内容に関する解説・個別の相談は行っておりません。あらかじめご了承ください。